妊娠与分娩并发症处理手册

Managing Complications in Pregnancy and Childbirth：
A guide for midwives and doctors

第 2 版

主　译　顾蔚蓉

译　者（以姓氏笔画为序）

王　珏　　王　晓　　王俊燕　　王静茹　　刘　欣　　刘丝雨

孙洺洺　　杜丹峰　　李东海　　杨绎嘉　　吴　蔚　　吴旻儒

陆子阳　　陈　莉　　范登轩　　林　琳　　顾玲珠　　顾蔚蓉

唐浩莎　　虞　娇　　戴淞娟　　魏　凯

审　校（以姓氏笔画为序）

朱　好　刘海燕　沈　婕　胡　蓉　郭　方　龚莉莉

·北　京·

版权所有，侵权必究！

Managing Complications in Pregnancy and Childbirth: A guide for midwives and doctors，2nd edition 英文版由世界卫生组织 2017 年出版。

© 世界卫生组织 2017

世界卫生组织已将本书的中文翻译和出版权授予人民卫生出版社，并由其对中文翻译的质量及忠实度负责。如中文版与英文版有不一致的地方，以英文版为准。

《妊娠与分娩并发症处理手册》第 2 版

© 人民卫生出版社 2022

图书在版编目（CIP）数据

妊娠与分娩并发症处理手册/瑞士世界卫生组织（WHO）主编；顾蔚蓉主译. —北京：人民卫生出版社，2022.12

ISBN 978-7-117-33404-4

Ⅰ.①妊… Ⅱ.①瑞…②顾… Ⅲ.①妊娠合并症－诊疗②妊娠病－并发症－诊疗③分娩合并症－诊疗 Ⅳ.①R714.2-62②R714.46-62

中国版本图书馆 CIP 数据核字（2022）第 134324 号

人卫智网	www.ipmph.com	医学教育、学术、考试、健康，购书智慧智能综合服务平台
人卫官网	www.pmph.com	人卫官方资讯发布平台

妊娠与分娩并发症处理手册
Renshen yu Fenmian Bingfazheng Chuli Shouce

主　　译：顾蔚蓉
出版发行：人民卫生出版社（中继线 010-59780011）
地　　址：北京市朝阳区潘家园南里 19 号
邮　　编：100021
E - mail：pmph @ pmph.com
购书热线：010-59787592　010-59787584　010-65264830
印　　刷：三河市国英印务有限公司
经　　销：新华书店
开　　本：850×1168　1/32　印张：11.5
字　　数：365 千字
版　　次：2022 年 12 月第 1 版
印　　次：2023 年 2 月第 1 次印刷
标准书号：ISBN 978-7-117-33404-4
定　　价：69.00 元

打击盗版举报电话：010-59787491　E-mail：WQ @ pmph.com
质量问题联系电话：010-59787234　E-mail：zhiliang @ pmph.com
数字融合服务电话：4001118166　E-mail：zengzhi @ pmph.com

第 2 版前言

自 2000 年第 1 版《妊娠与分娩并发症处理手册》出版后，本书已被翻译为多国语言，并被广泛地应用于产科急症处理的培训和指导。新版本根据世界卫生组织（WHO）最新指南对产科急症及新生儿处理进行了更新。第 2 版由 Jhpiego 医院领衔，凝集了包括 WHO 母体医学部、新生儿部、儿童及青少年健康部、生殖医学部以及美国国际开发署母胎医学部（MSCP）、美国国际开发署领衔的母儿及儿童健康计划等多部门和机构的共同努力。核心审查小组进行了读者调查，以征求对前一版手册的意见和建议，从而指导修订。核心小组随后根据 WHO 的最近推荐更新了以下章节：

- **第一部分　临床原则**：情感和心理支持，急症，一般护理原则，抗生素治疗，围术期护理，正常分娩以及新生儿护理。
- **第二部分　症状学**：孕早期阴道流血；产后出血；高血压、头痛、视物模糊、抽搐或意识丧失；产前及产时发热、产后发热、呼吸困难、胎膜早破、新生儿疾病或异常表现。
- **第三部分　手术操作**：引产及催产、人工剥离胎盘术、阴道及会阴裂伤修补术。

2015 年 8 月在华盛顿举行的第一次核心小组会议对更新后的章节进行了审查。修订后的章节发送给外部评审员进行评审。外部评审员是根据他们在低中等收入国家的产科急症处理经验挑选出来的。外部评审员们与本手册无利益冲突。

核心小组于 2016 年 1 月在日内瓦再次举行会议，审查外部评审员的意见并最终敲定各个章节，随后交送 WHO 手册审查委员会审查通过。

手册中还做了一些小的修改，包括对措辞的修正。添加了一些新的图片，另对部分图片的细节稍作修改从而使其更加清晰、明确。

有关产科超声的阐述不在第 2 版手册的范围之内，但是读者可参考 WHO 有关产科超声的最新资料：《超声诊断手册》第 2 版第 2 章（WHO，2013），《WHO 关于促进良好妊娠结局的产前保健指南》（WHO，2016）。指南推荐孕 24 周前进行一次常规超声检查。

第1版前言

为了支持《母亲安全协议》，WHO 的"平安孕期促进战略"致力于促进卫生部门降低母亲及新生儿死亡率。妊娠和分娩综合管理策略（Integrated Management of Pregnancy and Childbirth，IMPAC）是上述战略的支撑部分，主要涉及以下内容：

- 通过制定因地制宜的指南和标准，在不同级别的医疗机构实现妊娠和分娩期管理，提高医护人员的技能。
- 采取干预措施，提高保健系统对孕妇及其新生儿的需求的反应能力，提高区域健康服务水平，包括提供足够的医护人员、后勤、补给和设备。
- 促进健康教育，提高家庭和社区与妊娠与分娩有关的认识和实践。

本手册与其姊妹篇《早产和新生儿疾病的处理》适用于产科医师和助产士，并与《妊娠及分娩期处理精要》相辅相成，主要面向初级医疗机构。这些手册将为负责照顾孕妇和新生儿的医护人员提供指导。

手册中介绍的处理措施是基于编写时已获得的科学证据。鉴于循证医学是奠定临床实践的标准，我们计划在获得新的证据时更新手册。

希望本手册能够在临床使用，并在助产士或医师面临产科急症时提供帮助。

引言

尽管大多数妊娠和分娩都较为顺利，但所有妊娠都存在风险。约有15%的孕妇可能出现危及生命的并发症，需要专业处理，甚至有些孕妇还需要大量产科干预才能存活。本手册是为区级医院的助产士和医师编写的，她们负责处理妊娠、分娩并发症或产褥期及新生儿疾病。

除了用各种仪器设备提供医疗服务，助产士和产科医师扮演着独特的角色，并与以下人员有密切关系：

- 社区医疗服务体系内的医师，包括全科医师和辅助科室医师
- 孕产妇家属
- 社区领导
- 特殊人群（如青少年、艾滋病患者）

医师和助产士：

- 支持提高所有地区医疗水平的活动
- 争取提供可靠的转诊方式
- 监控医疗服务质量
- 提倡社区居民参与医疗工作

区级医院是指能够提供优质服务的地方，包括剖宫产和输血。尽管本书中提及的许多手术需要特殊设备和有经验的医护人员才能完成，应当认识到许多抢救生命的手术也可以在基层医院开展。

ACT	artemisinin-based combination therapy	以青蒿素为基础的药物联合治疗
AIDS	acquired immunodeficiency syndrome	获得性免疫缺陷综合征
BP	blood pressure	血压
BCG	bacillus Calmette-Guérin	卡介苗
CPAP	continuous positive airway pressure	持续正压通气
D and E	dilatation and evacuation	扩张宫颈和清宫术
HELLP	haemolysis，elevated liver enzymes and low platelets	溶血、肝酶升高和血小板减少
HIV	human immunodeficiency virus	人类免疫缺陷病毒
IM	intramuscular	肌内注射
IPTp	intermittent preventive treatment in pregnancy	孕期间歇性预防性治疗
IUD	intrauterine device	宫内节育器
IV	intravenous	静脉滴注
NASG	non-pneumatic anti-shock garment	非充气抗休克服
PPH	postpartum haemorrhage	产后出血
PPROM	preterm prelabour rupture of membranes	未足月胎膜早破
PROM	prelabour rupture of membranes	胎膜早破

目录

第一部分 临床原则

第二部分 症状学

10 目录

第三部分 手 术 操 作

第一部分

临 床 原 则

快速初始评估

　　经历产科急救处理的妇女的生存率取决于给予急救处理的时间点以及提供的急救处理的水平和质量。当育龄妇女发生突发情况时，需迅速评估以确定病情程度。

表 C-1　快速迅速评估 [a]

评估	危险信号	考虑
气道和呼吸	**体征：** 皮肤青紫 呼吸障碍 **检查：** 皮肤：苍白 肺：干湿性啰音	严重缺氧 心力衰竭 肺炎 哮喘 详见**"呼吸困难"S-126 页**
循环 （休克征象）	**检查：** 皮肤：湿冷 脉搏：浅快（≥110 次 /min）、细弱 血压：低（收缩压低于 90mmHg）	详见**"休克"S-1 页**
阴道流血 （早期或晚期妊娠或产后）	**询问：** 是否妊娠、孕周 近期分娩史 胎盘娩出情况 **检查：** 外阴：出血量 是否胎盘滞留、软产道撕裂 子宫：收缩乏力 膀胱：充盈 **此时禁止阴道检查**	流产 异位妊娠 葡萄胎 详见**"孕早期阴道流血"S-6 页** 胎盘早剥 子宫破裂 前置胎盘 详见**"孕晚期和分娩期阴道流血"S-17 页** 子宫收缩乏力 宫颈及阴道撕裂 胎盘滞留 详见**"产后出血"S-23 页**

评估	危险信号	考虑
无意识或抽搐	**询问：** 是否妊娠、孕周 **检查：** 血压：高（舒张压≥90mmHg） 体温：≥38℃	子痫 疟疾 癫痫 破伤风 详见**"高血压、头痛、视物模糊、抽搐或者意识丧失" S-40 页**
高热	**询问是否：** 虚弱、精神差 频繁尿痛 **检查：** 体温：≥38℃ 意识丧失 颈项：僵硬 肺：呼吸浅、 结节影 腹部：压痛 外阴：脓性分泌物 乳腺：触痛	尿路感染 疟疾 详见**"产前及产时发热" S-97 页** 子宫内膜炎 盆腔脓肿 腹膜炎 乳腺炎 详见**"产后发热" S-108 页** 流产并发症 详见**"孕早期阴道流血" S-6 页** 肺炎 详见**"呼吸困难" S-126 页**
腹部疼痛	**询问：** 是否妊娠、孕周 **检查：** 血压：低（收缩压低于90mmHg） 脉率：快（≥110 次 /min） 体温：≥38℃ 子宫：妊娠状态	卵巢肿块 阑尾炎 异位妊娠 详见**"孕早期腹痛" S-116 页** 先兆足月临产或早产 羊膜炎 胎盘早剥 子宫破裂 详见**"孕晚期和产后腹痛" S-119 页**

ª 该表不包括孕期或产褥期妇女可能遇到的所有问题。该表列出了导致孕产妇高患病率和死亡率的问题。

当育龄女性出现如下任何征象之一时也需要**迅速引起注意**：

- 伴有宫缩的阴道出血
- 胎膜破裂
- 面色苍白
- 虚弱
- 晕厥
- 严重头痛
- 视物模糊
- 呕吐
- 发热
- 呼吸障碍

让患者迅速优先合理接受治疗。

实施快速初始评估流程

产科急救快速反应的延迟与死亡风险增加相关。快速初始治疗需要立即认识到具体问题并且快速处理。可以通过以下方式完成：

- 明确的标识，确保能立即引起医护工作人员的注意，包括需要插队做常规咨询的患者。
- 制定规范和协议（并知道如何使用它们）以概述如何识别真正的急诊并立即做出反应，包括机构里所有工作人员的角色和责任。
- 培训所有员工——包括文员、警卫、门卫和总机操作员——当有产科急诊或妊娠并发症的患者就诊时，或被告知有一名妇女就诊时，依据既定模式做出反应（例如"发出警报"，寻求帮助）。
- 确保抢救车内的设备、药物及所有内容物（例如钥匙）随时可用（**C-17 页**），设备处于正常工作状态（每天检查），并且工作人员经过适当的培训会使用所有设备。
- 工作人员定期进行模拟演练，以确保他们随时都能准备好。
- 急救事件发生后，团队成员进行讨论、重新评估并做出整改措施。
- 急救孕妇可暂时免除付款，优先救治（可先利用以下经费如：当地保险计划、卫生委员会紧急基金）。

（范登轩 译　刘海燕 审）

与孕妇及其家属沟通交流

　　妊娠期是一个充满愉快和期待的时期,也是充满焦虑和担心的时期。尊重并善待孕妇及其家属,倾听并与之交流能够让孕妇对医护人员建立信任感。

　　患有并发症的孕妇向医护人员陈述她们的问题时,可能会存在困难。整个诊疗团队有责任尊重这些孕妇,跟她们沟通并让她们放松。尊重孕妇意味着医疗团队成员应该做到如下几点:

- 尊重孕妇的隐私权。
- 尊重孕妇的知情选择权。
- 尊重孕妇拒绝任何治疗的权利。
- 尊重孕妇的选择和偏好,包括产前检查、分娩和治疗时的陪伴。
- 尊重孕妇的隐私权并保护她们的健康相关信息,包括告知孕妇医疗保健机构工作人员采集她们的医疗信息的目的,以及这些信息提供给哪个部门。
- 细致地对待孕妇的需求。
- 对孕妇及其家属的决定不持批评态度。

　　不同意孕妇的危险行为或导致延误治疗的决定,这是可以理解的。然而,不尊重孕妇或者无视由于孕妇个人行为导致的不良医疗结局是不可接受的。诊治好并发症后(而不是在处理问题之前或期间),可提供有尊重性的纠正性咨询。

孕妇的权利

　　医护人员必须意识到孕产妇在获得诊疗服务时享受的权利:

- 每位接受治疗的孕产妇都有权获得自己的健康相关信息。
- 每位孕产妇都有权在她觉得舒适的环境中讨论她的顾虑。
- 孕产妇应该事先知道将要实施的诊疗方案。
- 在医护人员进行任何处理之前,患者(或其家人,如有必要)应知情同意。
- 患者(或其家人,如有必要)有权拒绝提供的任何治疗或处理。
- 治疗措施应该在患者的隐私权得到尊重的环境中(如分娩室)进行。

- 患者有权决定她的健康信息的使用方式以及医护人员可以将她的健康信息告知的对象。
- 接受护理时应让患者尽可能舒适。
- 患者有权对她接受的诊治服务表达自己的看法。

医护人员与孕妇讨论妊娠或妊娠并发症时，应该使用基本的沟通技巧。这些技巧有助于医护人员与患者建立诚实、关怀和信任的关系。如果一位孕妇相信且衷心地信任她的医护人员，那么即将分娩或出现并发症时，她将更有可能返回或提前来到该分娩机构。

沟通技巧

以平和安静的方式沟通，并向患者保证沟通谈话是保密的。考虑到各种文化或宗教因素，并尊重患者的观点。此外：

- 询问孕妇理想的治疗护理人员，并尽量给予便利。
- 鼓励孕妇及家属诚实并全面地讲述相关的并发症。
- 聆听且尽量不要打断孕妇及其家人的谈话，并鼓励他们表达自己的顾虑。
- 关闭检查台周围的门或窗帘以表示尊重孕妇的隐私。
- 让孕妇知道她正在被倾听并被理解。
- 使用支持性的非语言交流，如点头和微笑。
- 以平静、肯定的方式直接回答孕妇的问题。
- 解释将采取哪些步骤来处理病情或并发症。
- 要求孕妇重复关键点以确保其能理解。

如果孕妇**必须接受外科手术**，向她解释手术的性质及其风险，有助于减轻她的焦虑。孕妇的极度焦虑不利于其顺利度过手术和康复期。

提供紧急情况下情感支持的更多相关信息详见 **C-6 页**。

（范登轩 译　刘海燕 审）

产科和新生儿急救的情感和心理支持

世界上每个国家和地区，妊娠和分娩都是女性和家庭生活中的重大事件，并且代表了一个极度脆弱的时期。安全孕产的概念通常仅限于人身安全，但生育也是一个重要的仪式，对于女性及其家庭而言，这可能具有浓重的个人和文化意义。安全孕产的概念必须超越预防发病率和死亡率的范围，也包括尊重女性的基本人权，如女性的自主权、尊严、情感、选择和偏好，以及任何可能情况下陪伴的选择。

沟通和支持的总原则

紧急情况会扰乱很多有关的方面，并且可能引起产生严重后果的一系列情绪。由于每个紧急情况都是独一无二的，因此本章提供了应对紧急情况下情感和社会心理需求的一般指导。诚实的沟通和同感可能是在这种情况下有效治疗的关键措施。此外，医护人员必须设法了解并确认个别孕妇及其家庭的具体需求和文化背景，包括个别家庭成员潜在的不同需求。

一般来说，女性需要有机会谈论自己的妊娠和分娩经历，以此来确认她们在妊娠、分娩和产后期间得到了很好的照顾。良好的沟通包括以下内容：对事件的解释；解释检查结果及病情处理的探讨有助于孕妇做出明智的决定；给予机会讨论失落、恐惧、愤怒和自责等情绪；社会支持；讨论未来可能的生育计划。

情绪及心理反应

妊娠前、妊娠期间和分娩后，多种因素可能影响女性的心理状态。孕产妇的心理状态反过来影响其照顾自己和新生儿的能力，并影响其遵从医疗保健建议的能力。因此，为了达到最佳预后，提供情感和心理支持与提供医疗干预一样重要。

对产科/新生儿急救的常见反应包括：

- 拒绝（感觉"不可能是真的"）。
- 对可能的责任有负罪感。

- 愤怒（通常针对医护人员，但经常掩盖父母指导自己"失败"的愤怒）。
- 责备、恐惧、焦虑、悲伤和失败感。
- 讨价还价（特别是如果孕产妇 / 新生儿在生与死之间徘徊）。
- 抑郁和失去自尊，这可能是持久的。
- 孤立（感受与众不同或与他人分离）和迷茫，孤立感可能会被护理者拒绝护理经历过失去的患者而加重。

每个家庭成员如何应对紧急情况取决于：

- 孕妇的支持系统，包括其与伴侣的关系、家人的存在或支持她的人们。
- 孕产妇或夫妇的社会地位及其文化、宗教背景、信仰以及期望值。
- 该孕妇既往的生育史，慢性疾病和精神问题史，性虐待、家庭暴力或药物滥用情况。
- 所涉人员的性格以及社会、实践和情感支持的质量和性质。
- 问题的性质、严重程度和预后以及医疗服务的可用性和质量。

对这些因素的意识和认知，可以帮助医护人员更好地支持孕产妇及其家庭。未能认识到妊娠和产后女性的风险因素和 / 或心理困扰，可能对其及其子女和家庭造成灾难性的后果。

事件发生时

- 为确保受保护的健康信息的机密性和安全性，仅向孕产妇 / 授权委托人披露信息。
- 在事件发生时和发生之后，为孕产妇及其家人保护尽可能多的隐私。
- 进行急救诊疗时指派专人与孕产妇 / 家人沟通。避免将该任务分派给初级工作人员。
- 事件发生时，向孕产妇及其家人解释：
  - 为了处理紧急情况，医护人员需要快速评估和处理并发症。
  - 医护人员将在实施诊疗措施时解释相关信息。
  - 处理好紧急情况后，医护人员可以更详细地解释相关病情。
- 倾听失落的患者，这些家庭 / 孕产妇需要倾诉他们的悲痛。
- 不要将话题转向容易的或伤害性更小的话题。要表现出同情心。

- 尽可能多地告诉孕产妇／家人发生的相关事件。通常对事件的简单解释和理解，以及了解将会发生的状况，可以减少她们的焦虑，并为接下来可能发生的事件做好准备。
- 说实话。不要顾忌承认你不知道的事情。保持信任不仅仅体现在知识层面上。
- 如果语言是沟通的障碍，请找一位翻译。

事件发生之后

- 提供实际帮助、信息和情感支持。
- 尊重传统信仰和习俗，尽量满足家庭的需求。
- 为孕产妇／家庭提供咨询并反思事件。
- 解释问题以减轻焦虑和负罪感。许多孕产妇／家庭会为已经发生的事情自责。
- 倾听并表达对孕产妇感受的理解并表示接受。非语言交流可能比言语更有效：握紧拳头或关注的表情具有巨大的力量。
- 多次重复信息，并在可能的情况下，提供书面信息。遭遇紧急情况的人们，对于事件发生时医护人员对他们所说的话的记忆有限。
- 请注意关心医护人员，他们自己也可能会感到内疚、悲伤、困惑和有其他情绪。为医护人员提供支持性服务，是缓解焦虑和困扰的一种方式。面对产科急救病例，医护人员可能会感到愤怒、内疚、悲伤、痛苦和沮丧，这可能导致他们躲避患者及其家庭成员。表达情感并不代表懦弱。

孕产妇患病率与死亡率

孕产妇死亡率

孕产妇在分娩或与妊娠有关的事件中死亡，对家人、伴侣和其幸存下来的孩子来说是毁灭性的经历。对于所有参与孕产妇死亡病例诊治的医护人员而言，这也是毁灭性的经历。除了上面列出的原则外，请记住以下几点：

事件发生时

- 只要孕产妇清醒或甚至只是隐约知道发生的事件或可能发生的事件，就开始提供心理治疗。
- 如果死亡是不可避免的，提供情感和精神上的安慰，而不只是专注于急救（现在看来是徒劳的）的医疗诊治及护理。
- 即使孕产妇已经失去知觉或已经死亡，也需始终提供有尊严和给予尊重的处理方式。

事件发生之后

- 让孕产妇的伴侣或家人陪伴患者。
- 如果可能的话，为家人安排葬礼提供便利并且确保他们已获得所有必需的文件。
- 解释发生的事件并回答相关问题。为家属返回医疗机构询问附加问题提供便利。

> 必须在 24h 内确认医疗机构内发生的任何孕产妇死亡病例，并通知有关部门，同时对该病历进行审查以明确可能的死亡原因。

严重的孕产妇疾病

分娩有时会导致孕产妇的生理或心理伤害。

事件发生时

- 如果可能的话，支持孕产妇选择的诉讼人员。
- 确保工作人员关心孕产妇及其伴侣／其他家庭成员的情感和信息需求。

事件发生后

- 详细解释病情及其治疗方案，以便患者及其伴侣充分知情。
- 如有必要，安排转诊。

- 安排后续随访以跟进病情进展情况并讨论可能的选择方案。
- 为医护人员提供支持性服务,作为缓解焦虑和困扰的一种方式。

新生儿的患病率与死亡率

虽然经历产科急救处理的孕产妇的情感支持的一般原则行之有效,但如果发生新生儿死亡或其他异常,应考虑一些具体因素,包括:

- 估计损失的严重程度。
- 提供理解和支持性服务。
- 当新生儿的父母和 / 或其他家人表达他们的情感时,支持他们情感的释放。

悲伤的过程可能以许多不同的方式表现出来;没有所谓正确的哀悼方式。没有两个人在同一时间段以同样的方式来表达他们的悲伤。

死胎、流产或死产

很多因素都会影响产妇对胎儿死亡的反应。这些因素包括上文提到的,以及如下:

- 产妇得到的社会支持。
- 产妇的孕产史和生活史。
- 渴望胎儿的程度。
- 关于分娩和妊娠丢失的原因问题,包括妊娠丢失有无预期或是意外的。
- 以前有过妊娠丢失或失去孩子的经历。

事件发生时

- 避免使用镇静剂来帮助孕产妇应对问题。镇静剂可能会延缓对胎儿或新生儿死亡的接受程度,并且可能会导致后续的恢复过程(情绪愈合过程的一部分)更加困难。
- 让夫妇看到医护人员为救治新生儿所做的努力。
- 鼓励孕产妇 / 夫妇看到并抱着新生儿,以缓解悲伤。
- 让夫妇做好准备看到可能令人不安的或意想不到的新生儿外观

（红色、起皱、剥落的皮肤）。如有必要,请将新生儿包好,以便第一眼看起来尽可能正常。

- 避免将产妇和新生儿分开太早（产妇表示她准备好之前）,因为这会干扰并延缓悲伤过程。

事件发生之后

- 允许产妇/家庭成员继续陪伴新生儿。死胎的父母仍然需要了解他们的新生儿。
- 人们以不同的方式悲伤,但对许多人来说,纪念是重要的。提供产妇/家庭成员小型纪念品,如一缕头发、婴儿床标签等。
- 建议出生时为新生儿取名,鼓励产妇/家庭成员以他们选择的名字呼唤新生儿。
- 为产妇及其伴侣提供空间和时间让他们抱着新生儿,拍照留念,并谈论新生儿的死亡。
- 条件允许的情况下,遭遇妊娠丢失的产妇入住的病房,与生下健康新生儿的产妇的病房分开。
- 确保获得专业人士和团体的支持性服务。
- 允许产妇/家庭成员参加新生儿的葬礼。
- 鼓励当地接受的埋葬行为,并确保患者可选择必要的医疗程序（如尸检）。
- 为产妇及其伴侣提供咨询,以便讨论该事件以及未来可能的预防措施,避免单纯责怪产妇/家庭成员。
- 为医护人员提供支持性服务,作为缓解焦虑和困扰的一种方式。

破坏性操作

开颅手术或对死胎进行的其他破坏性手术可能令人沮丧,建议开展额外的心理治疗。

事件发生时

- 至关重要的是,向产妇及其家人解释新生儿已经死亡,此刻最重要的是拯救产妇。

- 鼓励伴侣为产妇提供支持和安慰，直到产妇被麻醉或镇静为止。
- 如果产妇在手术过程中清醒或部分清醒，请避免产妇看到手术过程和新生儿。
- 如果产妇或家属愿意，可以安排探视新生儿和／或举行葬礼，尤其产妇或家属有上述要求者。

事件发生后

- 不限制产妇伴侣的访视时间。
- 告知产妇的母亲及伴侣，事件发生时无替代方案可选。
- 条件允许的情况下，遭遇妊娠丢失的产妇入住的病房，与生下健康新生儿的产妇的病房分开。
- 确保能够获得专业人士和团体的支持性服务。
- 如果产妇／家属有意愿的话，允许其为新生儿准备葬礼。
- 鼓励当地接受的埋葬行为，并确保患者可选择必要的医疗程序（如尸检）。
- 为产妇及其伴侣提供咨询，以便讨论该事件以及未来可能的预防措施，避免单纯责怪产妇／家庭成员。
- 为医护人员提供支持性服务，作为缓解焦虑和困扰的一种方式。
- 在事件发生后几周内安排一次随访，以便产妇／家属的顾虑及疑问得以解答，并为后续妊娠做准备（或无法／不建议再次妊娠）。
- 如果可能的话，给予计划生育指导（**图 S-6，S-31 页**）。

新生儿异常

分娩有严重畸形的新生儿对夫妇和家庭而言，可能是毁灭性的经历。反应各不相同：

- 建议让产妇看到并抱着新生儿。有些产妇立即接受他们的新生儿，而另有些产妇则需要较长的时间去接受。
- 不相信、拒绝和悲伤是正常的反应，特别是如果新生儿异常是无法预测的。不公平、绝望、抑郁、焦虑、愤怒、失败和忧虑的情绪很常见。

事件发生时

- 出生后将新生儿交给夫妇。如果他们能够立即发现问题，对他们来说可能会相对轻松。
- 如果出现严重畸形，将新生儿送给产妇之前将其包好，以便能够让产妇第一眼看到外观正常的新生儿。不要强迫产妇检查新生儿的异常情况。
- 如果产妇选择伴侣陪伴，在病房里提供一张床或行军床，以便伴侣陪伴。

事件发生之后

- 如果可能的话，与产妇及其家人讨论新生儿的异常问题。
- 确保产妇及其伴侣可以自由接触到新生儿。随时与产妇保持联系。产妇及其伴侣可以为新生儿做的越多，他们就会越快接受异常的新生儿。
- 在相关情况下（例如与新生儿异常有关的因素：吸毒、饮酒或妊娠期间吸烟；高龄孕妇；未接受治疗的病毒或细菌感染），安排产妇及其伴侣同时参加咨询，以讨论今后可以采取的预防措施，避免单纯责怪产妇/家庭成员。
- 确保能够获得专业人士和团体的支持性服务。
- 为医护人员提供支持性服务，以此作为一种缓解焦虑和困扰的方式。

心理障碍

产后情绪困扰相当普遍。程度各异，从轻度产后抑郁（影响约 80% 的产妇）到产后抑郁或精神病均有发生。产后精神病可对产妇和新生儿的生活产生威胁。

"产后心绪不良"是指轻度抑郁症状（即悲伤、哭闹、易怒和焦虑）、失眠和注意力下降。产后抑郁症状在分娩后的两至三天内发生，通常在接下来的几天内达到高峰，并在两周内缓解。产后心绪不良的产妇发生产后轻微抑郁症或严重抑郁症的风险增加。

产后抑郁症

产后抑郁症影响多达 34% 的女性。它通常最早发生在产后几周或几个月，可能会持续一年或更长时间。尽管抑郁通常很明显，但不一定是主要症状之一。其他症状包括疲劳、易怒、烦躁、精力和体力下降、无助感、无望感、性欲减退、食欲和睡眠障碍。另有报道还有头痛、哮喘、背痛、阴道分泌物增多和腹痛。还可能包括一些其他症状，如强迫性思维、害怕伤害新生儿或伤害自己、自杀念头和人格分裂。

产后抑郁症早期诊断、治疗，预后好。2/3 以上的女性一年内康复。孕期、产检过程、产时和产后有伴侣陪伴，可能有助于预防产后抑郁症。

产后就诊时应常规筛查抑郁症：

- 每次产后随访，应询问产妇的情绪状况、家庭和社会支持情况，以及处理日常事务的应对能力。鼓励所有产妇及其家人／伴侣，告知医护人员产妇的异常心境、情绪状态或行为变化。

- 产后 10～14 天，询问所有产妇的情绪及短暂的产后抑郁症（"母亲心绪不良"／"新生儿心绪不良"）的解决方式。**如果症状尚未缓解，针对产后抑郁，应该继续评估产妇的心理健康状况，如果症状持续存在，则进一步评估。**

对于筛查出产后抑郁症状阳性的产妇，应给予持续支持，包括推荐的进一步诊断评估和已经进行的治疗。此外，可在产后 12 个月内进行儿科访视时，进行产后抑郁症的再次评估。

产后抑郁的风险因素包括：

- 既往有产后抑郁症病史。
- 精神疾病活动期或既往有精神疾病史。
- 弱势群体成员。
- 创伤性分娩。
- 分娩早产儿或死胎，或经历过新生儿死亡。
- 新生儿入住重症监护室。
- 产妇本人是弃婴。

一旦诊断为产后抑郁症，需要心理咨询和持续性的实际支持。一般有如下：

- 心理干预应该是妊娠和哺乳期间抑郁症管理的一线措施。这类人群应尽可能地避免使用抗抑郁药物。
- 聆听并给予鼓励。
- 采用一般护理原则：与产妇及其家人进行移情、清晰和细致的沟通，动员并给予社会支持。
- 让产妇确信这种经历相当普遍；许多其他产妇也经历同样的事情，大多数都能够恢复。
- 提供心理教育并避免过度医疗。使用通俗易懂的词汇，如压力和负担，而不是抑郁症或疾病。
- 协助产妇重新思考定位其母亲形象，并协助夫妇思考他们作为父母的新角色。可能需要调整他们的期望值和活动范围。
- 提供辅助治疗，如系统的身体运动—放松—解决问题，如果可能的话，将这些活动纳入产妇的日常生活。
- 在整个干预过程中为产妇提供社会支持。
- 关注产妇的整体健康状况，关注她的身心健康，并强调这一时期母婴关系的重要性。
- 提供实际帮助（与新生儿和家庭护理有关的）。
- **如果抑郁症严重**，抗抑郁药可能对产妇来说是有益的。值得注意的是，药物成分会分泌入母乳，关于用药的决定需要考虑并解决母乳喂养问题。如有可能，请咨询专家。

护理是以家庭为主，或通过日间门诊提供，并与社区护理和其他心理健康服务建立联系。对于许多产妇来说，加入当地的有类似情况的产妇支持小组，可能是有帮助的。

产后精神疾病

产后精神病通常发生在分娩前后，多数在产后两周内发生，发病率不到1%。严重的产后抑郁症可能与精神疾病有关。产后精神疾病的症状包括妄想、幻觉、睡眠障碍、关于新生儿的强迫性想法、严重抑郁、焦虑、绝望以及自杀或杀死新生儿的冲动。患有躁郁症或情感分裂性精神障碍的产妇发生产后精神疾病的风险较高。大约一半的并发产后精神疾病的产妇患有精神疾病史。

治愈的预后非常好,但约有 50% 的女性会因再次分娩而复发。产后精神疾病是一种心理状况异常的紧急情况,需要立即关注,预防产妇伤害自己或自己的孩子。一般来说:

- 立即寻求系统的精神治疗和医疗护理。
- 有活动性精神疾病的产妇不应该像正常人一样照顾自己的新生儿。应该安排他人照顾新生儿以确保新生儿的安全。
- 家庭成员应始终陪伴产妇。
- 产后精神疾病妇女通常需要住院治疗。
- 提供心理支持,在新生儿和家庭护理方面给予实际帮助,包括在精神疾病病情稳定之前要确保新生儿安全的措施。
- 听取产妇意见,并为她和她的家人提供支持,包括按照既定规则进一步诊断、评估和治疗。这对避免不良后果很重要。
- 减轻压力。
- 当产妇情绪不稳定时,避免处理情绪问题。
- **如果使用抗精神病药物**,需注意药物可以分泌入母乳,因此有关治疗的决定必须考虑到产妇的母乳喂养问题。

操作护理原则

紧急情况可能突然发生,例如惊厥,或者由于未检测到或未妥善管理的并发症的发生。

预防紧急情况

大多数紧急情况的预防措施:
- 做好预案。
- 赋予妇女和社区权力。
- 遵循临床指南。
- 密切关注孕产妇。
- 在发生紧急情况时立即采取应对措施。

准备应对紧急情况

为了改善产科急症的第一反应,医疗机构应确保提供:
- 必备的设备、药物和用品。
- 训练有序的工作人员。
- 应对紧急情况的系统。
- 定期演练。

抢救车应该随时可用。医护人员必须随时准备迅速应对最常见的产科和新生儿急救情况。应该每天检查一次抢救车,并在两次换班之间进行检查,以确保设备功能正常、药物没有过期,并且抢救车上的所有物品都实际存在。机构负责人应该制定定期检查的时间表,并指派专人负责检查抢救车。每次抢救危急病例后,应及时补给抢救车,妥善处理所有设备。

管理紧急事件的能力应通过频繁的急救演练加以评估和强化。应制定急救演练的时间表,以便单位定期演练,并熟练地应对各种紧急情况。在任何特定的紧急情况下知道该做什么以及如何去做是非常重要的。应对紧急状况时,团队沟通和病案记录(包括记录发生了什么以及提供了哪些诊疗措施)也很重要。

应对突发事件时，每人都应该学会在工作时大声对话，以便每位医务人员都知道对方正在做什么以及他们发现了什么。大声说话可以帮助协调应对紧急状况，并且可以帮助避免重复工作。

应对紧急情况

及时有效处理紧急情况要求临床小组成员了解他们的角色以及团队运作。团队成员也应该知道：

- 临床情况及其诊断和治疗。
- 如何使用和管理药物及其不良反应。
- 应急设备及其功能。

> 应该通过多次实际急救演练来评估和强化团队处理紧急情况的能力。

应对紧急情况时：

- 医护人员的自我介绍。
- 询问产妇姓名，如果患者昏迷，请向她的同伴询问患者的姓名。
- 鼓励患者家属陪伴患者。
- 解释所有程序，尽可能多地告知患者你正在做什么。如果患者丧失意识，请将情况告知她的同伴。
- 检查和讨论病情时保护并尊重患者的隐私。
- 不要让患者无人看管。
- 在制订出明确的诊疗计划之前，确保可紧急转运至上级医疗机构。

产科急救情况的初步管理

当一名妇女出现产科急症时：

- 保持冷静。逻辑思考并关注患者的需求。
- 决策者。选择一个人做决策，避免混乱。
- **寻求帮助**。让一个人去寻求帮助，让另一个人准备应急设备和用品（例如氧气瓶、应急包）。

- 如果**患者失去知觉**，请评估气道、呼吸和循环状况。根据需要开始复苏（例如辅助呼吸，开通静脉通道）。
- 如果**怀疑休克**，请立即开始抗休克治疗（**S-1 页**）。即使没有出现休克迹象，进一步评估时，也要意识到患者的状态可能会迅速恶化。如果**发生休克**，立即开始抗休克治疗很重要。
- 孕妇左侧卧位，抬高双下肢。松开紧身衣物。
- 与孕妇交谈，并帮助她保持冷静。询问患者或同行者发生了什么事，目前有什么症状，何时开始。
- **快速评估**孕妇的一般状况、意识水平、焦虑和 / 或意识模糊、失血量、肤色和皮肤温度（**C-1 页**）。
- 静脉留置一个或两个大口径Ⅳ套管 / 针头。
- 静脉输液前留取血样。
- 静脉输液。根据孕妇的状况和液体过量的潜在风险（例如子痫前期）调整补液速度。
- 进行快速有针对性的病史采集和体格检查以协助鉴别诊断。
- 固定孕妇。
- 如果需监测尿量，予以留置导尿。
- 根据紧急事件的病因，记录既往病史、新发现、处理和诊疗计划。

（范登轩 译 刘海燕 审）

提供护理时的基本原则

- 在可行的情况下,确保该女性患者选择一位家属陪同。
- 为患者及其授权委托人提供相关信息,包括将要进行的辅助检查、提供的支持性护理(例如静脉输液)、护理过程、诊断、治疗方案和预计需要住院治疗的时间。
- 如果患者失去知觉,请向她的家人解释治疗程序。
- 签署各种诊疗相关的知情同意书。

感染的预防和控制

- 在孕产妇和新生儿保健方面,预防和控制感染有三个主要目标:
  - 临床诊治时预防重大感染;
  - 尽量减少患者和医护人员以及工作人员(包括清洁和家政工作人员)之间乙型肝炎和艾滋病等严重疾病的传播风险。
  - 妥善处理医疗废弃物以保护环境。
- 推荐的感染预防和控制措施基于以下原则:
  - 考虑每个人(患者和工作人员)潜在的传染性。
  - 洗手是预防交叉感染最实用的预防手段。
  - 接触任何湿润破损的皮肤、黏膜以及血液或其他体液(分泌物或排泄物)之前应戴手套。
  - 预计体液(分泌物或排泄物)会溅出,请使用防护措施(例如护目镜、面罩或围裙)。
  - 使用安全的工作设备和器械,例如不要翻新或弯曲针头、进行适当的仪器处理和医疗废弃物处理。

洗手

- 用水和肥皂洗手清除可见污垢、有机物质以及细菌污染。
- 用普通或抗菌肥皂彻底清洗双手。洗手 15～30s,用流动的水或倒水冲洗双手。
- 洗手的时机:

- 在检查患者之前和之后（或者有任何直接接触后）。
- 暴露于血液或任何其他体液（分泌物或排泄物）后，即使佩戴了手套。
- 戴手套之前，因为手可能会污染手套。
- 取下手套后，因为手套可能有破损。
- 为鼓励洗手，管理者应尽一切努力，提供肥皂和持续供应的安全水：无论是水龙头或水桶出来的水，以及一次性毛巾。避免使用公用毛巾擦手。
- 手术前洗手，请参阅第 **C-54 页**。

图 C-1　使用肥皂和水的手卫生技术

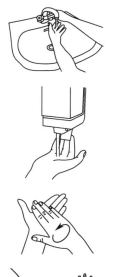

流动水打湿双手

足量皂液涂于双手皮肤

掌心相对揉搓

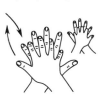

手指交叉，掌心对手背揉搓

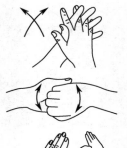
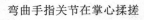

手指交叉，掌心相对揉搓

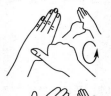

弯曲手指关节在掌心揉搓

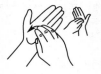

拇指在掌中揉搓

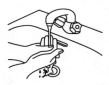

指尖在掌心揉搓

流动水冲洗

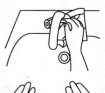

用一次性纸巾彻底擦干

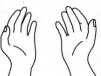

用擦手后的纸巾关水龙头

你的手是安全的

使用含乙醇的溶液搓手

- 如果双手无明显污渍，请使用含乙醇的溶液搓手抗菌。
- 反复搓手，足够覆盖双手，并擦拭手的所有部分30s或直到手干燥为止。

> **当有可见的污渍，要用肥皂和水洗手。**

注意： 去除戒指、手表和手镯。避免佩戴人造指甲，因为即使在用肥皂和水清洗并使用乙醇溶液搓手后，手部仍会增加受污染的风险。

图 C-2　使用含乙醇的溶液搓手的手卫生技术

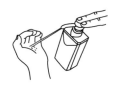

取足量速干手消毒液于掌心

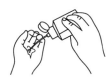

并涂抹双手皮肤

掌心相对揉搓

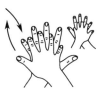

手指交叉，掌心对手背揉搓

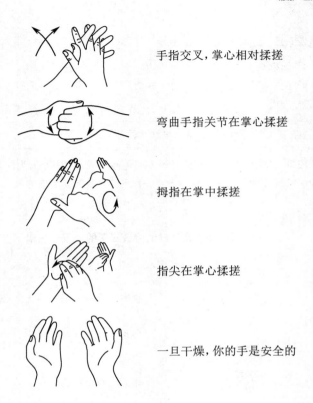

手指交叉，掌心相对揉搓

弯曲手指关节在掌心揉搓

拇指在掌中揉搓

指尖在掌心揉搓

一旦干燥，你的手是安全的

手套和罩衣

- 佩戴手套并不能代替免洗消毒液搓手或洗手的手部卫生。
- 戴手套：
  - 可能会触摸血液、体液、分泌物或排泄物时。
  - 做操作时（**表 C-2，C-25 页**）。
  - 处理污染的器械、手套或其他被体液污染的物品时。
  - 处理污染的废物（棉球、纱布或敷料）。
- 从手套箱取出手套前要洗手，以防止将皮肤共生菌和致病菌带入箱子。
- 从受污染的身体部位移动到另一个身体部位时（包括同一患者或裸露的黏膜、破损的皮肤或医疗设备），请更换或移除手套。

- 护理不同患者时更换手套。为了避免交叉感染,每位患者都必须使用一双一次性的手套。
- 完成手术或护理患者后立即取下手套。不要戴着污染的手套四处走,因为这会污染环境。
- 将第一只手套从手上拉出时,将手套从内侧翻出来,以取出手套。在取下第二只手套时,避免接触外表面,方法是将无手套的手指滑入手套下方,将手套从内侧翻出来,以取出手套。
- 立即将废旧手套丢弃在有标识的废物容器中。不建议重复使用手套。首选一次性手套。
- 取下手套后立即免洗消毒液搓手或肥皂和水清洗双手。
- 在所有分娩过程中都应穿着干净但不一定无菌的罩衣:
    - 如果罩衣是长袖,则应将手套戴在长袖上,以免污染手套。
    - 确保戴手套的手(无菌)保持在腰部以上,并且不要接触罩衣。
- 除了罩衣外,还应佩戴护目镜和面罩作为保护措施。

表 C-2 一般产科操作 [a] 时手套及罩衣标准

操作	首选手套	备选手套 [b]	罩衣
抽血、静脉输液	检查 [c]	无菌外科 [d]	无
盆腔检查	检查	无菌手术	无
手动负压吸引、诊刮术、阴道切开术、后穹窿穿刺术	无菌外科	无	无
开腹术和腹腔内手术、人工破膜、正常分娩、器械性分娩、会阴切开术、宫颈或会阴撕裂修复术、开颅手术、颅骨穿刺术、双手压迫子宫、手剥胎盘,纠正子宫内翻	无菌外科	无	清洁、高级别无污染罩衣

操作	首选手套	备选手套 [b]	罩衣
处理和清洗仪器	实用 [e]	检查	无
处理污染废弃物	实用	检查	无
清洗血液或体液	实用	检查	无

[a] 测量血压或体温，进行注射时不需要佩戴手套和罩衣。
[b] 备选手套通常比首选手套更昂贵，需要更多的制备工作。
[c] 检查手套是一次性使用的乳胶手套。
[d] 外科手套是尺寸合适的乳胶手套。
[e] 实用手套是厚的家用手套。

处理锐器

操作台和工作区

- 请勿在"安全区域"以外的地方留下尖锐物品或针（"锐器"）（**C-56 页**）。
- 移除锐器之前提醒其他工作人员。

穿刺针和注射器

- 针头和注射器只使用一次。
- 穿刺针和注射器丢弃至锐器容器内。
- 使用后请勿拆卸针头和注射器。
- 丢弃之前，请勿重新贴合、弯曲或断开针头。
- 通过燃烧使皮下注射针头无法再次使用。

废物处理

- 废物处理的目的是：
  - 尽量减少感染的传播，并降低对工作人员、患者和访客的意外伤害。
  - 保护那些处理废物的工作人员免受感染和意外伤害。
  - 防止感染扩散到当地社区。
  - 减少化学物质或微生物污染土壤或地下水的可能性。

- 卫生设施产生四类废物：未被污染的废物、锐器、非锐器类污染物和危险废物。将废物分类，放入不同的废物容器并妥善处理：
  - 未受污染的废物（例如办公室用纸、纸箱）不具有传染性风险，可以根据当地的指南处理。
  - 需要妥善处理受污染的废物（受血液或体液污染的物品），以尽量减少感染传播到医护人员和社区。正确的处理途径：
    - 佩戴实用手套。
    - 将固体污染垃圾放置于有盖容器内，运送至处理场所。
    - 将所有锐器放置在锐器容器中。
    - 小心地将液体废物倒入排水或可冲水的厕所（专用厕所，不是患者或员工使用的厕所）。
    - 燃烧或掩埋污染的固体废物。
    - 在处理感染性废物后清洗双手、实用手套和容器。

开始静脉输注

- 给患者及其授权委托人解释静脉输液所用的药物及其目的。如果患者失去意识，向她的家人解释该操作。
- 签署静脉输注的知情同意书。
- 使用两路大口径套管针或针头行静脉输液（16 号或最大可用）（如果患者处于休克状态）。
- 以适合患者病情的速度进行静脉输液（生理盐水或乳酸林格氏液）。
- 注意：如果患者休克，请避免使用血浆替代品（例如右旋糖酐）。没有证据显示，休克期的复苏过程中血浆替代品优于生理盐水，大剂量右旋糖酐是有害的。
- 如果外周静脉无法注射，需进行中心静脉穿刺术（**图 S-1，S-3 页**）。

操作程序基本原则

进行任何简单操作（非手术）之前，需要执行以下步骤：

- 可行的情况下，确保该患者在手术过程中有自己选择的家属陪同。
- 准备好所需用品。用品缺乏可能会破坏操作。

- 向孕产妇及其授权委托人解释操作流程及该操作的必要性。如果患者失去知觉，向她的家人解释。
- 签署操作的知情同意书。
- 估计操作所需时间并提供相应的止痛药（**C-43 页**）。
- 患者取利于操作的合适体位。例如，在进行手动负压吸引时，使用截石位；给孕 20 周及以上的孕妇进行心肺复苏时，让患者身体朝左侧倾斜。
- 用肥皂和水（**C-20 页**）或酒精溶液搓手（**C-23 页**）清洁双手，并戴上适合操作的手套（**表 C-2，C-25 页**）。
- **如果经阴道 / 宫颈行无菌操作**（例如手动负压吸引）：
  - 必要时用肥皂和水清洗女性的下腹部和会阴部位。
  - 轻轻地将无菌窥器或牵开器插入阴道内。
  - 用无菌环钳和棉签或纱布拭子将抗菌溶液（例如聚维酮碘、氯己定）涂抹阴道和子宫颈 3 遍。
- **如果进行手术，皮肤需要使用抗菌溶液消毒**（例如剖宫产）：
  - 必要时用肥皂和水清洗该区域。
  - 使用无菌环钳和棉签或纱布拭子将抗菌溶液（例如聚维酮碘、氯己定）涂抹到该区域 3 遍。如果用戴着手套的手拿棉签，请勿接触未消毒的皮肤而污染手套。
  - 从该区域的中心开始，以圆周运动向外消毒。
  - 在无菌区域的边缘，丢弃棉签。
  - 切勿将用过的棉签或纱布拭子放回手术器械区域中心。保持手臂和肘部一定的高度并且保持手术衣远离手术区域。
- 如果操作是在局部、子宫颈周围或椎管内麻醉下进行，请在手术过程中告知患者操作进展情况。
- 手术结束后，告知患者及其陪伴家属：
  - 手术进行的情况。
  - 与手术有关的并发症（例如麻醉反应、出血多、意外伤害）。
  - 任何相关的发现。
  - 预期的不良反应。
  - 管理与手术操作相关的疼痛。
  - 预计术后住院时间。

● 提供术后诊治和随访的建议,包括提示患者应立即返回医院进行
  诊疗的危险信号。

(范登轩 译   刘海燕 审)

临床用血、血液制品和替代用品

产科诊疗有时需要输血。适当使用血液、血液制品和替代液体,临床医师清楚何时(以及何时不)需输血的原则非常重要。

血制品的适当使用定义为,输注安全血液制品以治疗严重高发病率或死亡率的疾病,而这些疾病无法通过其他方式有效预防或管理。

可能需要输血的情况包括:

- 产后出血导致休克。
- 手术分娩时大量失血。
- 严重贫血,尤其是孕晚期或伴有心力衰竭。

注意:治疗妊娠早期贫血的原因,并给予纠正贫血的药物。

地区医院应该做好紧急输血的准备。产科必须备存血液,尤其是 O 型 RH 阴性血液和新鲜冰冻血浆,因为这些血液制品可以用于急救。

不需使用血液制品

正确输血可拯救生命并改善健康状况。然而,与任何治疗性干预一样,输血可导致急性或延迟性的并发症,并具有传播传染性病原体的风险。血液制品是稀缺资源,费用高。

- 以下原因通常不需要输血:
  - 可能需要输血的情况通常可以通过早期治疗或预防措施来避免输血。
  - 为提早给患者进行计划性手术或出院做准备,而输注全血、红细胞或血浆。静脉输液等其他治疗方法,通常更经济安全,并同样有效(第 **C-27 页**)。
- 不必要的输血可导致以下后果:
  - 让患者面临不必要的风险。
  - 真正需要血液制品的患者无血源可用。血液是一种昂贵的稀缺资源。

输血风险

给患者输注血液制品之前，必须权衡输血风险与不输血的风险。

全血或红细胞悬液

- 输注红细胞有输血不相容和严重溶血性输血反应的风险。
- 血液制品可能传播感染性疾病，包括 HIV 病毒、乙型肝炎、丙型肝炎、梅毒、疟疾和 Chagas 病。
- 如果制备或储存不当，任何血液制品都可能被细菌污染且非常危险。

血浆输注

- 血浆可传播全血中大部分感染因子。
- 血浆也会引起输血反应。
- 血浆输注的明确指征很少（例如凝血障碍），而风险通常超过任何可能的益处。

血液安全

- 与输血有关的风险可通过以下方式减少：
  - 选择合适的献血者。
  - 筛查献血者可通过输血传播的疾病（例如艾滋病和肝炎）。
  - 质量保证计划。
  - 高质量的血型分类、兼容性测试、成分分离，储存和运输血液制品。
  - 临床合理使用血液和血液制品。

筛查传染性疾病

- 根据献血者群体中潜在的传染性病原体的流行情况，应使用最适当和最有效的检测方法，筛查每个献血个体的输血相关的传染性疾病情况。
- 所有捐献的血液应进行以下筛查：

   – HIV-1 和 HIV-2。

   – 乙型肝炎表面抗原。

   – 梅毒螺旋体抗体（梅毒）。

● 在可能的情况下，所有捐献的血液也应该进行以下筛查：

   – 丙型肝炎。

   – Chagas 病（血清阳性率很高的国家）。

   – 疟疾（疟疾高发地区，以及在疟疾低发地区但献血者曾前往疟疾高发地区）。

● 要求的所有检测结果均为阴性，才能将血液制品分发出去进行输注。

● 对输注的所有血液制品进行配型检测，即使在危及生命的紧急情况下，血液制品也必须在筛查后才能使用。

未经筛查的献血者捐献的血液，或尚未筛查输血相关的传染性病原体（例如艾滋病、肝炎）的血液，不能用于输血治疗，除非是在最特殊的危及生命的情况下。

临床输血原则

适当使用血液制品的基本原则是：明确输注血制品只是管理孕产妇紧急救治的一个要素。当由于出血、手术或分娩并发症导致突发的快速失血时，最迫切的需求通常是快速补充循环丢失的液体。

输注红细胞对于恢复血液携氧能力是至关重要的。

尽量减少孕产妇用血"浪费"（减少输血需求）的途径：

● 使用替代液体进行复苏。

● 尽量减少实验室使用的血液。

● 使用最佳的麻醉和手术技术来尽量减少手术过程中的失血。

● 适当的情况下，在手术过程中收集并重新输注术中丢失的血液（自体输血）（**S-14 页**）。

要记住的原则：

● 输血只是管理孕产妇诊治的一个要素。

● 输血的决定应基于血液临床使用指南，并考虑到患者的需求。

- 应尽量减少失血，以减少患者输血的需要。
- 对急性失血的患者进行有效的复苏（静脉补液、给氧等），同时评估是否需要输血。
- 孕产妇的血红蛋白数值虽然很重要，但不应该是决定输血的唯一因素。输血的目的应是缓解临床体征和症状，以及预防重大疾病和死亡的需要。
- 临床医师应了解输注血液制品存在感染输血相关传染性疾病的风险。
- 只有当患者受益可能超过风险时才应决定输血。
- 需要有经验的工作人员监测输血患者，并在出现任何不良反应时立即做出反应。
- 临床医师应记录输血原因并上报任何输血不良反应（**C-34 页**）。

开具输血处方

处方的开具应基于临床血液使用指南并考虑孕产妇的需求。

- 在输注血液制品之前，请记住以下几点：
  - 患者临床情况的预期改善。
  - 尽量减少失血，以减少对输血的需求。
  - 在决定输血之前可以给予替代方案，包括静脉补液和给氧。
  - 输血的特定临床或实验室指征。
  - 通过血制品传播艾滋病、肝炎、梅毒或其他传染病的风险。
  - 权衡特定患者输血的益处与风险。
  - 如果无法及时提供血液时，应考虑其他可能的治疗方案。
  - 需要有经验的工作人员监测输血患者并在发生输血反应时立即做出反应。

监测输血的孕产妇

对于每个输血个体，按照以下步骤监测：

- 输血前。
- 输血开始时。

- 开始输血后 15min。
- 输血期间至少每小时一次。
- 输血结束后每隔 4h 一次。

输血的前 15min 内密切监测患者，定期监测早期症状和不良反应。

患者病历上记录上述每个阶段的以下信息：

- 一般表现
- 体温
- 脉搏
- 血压
- 呼吸
- 出入量（口服和静脉液体摄入量、尿量）

另外记录：

- 输血开始时间
- 输血完成时间
- 所有输注血制品的数量和类型
- 所有输注血制品的特殊编码
- 任何不良反应

应对输血反应

输血反应可以是轻微皮疹，也可能严重到出现过敏性休克。停止输血，保持静脉通路开放，并给予静脉输液（生理盐水或乳酸林格氏液），同时对急性输血反应进行初步评估并寻求建议。如果不良反应较轻，则口服异丙嗪 10mg 并观察。

处理因未配型成功的输血治疗导致的过敏性休克

- 按照休克（**S-1 页**）处理并给予：
  - 肾上腺素 1∶1 000 溶液（0.1mL 肾上腺素配 10mL 生理盐水或乳酸林格氏液）缓慢静脉注射。
  - 异丙嗪 10mg 静脉注射。

- 根据需要，每两小时静脉注射氢化可的松 1g。
- 如果发生支气管痉挛，氨茶碱 250mg 加入 10mL 生理盐水或乳酸林格氏液后缓慢静脉注射。
- 联合使用上述复苏措施至病情稳定。
- 监测肾功能、肺功能和心血管功能。
- 病情平稳后转移患者至转诊中心。

记录输血反应

- 发生不良反应后立即取样，并随同申请表格一起发送至血库进行实验室检查：
  - 输血后立即抽取血样。
    - 一根普管。
    - 一根抗凝管（含 EDTA / 依地酸螯合剂），从输注位置对面的静脉采血。
    - 将含有供血者的红细胞和血浆残留物送到血液科。
  - 留取不良反应后首次尿液标本。
- **如果怀疑血液制品被污染，导致感染性休克，请在特殊的血液培养瓶中进行血培养。**
- 填写输血反应报告表。
- 对输血反应进行初步调查后，将以下内容发送至血库进行实验室检查：
  - 发生不良反应后 12h 和 24h 的血样。
    - 一根普管。
    - 一根抗凝管（含有 EDTA / 依地酸螯合剂），从输注位置对面的静脉采血。
  - 发生不良反应后至少 24h 的全部尿液。
- 立即向医务科和血库报告除轻度皮疹外的所有急性输血反应。
- 在患者的病史上记录以下信息：
  - 输血反应类型。
  - 输血后多长时间出现不良反应。
  - 输注血制品的数量和类型。
  - 所有输注的血制品的唯一编码。

替换液：简单的替代品用于输液

只有生理盐水（0.9% 氯化钠溶液）或钠离子浓度相近的平衡液才是有效的替代液。这些应该在所有应用静脉补液的医院都有。

替代液用于通过替代血液、血浆或其他细胞外液的异常丢失来增加血容量。它们主要用于：

- 治疗已确诊的低血容量（如出血性休克）患者。
- 持续体液丢失（如手术失血）的患者用来维持正常血容量。

静脉替代治疗

静脉补液是纠正低血容量的一线治疗方法。使用这些液体进行初始治疗可能会拯救生命，可以为控制出血、在必要时为获得血液制品赢得时间。

晶体液

- 晶体替代液：
  - 含有与血浆类似的钠浓度。
  - 不能进入细胞，因为细胞膜不能渗透钠。
  - 从血管内通向细胞外（通常仅 1/4 的晶体液留在血管内）。
- 为了恢复循环血容量，至少需要输注丢失体液量 3 倍的晶体液。

> **右旋糖（葡萄糖）溶液是较差的替代液。除非没有其他选择，否则应避免应用葡萄糖溶液来纠正低血容量。**

胶体溶液

- 胶体溶液由比晶体液大的颗粒悬浮液组成。胶体液倾向于留在血液中，它们模拟血浆蛋白来维持或提高血液的胶体渗透压。
- 通常给予的胶体液量与失血量相等。许多情况下，毛细血管渗透性增加（例如创伤、败血症），会出现循环中胶体渗漏，需要额外的输液来维持血容量。

要记住的要点：

- 没有证据表明胶体溶液（白蛋白、右旋糖酐、明胶、羟乙基淀粉溶液）比生理盐水或平衡液用于复苏更有优势。

- 有证据表明胶体溶液可能会对生存产生不利影响。
- 胶体溶液比普通盐水和平衡液价格高。
- 人体血浆不应该被用作替代液。所有形式的血浆均有类似于全血的传播感染性疾病的风险,如艾滋病和肝炎。
- 不应静脉输注普通水,它会导致溶血,并可能是致命的。

> **胶体液在复苏中的作用非常有限。**

安全

静脉输液之前:
- 检查输液瓶或袋子的密封是否完整。
- 检查保质期。
- 检查溶液是否清澈,有无肉眼可见的颗粒。

维持液体治疗

维持液体是晶体溶液,例如加入葡萄糖的生理盐水或葡萄糖溶液,用于替代皮肤、肺、粪便和尿液的正常生理丢失。如果预计该患者将接受静脉输液 48h 或更长时间,则输入平衡液(例如在 1L 静脉输注液体中加入氯化钾 1.5g)与葡萄糖溶液。患者需要的维持体液平衡的生理需要量有所不同,特别是如果发热或环境温度或湿度较高的情况下,体表丢失会增加。

液体管理的其他途径

除静脉途径外,液体还有其他给药途径。

口服和鼻饲途径
- 这种途径通常适用于轻度低血容量者和可接受口服液者。
- 下列情况下不应使用口服和鼻胃管给药:
  - 严重低血容量。
  - 失去意识。
  - 有胃肠病变或肠道蠕动减弱(如阻塞)。

    – 全身麻醉手术即将开始。

直肠途径

- 直肠给药液不适用于严重低血容量患者。
- 直肠给药的优点包括以下几点：
  - 液体可以吸收。
  - 水合作用完成后，吸收停止，液体会流出。
  - 连接到一袋或一瓶液体，通过插入直肠的塑料或橡胶灌肠管给药。
  - 如有必要，可以使用静脉输液泵来控制给液速度。
  - 液体不必是无菌的。直肠补液的安全有效的解决方案是 1L 清洁饮用水中加入一茶匙食盐。

皮下注入

- 当其他给药途径不可用时，可以使用皮下给药，但此方法不适用于严重低血容量患者。
- 通过插入皮下组织的套管或针头给予无菌液体（腹壁是首选部位）。

含有右旋糖的液体会导致组织坏死，不能经皮注射。

（范登轩 译　刘海燕 审）

本章简要讨论了抗生素在产科手术前的预防性使用、怀疑或明确严重盆腔感染时的治疗性使用，以及抗生素过敏的处理。

- 预防性使用抗生素以预防感染。
- **当怀疑或明确感染时**，应治疗性使用抗生素。

有关具体情况的抗生素治疗和预防的推荐在以下章节中讨论：休克（**S-1**）、围术期护理原则（**C-52**）、正常临产与分娩（**C-60**）、孕早期阴道流血（**S-6**）和产后出血（**S-23**）、产前及产时发热（**S-97**）和产后发热（**S-108**）、异常产程（**S-60**）、呼吸困难（**S-126**）、孕期腹痛（**S-116**）、晚孕期及产后腹痛（**S-141**）、胎动消失（**S-131**）、胎膜早破（**S-134**）、引产和加速产程（**P-15**）、臀位分娩（**P-38**）、剖宫产（**P-44**）、会阴切开术（**P-68**）、人工剥离胎盘术（**P-68**）、阴道和会阴裂伤修补术、子宫内翻复位（**P-87**）、子宫破裂修补术（**P-91**）、子宫和子宫卵巢动脉结扎术（**P-95**）、产后子宫切除术（**P-97**）以及输卵管切除术治疗异位妊娠（**P-102**）。

孕期和产后的感染可以由微生物包括需氧和厌氧球菌和杆菌的混合感染所致。应根据具体适应证开始应用抗生素，包括：

- 在确定存在风险因素的情况下预防感染（例如 B 族溶血性链球菌）。
- 医疗操作前的预防性使用。
- 根据临床表现怀疑或确诊感染病例的治疗。

只要有可能，应尽量在开始抗生素治疗前进行病原学培养和药物敏感性检测（例如尿液，阴道分泌物，脓液），以便根据培养结果或在治疗无效时更换治疗方案。但是，严重感染时应根据临床表现立即开始治疗，而不应因为医疗机构无法及时进行病原学培养或样本采集而推迟治疗。

如果怀疑菌血症（血液中存在细菌）或败血症（血液中存在细菌的增殖），应尽可能地行血培养。子宫感染可以在流产或分娩后发生，是导致母亲死亡的一个重要原因。治疗这类感染常需使用广谱抗生素。在不安全的流产或院外分娩时，作为综合治疗的一部分应给予抗破伤风治疗。

预防性使用抗生素

某些产科操作（例如剖宫产，人工剥离胎盘）会增加产妇的感染风险，以下方法可降低该风险：

- 按照推荐的感染预防和控制措施（**C-20 页**）；
- 操作时预防性使用抗生素。

应尽可能地在操作前 15～60min 静脉给予预防性抗生素，使操作时达到足够的血药浓度。术前使用一剂预防性抗生素就足够，其预防效果不差于产后使用三剂或 24h 使用抗生素。**如果手术持续时间超过 6h 或失血量达到或超过 1 500mL，给予第二剂预防性抗生素以维持足够的血药浓度。**

推荐给予预防性抗生素的产科操作包括：

- 选择性或急诊剖宫产（注意：尽可能在切皮前给药）（**P-44**）。
- 缝合Ⅲ度或Ⅳ度会阴撕裂伤（**P-82**）。
- 人工剥离胎盘（**P-72**）。
- 置入宫腔止血球囊（**S-29**）。

治疗性使用抗生素

- **作为严重盆腔器官感染（例如子宫，输卵管，卵巢）或上泌尿道感染**的初始治疗，应给予联合抗生素：
  - 氨苄西林 2g 静脉滴注，每 6h 一次。
  - 加用庆大霉素 5mg/kg 静脉滴注，每 24h 一次。

注意：如果**感染不严重**，可用阿莫西林 500mg 口服每 8h 一次代替氨苄西林。

- **如果 48h 后治疗效果不佳**，确保给予的抗生素剂量足够，并重新评估患者的感染源。如有病原学培养结果，考虑根据药敏试验改变治疗方案。如最初的抗生素组合中不包含覆盖厌氧菌的品种，考虑增加一种抗厌氧菌药物。
- **如果不具备病原学培养条件**，再次检查有无脓液积聚，尤其是盆腔内，并且检查致疼痛和发热的非感染性原因，如深静脉和盆腔静脉血栓形成。
  - 考虑致病微生物对上述抗生素组合耐药的可能性。
  - **如果怀疑金黄色葡萄球菌感染**，加用：
  - 氯唑西林 1g 静脉滴注，每 4h 一次。

- 或者万古霉素 1g 静脉滴注维持 1h,每 12h 一次;
- **如果怀疑梭状芽胞杆菌或 A 族溶血性链球菌感染**,加用青霉素 200 万 U 静脉滴注,每 4h 一次。
- **如果无上述感染可能**,加用头孢曲松 2g 静脉滴注,每 24h 一次。
- **注意**:为预防静脉炎,每 3 天或一旦有炎症表现时更换注射部位。
- **如果感染不能清除**,重新评估感染源。

对于产后子宫内膜炎的治疗,推荐联用克林霉素和庆大霉素,直到患者 48h 无发热(**S-111**)。一旦患者体温平达 48h 即可停用抗生素。没有必要继续口服抗生素,因为无证据支持其有益处。然而,有血液感染(菌血症)的患者需要持续至少 7 天的抗生素治疗。

过敏

过敏反应可以是非常轻微的皮疹,也可以是危及生命的全身性过敏反应,如不立即处理可导致死亡。由于抗生素(或任何药物)有引起威胁生命的过敏性反应的潜在风险,用药前排除对该抗生素或药物的过敏史非常重要。

如果患者对某种抗生素有过敏史,但其所患的严重感染需要用该抗生素而无其他选择,此时合理的做法是根据其既往过敏反应的严重程度决定是否使用该抗生素。一般来说,除非在有经验的医师的密切监管下,之前引起过严重过敏反应(如全身性过敏反应)的抗生素不应再次使用。但是,如果之前抗生素引起的过敏反应轻微(例如皮疹)并且未引起全身症状,那么,在无其他选择的情况下,严密观察下试用该抗生素是合理的。一般来说,有青霉素过敏史的患者对头孢菌素过敏的概率高达 10%。

全身性过敏反应

全身性过敏反应是一类必须迅速、及时处理的严重的全身性过敏。

- 过敏反应的症状可能包括:
  - 刺痛感
  - 面部潮红
  - 面部、嘴唇和舌头肿胀

- 咽喉和气道肿胀导致呼吸困难
- 气短
- 腹部绞痛
- 心悸
- 晕厥

- 立即肌内注射肾上腺素 0.3～0.5mg，必要时每隔 10～15min 重复一次。
- 收入院观察，监测生命体征（血压、脉搏、呼吸频率、氧饱和度）。
- 尽量明确导致过敏反应的原因（例如具体的药物、食物）并立即去除诱因。
- 因存在再次发作的风险，在过敏反应消退后应对患者继续严密观察至少 24～48h。再次发作（双相）几乎都发生在过敏发作的最初 72h 内。考虑给予泼尼松龙 40～60mg 口服 3 天以减轻可能再次发作时的严重程度。
- 在患者的病例中记录药物过敏反应，并且指导她：
  - 写下该药物的名称。
  - 以后对所有为她提供医疗服务的医务人员告知其对该药过敏。
  - 今后避免再次使用该药。

轻微过敏反应

轻微过敏反应通常包括瘙痒、肿胀和其他皮肤表现，例如新发的皮疹。

- 对轻微过敏反应者给予抗组胺药（例如氯雷他定 10mg 口服，每天一次）。
- 对于更严重的病例，加用泼尼松龙每天 40～60mg 口服，持续 5～7 天。如果为控制症状需使用泼尼松龙超过 7 天，则考虑停药前应在数天内逐渐减量同时监测症状（例如 30mg，20mg，10mg，5mg）

分娩期及围术期可能需要镇痛。临产后的镇痛药物和支持手段，局部麻醉，使用麻醉和镇痛的一般原则，以及术后镇痛将在本章讨论。

（唐浩莎 译　胡　蓉　审）

麻醉和镇痛

分娩时可能需要镇痛，在手术操作中及术后通常需要麻醉和镇痛。分娩期的镇痛药物和支持手段，局部麻醉，麻醉和镇痛的一般原则，以及术后镇痛在本章讨论。

分娩期的镇痛药物

- 分娩期的疼痛感受很大程度上取决于孕妇的情绪状态。分娩期的支持性护理可使孕妇安心并且减轻疼痛的感觉（**C-67 页**）。
- 如果孕妇因疼痛而紧张，鼓励她四处走走或采取任何舒服的体位。鼓励陪伴她的人在宫缩间歇期为她按摩背部或擦拭面部。鼓励使用呼吸技巧并且允许孕妇选择用温水盆浴或淋浴。对大多数孕妇来说，这足以应付分娩的疼痛。必要的话，向孕妇提供：
  - 吗啡 0.1mg/kg 肌内注射，需要时每 4h 一次，告知她用药的利弊（见下），征得其同意。
  - 呕吐时给予异丙嗪 25mg 肌内注射或静脉注射。

不应使用巴比妥类药物和镇静剂以减轻分娩时的焦虑。

风险

如果孕妇使用吗啡后 4h 内分娩，新生儿有呼吸窘迫的风险。纳洛酮是其拮抗剂。

注意：对于可疑近期吸毒母亲的新生儿，不应使用纳洛酮。

- 如新生儿有**呼吸窘迫的征象**，立即开始复苏：
  - 明确生命体征存在后，静脉给予纳洛酮 0.1mg/kg。
  - **如成功复苏后新生儿具备足够的外周循环**，纳洛酮可以肌内注射。必要时给予重复剂量以预防呼吸窘迫复发。
- 如新生儿**没有呼吸窘迫征象**，但是**其出生前 4h 内母亲用过吗啡**，给予期待观察，如出现呼吸窘迫，按上述方法治疗。

术前使用异丙嗪和地西泮

时长超过 30min 的手术操作需要术前用药。用药剂量应根据孕妇体重及胎儿病情（如存在）来调整。告知孕妇用药的利弊，征得同意。

- 给予吗啡 0.1mg/kg，肌内注射，告知用药利弊（**C-43 页**），取得同意。
- 给予地西泮静脉注射，每次给予 1mg，等待至少 2min 再给下一剂。达到安全且足够的镇静水平表现为孕妇的上眼睑下垂到刚覆盖瞳孔边缘。
  - 监测每分钟呼吸频率。**如呼吸频率降到 10 次 /min 以下**，停用所有镇静或镇痛药物。
  - 至少每 15min 监测胎心率。**如胎心率降到 100 次 /min 以下**，停用所有镇静或镇痛药物。

局部麻醉

局部麻醉（利多卡因、或联合肾上腺素）用以浸润组织和阻滞感觉神经。

- 由于局部麻醉下孕妇在手术过程中是完全清醒的，因此确保以下事宜尤其重要：
  - 给予解释以促进合作，减轻恐惧。
  - 手术全程保持良好沟通，必要时给予身体上的安抚。
  - 时间和耐心，因为局部麻醉并非马上起效。
- 安全实施局部麻醉需要以下条件：
  - 手术团队的所有成员必须具备使用局部麻醉的知识和经验。
  - 急救药品和设备（吸引器、氧气、复苏设备）应随时可用，且手术团队的所有成员都接受过上述物品的使用培训。

利多卡因

利多卡因制剂浓度通常为 2% 或 1%，在使用前需要稀释（**框 C-1**）。对于大多数产科操作，利多卡因应稀释到 0.5%，这一浓度可在最小毒性下产生最大效果。

框 C-1   0.5% 利多卡因溶液的制备

配置：
2% 利多卡因 1 份；
生理盐水或无菌蒸馏水 3 份（不要用葡萄糖溶液，因可增加感染风险）。
或者
1% 利多卡因 1 份；
生理盐水或无菌蒸馏水 1 份。

肾上腺素

肾上腺素会导致局部血管收缩。其与利多卡因的联合应用具有以下优点：

- 减少失血。
- 麻醉效果更长（通常 1～2h）。
- 由于吸收到全身循环中的速度较慢，毒性风险更小。

如果操作所需的麻醉面积小，或者需要的利多卡因量小于 40mL，则没有必要加肾上腺素。然而，对于较大的表面，特别是当利多卡因的使用量超过 40mL 时，需要联合使用肾上腺素以降低麻醉药的吸收，减少毒性。

肾上腺素的最佳浓度是 1∶200 000（5μg/mL）。这一浓度可在最小的肾上腺素毒性风险下产生最大的局部效应（**表 C-3**）。

注意：用类似卡介苗注射器或胰岛素注射器等来精确测量肾上腺素是非常重要的。配制药品时必须严格遵守无菌原则（**C-20 页**）。

表 C-3   含 1∶200 000 肾上腺素的 0.5% 利多卡因制备方法

所需的局部 麻醉药量	生理盐水 / 2% 利多卡因	生理盐水 / 1% 利多卡因	肾上腺素 1∶1 000
20mL	15mL/5mL	10mL/10mL	0.1mL
40mL	30mL/10mL	20mL/20mL	0.2mL
100mL	75mL/25mL	50mL/50mL	0.5mL
200mL	150mL/50mL	100mL/100mL	1.0mL

并发症

并发症的预防

所有局部麻醉药品都有潜在的毒性。然而，局部麻醉导致的严重并发症是极其罕见的（**表 C-5，C-47 页**）。避免并发症的最好方法是预防。

- 避免使用浓度超过 0.5% 的利多卡因。
- **如果要使用 40mL 以上的麻醉溶液**，加用肾上腺素以减缓药物弥散。剖宫产和修补严重的会阴撕裂可能需要 40mL 以上的 0.5% 利多卡因。
- 使用最低有效剂量。
- 注意最大安全剂量（**表 C-4，C-46 页**）。对成年人来说，利多卡因在不合用肾上腺素时的最大安全剂量为 4mg/kg，合用肾上腺素时为 7mg/kg。麻醉效果应至少持续 2h。必要时 2h 后可加用一剂。

表 C-4　局部麻醉药物的最大安全剂量

药物	最大剂量 /（mg/kg）	60kg 成年人的最大剂量 /mg
利多卡因	4	240
利多卡因 + 肾上腺素 1∶200 000（5μg/mL）	7	420

- 缓慢注射。
- 避免意外注入血管。有三种方法可行：
  - 动针技术（组织渗透首选）：针在注射时不断运动，这使得不可能有大量的溶液进入血管。
  - 回抽技术（大量药液注入同一部位，如神经阻滞时首选）：注射前回抽；如果回抽有血，重新定位并再次尝试。
  - 注射器退出技术：进针后，一边退针一边注射药物。

> **为避免利多卡因毒性:**
> - 使用稀释液。
> - 当使用超过 40mL 时加用肾上腺素。
> - 使用最小有效剂量。
> - 不超过最大用量。
> - 避免静脉注射。

利多卡因过敏和中毒的诊断

表 C-5 利多卡因过敏和中毒的症状及体征

过敏	轻微中毒	严重中毒	致命中毒(非常罕见)
休克	嘴唇、舌头麻	嗜睡	强直 - 阵挛发作
皮肤发红	木感	定向障碍	呼吸抑制或骤停
皮疹或荨麻疹	口觉金属味	肌肉抽搐和颤抖	心脏抑制或心搏骤停
支气管痉挛	头晕 / 眩晕	口齿不清	
呕吐	耳鸣		
血清病	眩晕		

利多卡因过敏的处理

- 给予 1:1 000 的肾上腺素 0.5mL 肌内注射,必要时每 10min 重复一次。
- 紧急情况下,给予氢化可的松 100mg 静脉注射,每小时一次。
- 为预防复发,给予苯海拉明 50mg 肌内注射或缓慢静脉注射,然后 50mg 口服,每 6h 一次。
- 如有支气管痉挛,给予氨茶碱 250mg 溶于 10mL 生理盐水缓慢静脉注射。
- 喉水肿可能需要紧急气管切开。
- 如有休克,立刻给予规范的抗休克处理(**S-1 页**)。
- 病情严重或有复发迹象时可能需要皮质激素(例如,氢化可的松 2mg/kg 静脉注射,每 4h 一次,直到病情好转)。在慢性期给予泼尼松 5mg 或泼尼松龙 10mg 口服,每 6h 一次,直到病情好转。

利多卡因中毒的处理

发现中毒症状和体征（**表 C-5，C-47 页**）时，医师应立即停止注射，并做好处理严重甚至致命不良反应的准备。如果症状和体征提示轻微中毒，医师可等待几分钟观察症状是否消退，检查生命体征，与患者交谈，如果可能的话，继续进行手术。

抽搐

- 将患者置于左侧卧位，保持气道通畅，吸除分泌物。
- 通过面罩或鼻导管给氧，流速 6～8L/min。
- 静脉注射地西泮 1～5mg。再次抽搐时重复注射。
- 注意：用地西泮处理抽搐可导致呼吸抑制。

呼吸骤停

- 如果患者停止呼吸，用气囊加压给氧和面罩帮助通气，或者行气管插管；氧气流速 4～6L/min。

心搏骤停

- 加压给氧。
- 心脏按压。
- 如果患者**尚未分娩**，立即行全身麻醉下剖宫产。
- 静脉给予 1：10 000 的肾上腺素 0.5mL。

肾上腺素中毒

- 意外或大量静脉给予肾上腺素可产生全身毒性反应，表现为：
  - 坐立不安
  - 大汗
  - 高血压
  - 脑出血
  - 心率快
  - 心室颤动
- 肾上腺素浓度过高时可导致局部毒性，表现为注射部位缺血坏死且愈合不良。

麻醉和镇痛的一般原则

- 疼痛管理和安慰的关键是：
  - 术前、术中和术后给予支持性关注（有助于减轻焦虑和疼痛）。
  - 术者有自信与清醒患者合作并且熟练及轻柔操作。
  - 选择合适的种类和镇痛水平的药物。
- 对清醒患者进行手术有如下技巧：
  - 进行每个步骤前向患者解释。
  - 估计操作时长超过 30min 时给予充分的术前用药。
  - 选取合适的术前给药时间（肌内注射者术前 30min 给药，口服者术前 60min 给药），使镇痛或镇静药物的效果在术时达到最大。
  - 使用足够容量的稀释药液。
  - 用镊子在手术区域夹组织以检查麻醉效果。如果患者感到疼痛，等 2min 再重新测试。
  - 完成每个步骤或任务后等待几秒，让患者准备好接受下一步操作。
  - 放慢操作，避免不稳或快速的动作。
  - 轻柔操作，避免过度的牵拉或压迫。
  - 熟练使用器械。
  - 如果某操作将导致疼痛，不要说"这个不痛"；如果离操作结束还早，不要说"就快好了"。
  - 手术全程与患者保持交流。
- 是否需要加用镇痛或镇静药物（口服、肌内注射或静脉注射）取决于：
  - 患者的情绪状态。
  - 将要施行的操作（**表 C-6，C-50 页**）。
  - 估计操作所需的时间。
  - 术者的技能以及他人的协助。

表 C-6　镇痛和镇静方法的选择

操作	镇痛 / 镇静方法 [a]
臀位分娩	**分娩支持的一般方法**（C-67页） 阴部神经阻滞麻醉（P-3页）
剖宫产	**椎管内麻醉**（P-9页） 局部麻醉（P-6页） 氯胺酮麻醉（P-11页） 全身麻醉
宫颈严重裂伤	**吗啡和地西泮**（C-43，C-44页） 氯胺酮麻醉（P-11页）
阴道切开 / 后穹窿穿刺	**局部麻醉**（C-44页）
穿颅术	**情感支持和鼓励**（C-6页） 地西泮（C-44页） 阴部神经阻滞麻醉（P-3页）
清宫术	**宫颈旁阻滞麻醉**（P-1页） 吗啡（C-43页）
会阴切开术	**局部麻醉**（C-44页） 阴部神经阻滞麻醉（P-3页）
产钳助产	**情感支持和鼓励**（C-6页） 阴部神经阻滞麻醉（P-3页）
临产和分娩	**分娩支持的一般方法**（C-67页） 吗啡和异丙嗪（C-43页，C-44页）
开腹手术	**全身麻醉** 椎管内麻醉（P-9页）
人工剥离胎盘	**吗啡和地西泮**（C-43页，C-44页） 氯胺酮麻醉（P-13页）
吸宫术	**宫颈旁阻滞麻醉**（P-3页） 吗啡（C-43页）
会阴撕裂（Ⅰ度、Ⅱ度）	**局部麻醉**（C-44页） 阴部神经阻滞麻醉（P-3页）
会阴撕裂（Ⅲ度、Ⅳ度）	**阴部神经阻滞麻醉**（P-3页） 氯胺酮麻醉（P-11页） 局部麻醉、吗啡和地西泮（C-43页，C-44页） 椎管内麻醉（P-9页）
纠正子宫内翻	**吗啡和地西泮**（C-43页，C-44页） 全身麻醉
胎头吸引助产	**情感支持和鼓励**（C-6页） 阴部神经阻滞麻醉（P-3页）

[a] 推荐的镇痛 / 镇静方法用黑体显示。

术后镇痛

充分的术后镇痛很重要。严重疼痛会影响患者恢复。

注意：避免过度镇静导致活动受限，后者对术后恢复很重要。

良好的控制术后疼痛的药物包括：

- 非麻醉类的温和镇痛剂，如对乙酰氨基酚 500mg，必要时口服。
- 麻醉剂，如吗啡 0.1mg/kg，肌内注射，必要时每 4h 一次，告知患者用药的利弊（**C-43 页**），征得用药同意。
- 低剂量麻醉剂和对乙酰氨基酚联合使用。

注意：如果患者呕吐，可在用麻醉剂的同时给予止吐药，比如异丙嗪 25mg 肌内注射或静脉注射，必要时每 4h 一次。

（唐浩莎 译 胡 蓉 审）

围术期护理原则

在任何手术过程中，患者都是医师／助产士和护士的主要关注点。洗手护士则要注意正在进行的操作和术者（医师／助产士）的需要。

术前护理原则

手术室准备

确保：
- 手术室是清洁的（每次手术后都应清扫手术室）。
- 手术必需品和麻醉设备可用，包括药品和氧气罐。
- 急救设备、药品和实施母婴复苏所需的物资按使用顺序备好，且未超过有效期。
- 手术人员穿着的手术衣足够。
- 清洁／无菌单已备好。
- 无菌手术器械和物资（例如手套、纱布、器械）已备好且未过有效期。

患者的术前准备

- 向患者及参与决定的家属解释将要进行的手术及其目的。如果患者无意识，向其家属解释。
- 获得手术知情同意。
- 确保参与手术、麻醉和新生儿抢救（如需要）的所有人员已经动员并且了解手术的紧急程度。
- 确保手术指征登记在案。
- 帮助患者及家属对手术在情感和心理上做好准备（**C-6 页**）。
- 回顾患者的既往史：
  - 检查有无可能的过敏。
  - 确保患者接受过完整的抗破伤风免疫方案，必要时给予一剂破伤风疫苗。
- 评估任何潜在的麻醉风险（困难气道），估计术中可能遇到的困难，估计手术时间和失血量，以及任何需要考虑的特殊事项。

- 采血送验血红蛋白（或血细胞比容）、血型和抗体筛查，备血。如需要，不应延误输血。
- 给予恰当的麻醉前用药（**C-44 页**）。
- 有误吸风险时给予抗酸剂（0.3% 枸橼酸钠 30mL 或三硅酸镁 300mg）以减少胃酸。
- 确保静脉使用预防性抗生素，且至少在术前 15～60min 用药。

> **对剖宫产来说，预防性抗生素应在切皮前给药，而非断脐后。**

- 必要时用肥皂和水清洗拟行切口区域。
- 不要剃掉阴毛，因为这会增加患者的感染风险。必要时可予修剪。
- 监测并记录生命体征（血压、脉搏、呼吸频率、体温、氧饱和度以及胎心率）。
- 手术即将开始前确认手术指征仍然存在，因为病情的变化可能使手术不再需要（例如因胎儿宫内窘迫而施行的急诊剖宫产可能因发现胎儿死亡而取消）。
- 必要时保留导尿并监测尿量。
- 确保手术团队的其他成员（医师/助产士、护士、麻醉师、助手和其他人员）都了解所有的相关信息。

术中护理原则

体位

将患者置于合适的体位，有利于：
- 术野的最佳暴露。
- 麻醉师的操作。
- 护士读取生命体征和监测静脉通路。
- 患者安全，防止受伤及保持循环。
- 保护患者的隐私和尊严。

注意：如果患者**尚未分娩**，向左倾斜手术台或在患者的右侧背部下方垫一个枕头或折叠的布巾，以预防仰卧位低血压综合征的发生。

外科刷手

- 取下所有首饰。
- 举双手高于肘关节,彻底淋湿双手并淋上皂液(最好用碘剂,如必妥碘)。
- 从指尖开始涂肥皂及清洗,用打圈的方式:
  - 清洗所有手指的指缝。
  - 从指尖至肘部的顺序先洗一只手,然后洗另一只手。
  - 刷手应持续 3～5min。
- 分别冲洗两只手,从指尖开始,注意保持双手高于肘部。
- 用无菌巾擦干双手,从指尖向肘部擦拭,或者让手自然风干。
- 确保刷过的手不碰到非无菌物体(例如设备、保护衣)。如果手碰到污染表面,重新刷手。

手术区的准备

- 用消毒剂消毒皮肤(例如碘剂):
  - 用卵圆钳夹持浸透消毒剂的棉球或纱球消毒手术区域 3 遍。如果**戴手套消毒**,注意手套不要碰到未消毒的皮肤。
  - 以切口为中心,向外周以打圈的方式涂擦。
  - 涂擦至消毒区边缘时,扔掉纱球。
- 纱球只能从切口部位向外移动,不能向切口部位内移。注意抬高手臂和肘部,勿使手术衣碰到消毒区。
- 消毒完毕立即铺无菌巾,以免术区再次污染。
  - 铺洞巾时,保持洞巾折叠,将洞巾对准切口放置。
  - 将洞巾从切口向外周展开,以免污染。

监测

手术过程中应定期监测患者的情况。

- 监测生命体征(血压、脉搏和呼吸频率)、意识水平和失血量。
- 在监测表上记录以上数据,以及时发现患者情况是否恶化。
- 术中注意保持患者充分水化。

疼痛管理

术中应给予充分镇痛。术中患者舒适则不太会移动并导致受伤。镇痛方法包括：

- 情感支持和鼓励
- 局部麻醉
- 区域麻醉（例如椎管内麻醉）
- 全身麻醉

抗生素

术前给予预防性抗生素（**C-39 页**）。

切口的选择

- 选择切口类型时，充分考虑患者的既往手术史、本次手术的指征、预计的手术操作困难和并发症。例如，在产道梗阻形成 Bandl 环的病例中，脐下正中切口可能比 Pfannenstiel 切口更合适。
- 切口的大小能满足手术需要即可。
- 小心切开，逐层切开组织。

处理组织

- 轻柔操作。
- 使用钳子时，尽量只合上一个齿。这样能最大限度地减少患者不适以及组织坏死，从而降低感染风险。

止血

止血是使血液维持液态并限于循环系统中的过程。

- 手术全程都要确保止血，这样才能保持术野清晰，提高手术成功率。
- 有产科并发症的孕妇常存在贫血，因此要将失血量降到最低。

器械和锐器

- 手术前后要清点器械、锐器和纱布：
  - 每次关闭某种体腔（如子宫）之前都要清点。

- 在病历中应有清点正确的记录。
- 使用器械尤其是锐器时要小心，以减少误伤的风险（**C-26 页**）。操作、传递器械和锐器时要使用"安全区"。
  - 用腰形盘之类的盘状器皿传递锐利物品，将针夹在持针器上递针。
  - 或者，将器械把手而非尖端朝外传递物品。

引流

- 下列情况下，务必保留腹腔引流：
  - 子宫切除术后持续出血。
  - 怀疑凝血功能异常。
  - 存在或怀疑感染。
  - 怀疑或确诊膀胱或尿道损伤并修补者。
- 可使用闭合引流系统，或经腹壁或道格拉斯窝留置波纹状橡胶引流。
- 一旦感染清除，或持续 48h 无脓性或血性液引出，即可拔除引流管。

缝合

- 选择适合组织的缝合类型和粗细（**表 C-7**）。"0"的个数表示缝线的粗细。
  - "0"的个数越多，线越细（例如 000［3-0］的线比 00［2-0］的线更细）；"1"号线比"0"号线更粗。
  - 太细的线比较脆弱，容易断；太粗的线会切割组织。
- 关于各种操作中推荐的缝线粗细和类型请参看相关章节。

表 C-7　缝线推荐

缝线类型	组织	建议的打结个数
普通肠线	输卵管	3[a]
铬制肠线	肌肉	3[a]
聚乙醇线	肌肉，筋膜，皮肤	4
尼龙线	皮肤	6
丝线	皮肤，肠管	3[a]

[a] 这些是天然缝线。不要打 3 个以上的结，否则缝线会磨损，结的强度会随之降低。

敷料

手术结束时，用无菌敷料覆盖切口（**C-58 页**）。

术后护理原则

初期护理

- 将患者置于复苏体位：
  - 使患者侧卧，头部略后仰以保持气道通畅。
  - 将其上臂置于身体前方以便于测量血压。
  - 使下肢屈曲，髋关节屈曲的程度大于膝关节，以保持平衡。
- 术后立即评估患者的情况：
  - 第 1 个小时内每 15min 检查生命体征（血压、脉搏、呼吸频率、体温）和氧饱和度，下一小时每 30min 检查一次。
  - 评估有无气道梗阻、低氧、出血（内出血和外出血）、高血压 / 低血压、术后疼痛、低体温 / 寒战、呕吐和误吸以及麻醉残留。
  - 每 15min 检查患者的意识状态，直至其清醒。
- **注意**：确保患者清醒前持续监护。
- 确保气道通畅、充分通气。
- 必要时输血（**C-30 页**）。
- 如果**生命体征不平稳或输血后红细胞比积仍然下降**，可能因出血导致，应立即返回手术室。

胃肠道功能

产科患者手术后胃肠道功能通常恢复很快。对大多数无并发症的手术来说，肠道功能应在术后 12h 内恢复正常。

- 如果未发生并发症，术后即给予流质饮食并逐渐过渡到正常饮食。
- 如果**有感染迹象，或因梗阻性难产或子宫破裂而行剖宫产**，等到肠鸣音恢复再给予流质饮食。
- 如果患者有**静脉补液**，持续补液至其能够很好地进食流质。

- 如果**预计患者需要静脉补液 48h 或以上**，输注平衡的电解质溶液（如 1L 补液中加入 1.5g 氯化钾）。
- 如果**预计患者需要静脉补液 48h 或以上**，每 48h 监测一次电解质。长时间静脉输液可导致电解质紊乱。
  - 对正在接受静脉补液的患者，要严密监测其出入量。
- 确保患者出院前能正常进食。

伤口敷料和护理

敷料是一种保护性屏障，防止被称为"再上皮化"的伤口在愈合过程感染。术后第一天应保持敷料覆盖于伤口，以防伤口"再上皮化"时感染。之后则不再需要敷料。

- 如有血液或体液从术后覆盖的敷料上渗出，不要更换敷料：
  - 加盖敷料。
  - 用笔在敷料上画出血或液体浸染的范围以监测血/液体的丢失量。
  - 如果出血继续增加或血液浸湿敷料的范围达到或超过 1/2，去掉敷料，观察伤口。然后重新覆盖无菌敷料。
- 如果敷料松动，再次用胶带粘紧而不要取掉。这样有助于保持敷料无菌，降低伤口感染风险。
- 更换敷料时遵守无菌原则。
- 患者出院时，确保伤口清洁、干燥，无感染或血肿的表现。

镇痛

术后给予充分镇痛很重要（**C-43 页**）。严重的疼痛影响患者恢复。
注意：术后早期活动很重要，避免过度镇静而导致活动减少。

膀胱护理

某些手术需要留置导尿管。早期拔除尿管有利于减少感染风险，鼓励患者走动。

- 如果尿色清亮，术后 8h 或术后次日晨起拔除尿管。
- 如果尿色混浊，继续留置导尿直至尿色变清。
- 如有下列情况，术后 48h 后再拔除尿管：
  - 子宫破裂。

– 产程延长或梗阻性难产。
– 重度会阴水肿。
– 产后脓毒症合并盆腔腹膜炎。

注意：拔除尿管前确认尿色清亮。

● 如果有**膀胱损伤**（由于子宫破裂或剖宫产或其他开腹操作中损伤导致）：

– 至少保留导尿管 7d，直至尿色清亮为止。
– 如果患者**当时没有使用抗生素**，给予呋喃妥因 100mg 口服，每天一次，直至尿管拔除，以预防膀胱炎。
– 如果怀疑**膀胱损伤**（例如因梗阻性难产导致产程延长），考虑留置导尿管 7d。

抗生素

如果存在**感染征象或患者有发热**，继续使用抗生素直至持续 48h 无发热（**C-39 页**）。

拆线

为腹部伤口提供主要支撑的是筋膜层的缝合。皮肤缝线术后 5d 拆除。

发热

● 术后发热（体温达到或超过 38℃）时应进行评估（**S-108 页**）。
● 患者出院前应确认其 24h 内无发热。

术后活动

活动促进血液循环、促进深呼吸、刺激正常胃肠功能的恢复。鼓励患者尽早做足部和腿部的锻炼和活动，通常术后 24h 之内就可进行。

鼓励产妇在分娩后尽早活动，进行轻度锻炼以及保证休息。

手术安全核查单

世界卫生组织（WHO）发起了一系列全球和区域努力以促进手术安全，包括制定《WHO 手术安全核查单》（WHO，2009）。鼓励各国根据自身实践条件修订该表并使用附带的实施手册。

正常临产与分娩

每一位女性都应获得最高的标准的医疗卫生保健服务，在妊娠与分娩期间得到应有的尊重与恰当的护理，免受外界的暴力与歧视。根据国际人权所述，在分娩过程中虐待、忽视或不尊重女性是对其基本人权的侵犯。

临产的诊断

- 先兆临产：
  - 妊娠 22 周以后有间歇性腹痛。
  - 腹痛 / 宫缩伴有阴道血性分泌物（见红）；有 / 无。
  - 阴道水样分泌物或一阵羊水流出。
- 确认产程开始：
  - 宫颈容受——分娩过程中宫颈进行性缩短、变薄。
  - 宫颈扩张——宫颈口进行性扩张，以厘米（cm）计算（**图 C-4，C-63 页**）。

判断产程进展情况

- 判断产程进展情况主要根据宫口扩张情况（**表 C-8**）。
- 判断产程进展情况主要根据（**表 C-8**）：
  - 第一产程中根据宫口扩张情况。
  - 第二产程中根据产妇使用腹压的意愿。

（错误判断产程进展情况会导致不必要的焦虑和不恰当的处理）

表 C-8　根据宫口扩张判断产程进展情况

症状及征象	产程	阶段
宫颈未扩张	假临产 / 未临产	
宫口扩张 <4cm	第一产程	潜伏期

续表

症状及征象	产程	阶段
宫口扩张 4~10cm 宫口扩张速度≥1cm/h 胎先露开始下降	第一产程	活跃期
宫口开全（10cm） 胎先露继续下降 产妇无使用腹压的意愿	第二产程	早期（非用力阶段）
宫口开全（10cm） 胎先露下降至盆底 产妇有使用腹压的意愿	第二产程	早期（用力阶段）
第三产程为胎儿娩出后至胎盘娩出		

对分娩中孕妇的初步评估

快速评估

- 询问孕妇是否存在危险迹象（如阴道流血、羊水流出、发热、呼吸困难、咳嗽、下肢疼痛等）或有何顾虑。
- 对孕妇进行快速的初步评估（**C-1 页**）（呼吸道、呼吸、循环、阴道流血、意识状态，抽搐、体温是否＞38℃，腹痛情况等）。
- 评估胎儿状况：
  - 宫缩后迅速听胎心。
  - 连续听胎心 1min。
  - 如果存在胎心异常（胎心率＜100 次 /min，或＞180 次 /min），要怀疑是否存在胎儿宫内窘迫（**S-93 页**）。
- 在快速评估阶段如果孕妇生命体征存在任何异常，要迅速做出反应并处理。

病史

- 询问孕妇关于此次分娩的相关病史：宫缩开始以及胎膜破裂的大概时间。
- 询问并检查孕妇的以下病史：
  - 生育史，药物使用史及手术史，尤其是腹部或盆腔手术史，或既往剖宫产史。
  - 此次妊娠中存在的问题（如高血压、子痫前期、贫血、疟疾、性传播疾病及相关疾病的治疗过程）。
  - 血红蛋白。
  - 破伤风疫苗接种情况。
  - 是否合并梅毒、HIV 及结核病。
- 检查孕妇的医疗记录，如果没有记录：
  - 询问孕妇预产期是何时。
  - 核实孕周。如果是早产（妊娠 37 周之前分娩），按照早产处理**（S-122 页）**。

腹部触诊

- 检查孕妇腹部：
  - 有无剖宫产瘢痕。
  - 下腹部有无隆起的界线（如果有，嘱其排空膀胱后再次检查）。
- 评估宫缩情况：
  - 观察孕妇对宫缩的反应：
    - 孕妇应对的很好还是感到很痛苦？
    - 孕妇是否在试图往下用劲？如果是，按照第二产程处理**（C-76 页）**。
  - 评估 10min 之内宫缩的频率及持续的时间。
- 评估胎位：
  - 纵产式还是横产式以及胎先露。
  - 除了头先露以外，其他胎位及胎先露都为胎方位或胎先露异常**（S-70 页）**。

● 从耻骨联合上方可扪及的胎头部分（5 等份）来评估胎先露下降情况（**图 C-3A～D**）：
  – 胎头完全位于耻骨联合上方称为 5/5（**图 C-3A～B**）。
  – 胎头完全位于耻骨联合下方称为 0/5。

图 C-3　腹部检查胎头下降情况

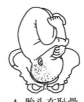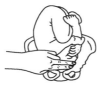

| A. 胎头在耻骨联合上方，未固定 | B. 胎头位于耻骨联合上方五指 | C. 胎头半入盆 | D. 胎头位于耻骨联合上方两指 |

阴道检查（**C-70 页**）

● 检查宫颈容受及扩张情况（**图 C-4**）。

图 C-4　宫颈容受与扩张

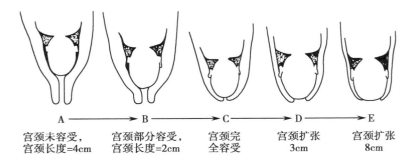

A	B	C	D	E
宫颈未容受，宫颈长度=4cm	宫颈部分容受，宫颈长度=2cm	宫颈完全容受	宫颈扩张 3cm	宫颈扩张 8cm

● 注意羊膜囊情况。如果羊膜已破，注意羊水性状。
  – 如果羊水里含有稠厚的胎粪，需要密切胎儿监护，注意是否存在胎儿宫内窘迫（**S-93 页**）。

羊水胎粪污染，但不合并其他症状，不建议常规使用抗生素。如果羊水胎粪污染严重，胎粪吸入会造成更严重的临床后果，因此胎儿出生后应进行新生儿复苏。

- 伴有异味的羊水或分泌物意味着绒毛膜羊膜炎可能，需要及时处理（**S-137 页**）。

如果存在宫内感染征象需要使用抗生素（**S-152 页**）。

- 胎膜破裂后没有羊水流出意味着羊水过少，存在胎儿宫内窘迫可能。
- 如果需要的话，可以通过阴道检查胎先露与母体骨盆坐骨棘的关系来评估胎儿下降情况（**图 C-5**）。

图 C-5　阴道检查评估胎先露下降情况；0 位相当于坐骨棘水平（Sp）

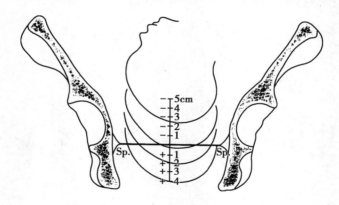

备注：如果有明显的胎先露体征，腹部检查胎头五分度法比阴道检查更有用。

- 通过阴道检查确定胎先露部分。
  - 最常见的胎先露部分是胎头顶骨。如果胎先露不是顶骨，按照胎位异常处理（**表 S-16，S-75 页**）。

- 如果胎先露为听骨,使用胎儿颅骨指示点与母体骨盆关系来确定胎方位(**图 C-6**)。

图 C-6 胎儿颅骨指示点

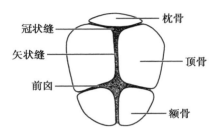

- 通过阴道检查确定胎方位。
  - 胎头通常以枕横位与母体骨盆衔接,胎儿枕骨位于母体骨盆左侧或右侧(**图 C-7**)。

图 C-7 枕横位(左枕横,右枕横)

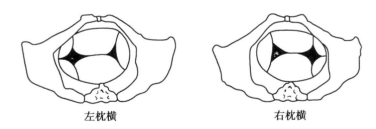

左枕横　　　　　　　右枕横

  - 胎先露下降过程中,胎头内旋转至枕骨位于母体骨盆前方(枕前位:**图 C-8**)。如果枕横位未能转为枕前位,则应当按照枕后位来处理(**S-78 页**)。
  - 胎方位正常的另一个特征是胎头俯屈良好(**图 C-9, C-66 页**),枕骨低于额骨。

图 C-8　枕前位（左枕前，右枕前，正枕前）

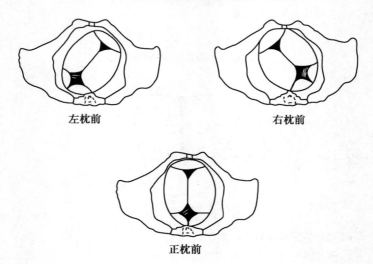

左枕前　　　　　　　　　　　　　右枕前

正枕前

图 C-9　胎头俯屈良好（额骨，枕骨）

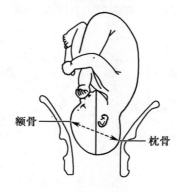

额骨　　　　　　　　　　　　　　枕骨

备注：如果不是枕前位并且俯屈良好，则按照胎先露或胎方位异常处理（**S-72 页**）。

临产及分娩护理

- 回顾孕妇的病史、体格检查及评估结果,根据孕妇个体需求及所处产程制订计划。与孕妇及陪产人员沟通分娩计划:
  - 无禁忌的情况下,分娩过程中,对合并 GBS 感染的孕妇使用抗生素预防感染(氨苄西林或青霉素 G)。
  - 检查 HIV 及梅毒,如果孕晚期未行该项检查。
  - 根据需要提供产科预防性或治疗性的方案。
  - 有计划地评估母体、胎儿及产程进展情况(**C-69～70 页**)。
  - 提供支持性治疗。
  - 如果孕妇处于第一产程潜伏期,并且能够接受健康宣教,为其提供关于新生儿哺乳及产后避孕的相关知识。

支持性治疗

- 在临产及分娩过程中,确保孕妇按照自己的意愿选择陪产人。
  - 鼓励孕妇在分娩过程中选择某人陪伴,这种陪伴可以帮助孕妇面对恐惧和痛苦,减轻孤独感,缓解抑郁情绪,并可促进良好的自然分娩结局。
  - 鼓励陪产人员在陪产过程中起到正面作用。
  - 鼓励陪产人员在孕妇分娩过程中给予孕妇支持鼓励(抚摸其背部,用湿毛巾敷额头,帮助孕妇活动)。
  - 在孕妇旁边为陪产人员设置座位。
  - 在第二产程中,将陪产人员安排在孕妇头部方向,方便陪产人员照料产妇的情绪。
- 确保医务人员良好的沟通和支持。
  - 向孕妇解释所有的流程,征求其同意。
  - 尊重孕妇的意愿,提供支持、鼓励性的氛围。
  - 保证隐私权和私密性。
- 保持孕妇及分娩环境干净整洁。
  - 临产刚开始时,鼓励孕妇洗漱。

- 每次检查前消毒或清洗外阴区域。
- 检查前后均洗手。
- 保证分娩环境干净整洁。
- 及时清除各种分泌物及排泄物。
● 保证孕妇活动。
- 鼓励孕妇自由活动，尤其是鼓励其自由走动。
- 支持孕妇采取自由体位分娩（**图 C-10**）。

图 C-10　孕妇分娩时可采取的体位

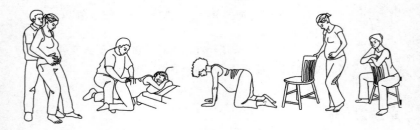

● 鼓励孕妇定期排尿。注意：不要常规给临产孕妇导尿。
● 鼓励孕妇按意愿进食及饮水。如果孕妇明显的疲劳，确保其正常进食。即使在分娩晚期，营养性饮料也很重要。
● 指导孕妇分娩呼吸方法。鼓励孕妇缓慢呼气并尽量放松。
● 帮助孕妇克服分娩时的焦虑、恐惧及疼痛：
- 给予孕妇赞扬、鼓励和安慰。
- 告知孕妇产程的进展情况。
- 倾听孕妇的主诉并关注她的感受。
- 鼓励其陪产人员对其提供同样的支持。
● 如果孕妇疼痛难忍：
- 鼓励孕妇改变体位（**图 C-10**）。
- 鼓励孕妇活动。
- 鼓励陪产人员按摩孕妇背部或握住孕妇的手，在宫缩间期摩擦孕妇的脸并在其脖子后方放置冷毛巾。
- 鼓励孕妇使用分娩呼吸法。
- 鼓励孕妇洗热水澡。

- 如果需要的话,可采用吗啡肌内注射镇痛(0.1mg/kg),使用前告知孕妇相关利弊。
- 避免下列措施：
  - 阴道试产前不需要常规会阴部备皮。
  - 不需要用消毒剂常规冲洗阴道(如氯己定),即使对于合并 GBS 感染的孕妇也是如此。
  - 不需要对孕妇常规灌肠。

评估母体情况

- 监测母体情况。
  - 在第一产程的潜伏期：至少每小时检查一次母亲的情绪和行为(痛苦、焦虑);至少 4h 测量一次血压、脉搏和体温。
  - 在第一产程的活跃期：至少每 30min 检查一次母亲的情绪和行为(痛苦、焦虑),至少每 4h 测量一次血压,每 2h 测量一次体温,每 30min 测量一次脉搏。
  - 在第二产程：每 5min 检查一次母亲的情绪和行为(痛苦、焦虑)。
- 注意孕妇紧急生命体征变化及征象,并做出及时处理。
  - 如果孕妇心率上升,可能是脱水或疼痛或发热。
  - 通过口服或静脉保证足够的液体摄入。
  - 如果孕妇体温超过 38℃,按照产时发热处理(**S-97 页**),每 2h 检查一次体温。
  - 如果孕妇血压下降,要怀疑有无隐性或显性出血。
  - 如果孕妇出现尿酮体,要怀疑孕妇是否营养失调或脱水,鼓励其进食及饮水,必要时给予葡萄糖静脉输注。

评估胎儿情况

- 在潜伏期至少每小时监测胎心,活跃期每 30min 听胎心,第二产程每 5min 听胎心。
  - 如果存在胎心异常(胎心率 < 100 次 /min,或 > 180 次 /min),要怀疑是否存在胎儿宫内窘迫(**S-93 页**)。

评估产程进展情况

- 一旦确认临产，需要评估：
  - 在潜伏期检查宫颈容受及扩张情况（**图 C-4**，**图 C-63 页**）。
  - 在活跃期检查宫口扩张速度计胎先露下降速度（**图 C-4**，**C-63 页**，**图 C-5**，**C-64 页**）。
- 如果产程进展不满意，怀疑产程延长，需要寻找原因（**S-60 页**）。

孕妇一旦进入活跃期需绘制产程图，示意产程（**图 C-12**，**C-73 页**）。或者，绘制一张简单的宫口 - 时间图表。

宫缩

- 在潜伏期每隔 1h，活跃期内每隔 30min 计数 10min 内的宫缩频率及持续时间。
  - 有效宫缩会引起宫颈扩张。
  - 一般来说，活跃期的有效宫缩在 10min 至少 3 次及以上，每次持续 40s 以上。
  - 两次宫缩间歇期子宫放松。

阴道检查

第一产程中胎膜破裂后，需每 4h 做一次阴道检查，除非有其他指征需要更频繁地检查。在活跃期中，在产程图上做好记录。

> 频繁的阴道检查会增加孕妇感染风险，尤其是合并其他感染高危因素时（如胎膜破裂时间长）。如无其他指征，阴道检查间隔时间不要小于 4h。阴道检查之前注意无菌原则（**C-20 页**）。

- 充分告知孕妇阴道检查的必要性，正确处理孕妇的恐惧及焦虑情绪，并给孕妇机会提问。
- 除非确实临床处理需要，否则不应除去孕妇衣物。
- 在进行检查前征求孕妇的同意。
- 不要强迫孕妇大腿保持分开状态，温和地与其交谈直到孕妇准备好开始分娩。

- 如果可以的话,在做阴道检查时使用润滑剂。如果没有润滑剂,用清水湿润检查手套。
- 帮助孕妇按照自己的意愿摆体位,在检查过程中保持眼神接触以减少孕妇负面情绪。
- 检查过后,告知孕妇检查结果及后续处理。
- 对每个阴道试产的孕妇,都应记录下列信息:
  - 羊膜囊情况。
  - 如果羊水囊已破,记录羊水性状。
  - 宫颈容受及扩张情况。
  - 胎先露下降情况。
- 如果第一次检查宫颈尚未扩张,那么不一定能够诊断为临产。
  - 如果宫缩持续,4h 后再次检查宫颈。如果宫颈继续容受及扩张,则孕妇临产,如果宫颈没有改变,则诊断为假临产。
  - 在第二产程,每小时做一次阴道检查。

产程图的使用

WHO 产程图修订的更加简单及简洁。潜伏期部分被取消掉,产程图从活跃期开始绘制(宫口扩张 4cm 以上)。示例产程图如**图 C-12,C-73 页**。注意产程图在使用前应放大到全尺寸。产程图上应记录以下信息:

孕妇信息:姓名,生育史,住院号,入院时间,胎膜破裂时间或从胎膜破裂至今间隔时间(如果胎膜在产程开始前破裂)。

胎心率:每 30min 记录一次。

羊水性状:记录每次阴道检查时羊水性状及羊膜囊情况。

- I:羊膜囊完整
- R:羊膜囊破裂
- C:羊膜囊已破,羊水清
- M:羊水胎粪污染
- B:血性羊水

颅骨重叠

1. 骨缝分开
2. 颅骨重叠但可复位

3. 颅骨重叠不可复位

宫颈扩张：每次阴道检查时评估宫口扩张情况并在产程图上标记一个 X。在宫口扩张 4cm 时开始记录

警戒线：从宫口 4cm 开始，宫口扩张速率为 1cm/h 的一条线

处理线：平行于警戒线右侧 4h 的一条线

腹部触诊胎儿下降情况：在耻骨联合上方能触及的胎头部分（五分法）；在腹部检查时记录为 O。当额骨位于耻骨联合水平时记录为 0/5

图 C-11　腹部触诊检查胎先露下降情况

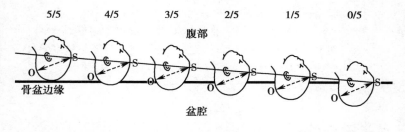

| 5/5 | 4/5 | 3/5 | 2/5 | 1/5 | 0/5 |

腹部

骨盆边缘

盆腔

| 完全未入盆 | 额骨高浮，枕骨很容易扪及 | 额骨很容易扪及，枕骨能扪及 | 额骨可扪及，枕骨尚能扪及 | 额骨可扪及，枕骨无法扪及 | 骨盆之上无法扪及胎头 |

时机：从活跃期开始记录

时间：以实际时间为准

宫缩：每 30min 记录 10min 内宫缩、频率及持续时间

- 小于 20s

- 20～40s

- 大于 40s

缩宫素：每 30min 记录缩宫素的浓度计滴数

药物使用：记录产程中使用的所有药物

心率：每 30min 记录一次心率并标记（.）

血压：每 4h 记录一次并标记箭头

体温：每 2h 记录一次

蛋白尿、酮体及尿量：每次解尿时即记录

图 C-12　改良 WHO 产程图

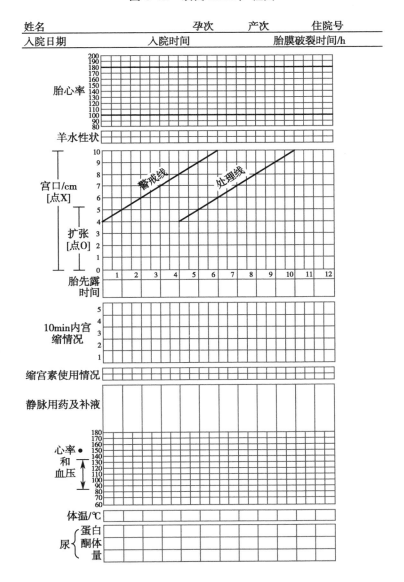

图 C-13, C-75 页为正常分娩的示例产程图。

- 经产妇 5:00 开始，在潜伏期里出现下列征象
    - 腹部触诊胎头 4/5
    - 宫口扩张 2cm
    - 10min 内 3 阵宫缩，持续 20s 以上
    - 母体及胎儿情况良好

备注：此时孕妇处在潜伏期，这些信息并未记录在产程图上。

- 9:00
    - 腹部触诊胎头 3/5
    - 宫口扩张 5cm
    - 10min 内 4 阵宫缩，持续 35s 以上

备注：此时孕妇处于活跃期，这些信息记录在产程图上。

- 11:00
    - 腹部触诊胎头 2/5
    - 10min 内 4 阵宫缩，持续 45s 以上
- 13:00
    - 腹部触诊胎头 0/5
    - 宫口扩张 > 1cm/h，宫口开全
    - 10min 内 5 阵宫缩，持续 45s 以上
- 13:20 胎儿经阴分娩

图 C-13   正常分娩产程示例图

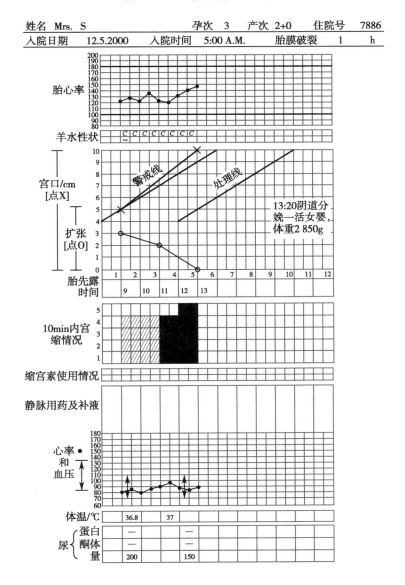

第一产程

- 出现下列征象为产程进展顺利
  - 规律宫缩，间隔进行性缩短。
  - 活跃期宫口扩张速率大于 1cm/h（宫口扩张线位于或在警戒线左侧）。
  - 宫颈与胎先露贴合紧密。
- 出现下列征象为产程进展不顺利
  - 8h 规律宫缩后仍处在潜伏期。
  - 活跃期宫缩不规律或宫缩频率不足（10min 内≤2 次宫缩，持续 <40s）。
  - 活跃期宫口扩张速率小于 1cm/h。
  - 宫颈与胎先露贴合不紧密。
  - 宫缩强度和频率足够的情况下宫口不扩张，胎先露无下降。

产程进展满意会导致产程延长，必须正确认识并妥善处理，减少子宫破裂风险及其他并发症（**表 S-15，S-61 页**）。

第二产程

- 出现下列征象为第二产程进展顺利
  - 胎先露通过产道平稳下降。
  - 孕妇开始出现使用腹压现象。
- 出现下列征象为第二产程进展不顺利
  - 胎先露不下降。
  - 第二产程晚期产妇无使用腹压的意愿。

正常分娩

准备所有分娩用的器具，必要时呼叫寻求帮助。

- 保证分娩室温暖（25℃），没有漏风。
- 确保总有人陪伴在孕妇身边。
- 保证孕妇排空膀胱（只在孕妇膀胱涨满且无法自助排尿时进行导尿）。
- 帮助孕妇处于自己意愿的体位，尽量直立以有助于分娩，同时保持体位尽可能舒适。
- 提供情感及物理支持。
- 一旦宫口开全，孕妇有使用腹压的意愿，鼓励其摆出她意愿的体位（**图 C-14**）。

图 C-14   孕妇分娩时可采取的体位

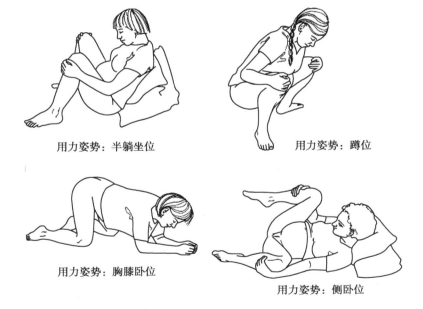

用力姿势：半躺坐位

用力姿势：蹲位

用力姿势：胸膝卧位

用力姿势：侧卧位

分娩过程中使用的一般支持性疗法对帮助孕妇缓解产痛非常有效。

- 在宫缩时帮助孕妇使用腹压。不要催促孕妇用力，尤其是胎儿仍处在中骨盆时。

- 持续监护母体状况（情绪及行为）。胎儿状况（胎心率）及产程进展情况（频率，强度，持续时间，会阴体变薄及膨隆；宫缩时肉眼可见的胎先露下降）。
- 如果产妇屏气 30min 后会阴体在宫缩时仍无变薄和伸展，行阴道检查确认宫口是否开全。

备注：不推荐常规行会阴侧切术。没有证据表明常规会阴侧切减少会阴损伤、未来阴道脱垂或尿失禁的概率。实际上，常规会阴侧切增加Ⅲ或Ⅳ度会阴裂伤以及肛门括约肌损伤的风险。

胎头娩出

- 胎头娩出时指导孕妇哈气或轻轻地向下用力。
- 一只手手指放于胎头上方协助俯屈，控制胎头娩出速度。
- 胎头娩出时，持续保护会阴。
- 胎头娩出后，让产妇停止屏气。

注意：不应常规做产时胎儿鼻腔或口腔吸引，即使是羊水胎粪污染。

- 检查胎儿有无脐带绕颈。
  - 如果脐带绕颈但比较松，将脐带绕出胎儿颈部。
  - 如果脐带绕颈很紧，可以先断脐，再将脐带绕出胎儿颈部。

分娩完成

- 让胎头自然完成外旋转。
- 胎头外旋转后，在胎头上下方各放一只手，嘱产妇在宫缩时轻轻地用力。
- 交替娩出胎肩以减少会阴撕裂，向下压胎头协助娩出前肩。
- **注意**：如果胎肩娩出困难，或胎头有回缩征，要怀疑是否存在肩难产（**S-84 页**）。
- 向上抬头以娩出后肩。
- 胎儿滑出阴道时顺手抓住胎儿身体。
- 将新生儿放于母亲腹部。
- 擦干新生儿的身体及清洁眼睛，移除湿布。

备注：对于羊水粪染的新生儿，如果自行开始呼吸，不推荐进行口腔及鼻腔吸引。

- 记录出生时间。
- 注意新生儿保暖，与母亲皮肤接触，盖住婴儿头部及身体。
- 评估新生儿呼吸情况。

备注：大多数新生儿在出生后 30s 内开始呼吸。

- 如果新生儿自主开始呼吸（胸廓起伏频率至少 30 次/min），将新生儿与母亲放置在一起。
- 如果新生儿没有自主呼吸，摩擦其背部 2～3 次以刺激其呼吸。
- 经过擦干及简单的刺激新生儿仍无自主呼吸，呼叫帮助，断脐，将新生儿置于抢救台并开始复苏，包括出生后 1min 内的正压通气（**S-141 页**）。

　　对每个新生儿都应准备可能的复苏措施，尤其是对子痫、出血、产程延长、早产或有感染的孕妇。

- 如果新生儿呼吸正常，出生后 1～3min 断脐，同时开始必要的新生儿护理。

备注：只有新生儿需要立即转移复苏时，才在 1min 对其断脐。

- 确保新生儿保暖措施良好，在母亲胸口进行皮肤接触。新生儿衣物应柔软、干燥，新生儿头部也应覆盖以减少热量流失。
- 如果母亲情况不好，寻求支持与帮助。
- 触诊产妇腹部排除多胎妊娠可能，准备开始处理第三产程。

积极处理第三产程

积极处理第三产程（积极协助娩出胎盘）有助于预防产后出血。包括在胎儿娩出后 1min 内使用宫缩剂。还包括下列措施：

- 控制性脐带牵拉。
- 确认子宫硬度，如子宫收缩不佳，持续按摩子宫。

　　减少产后出血最重要的处理措施是胎儿娩出后 1min 内使用宫缩剂。控制性脐带牵拉只作为可选项目之一，应由有经验的人操作。

产后立即使用宫缩剂

- 胎儿娩出后立即使用宫缩剂,触诊腹部以排除多胎妊娠。
- 除外多胎妊娠后,肌内注射缩宫素 10U。

在使用肌内注射宫缩剂或口服米索前列醇之前确保已排除多胎妊娠。

备注:首选缩宫素,2～3min 起效,不良反应较小,适用于所有产妇。

- 如果没有缩宫素,可以使用:
  - 口服米索前列醇 600μg。
  - 麦角新碱(0.2mg 肌内注射)或甲基麦角新碱。
  - 缩宫素和麦角新碱联合制剂(1mL = 5IU 缩宫素 + 0.5mg 麦角新碱)。

对于子痫前期、子痫或高血压孕妇禁止使用麦角新碱,会增加其抽搐及脑血管意外的风险。

控制性脐带牵拉

胎盘可以自然娩出或由有经验者控制性脐带牵拉。如果接产者技术不熟练,禁止其进行控制性脐带牵拉。

- 断脐后,弯钳尽量靠近会阴。一只手抓住钳子末端。
- 另一只手置于耻骨上方固定子宫,在控制性脐带牵拉时提供反向的作用力,以防止子宫内翻。

控制性脐带牵拉时一定要在耻骨上方用一只手固定子宫,提供反向的力。

- 保持脐带轻微的张力,等待宫缩(2～3min)。

- 当子宫变硬呈球形或脐带自行延长,轻轻地向下牵拉脐带以娩出胎盘。不要等一阵血流出时牵拉脐带。另一只手持续提供反向作用力。
- 如果牵拉脐带 30～40s 胎盘没有下降(没有胎盘剥离征象),不要继续牵拉脐带:
  - 轻轻地握住脐带等待子宫再次收缩。必要时在脐带延长时,将钳子钳住脐带更靠近会阴的地方。
  - 在下次宫缩时,重复控制性脐带牵拉。
- 胎盘娩出后,胎膜随之剥离。双手托住胎盘缓慢顺时针旋转数圈直到胎膜随之娩出。
- 缓慢牵拉完成分娩。
- 如果胎膜破裂不完整,戴无菌手套检查阴道上部及宫颈,使用卵圆钳清除胎膜碎片。
- 仔细检查胎盘有无缺损。如果母面胎盘有缺损或胎膜上有破裂的血管,要怀疑有无胎盘残留(**S-37 页**)。
- 如果出现子宫内翻,重新复位子宫(**P-87 页**)。
- 如果脐带被拉断了,则需要手取胎盘(**P-72 页**)。
- 正确、安全、妥善地处理胎盘。

确认子宫质地

- 立即检查子宫质地。如子宫质软,经腹按摩宫底直至子宫收缩良好。

备注:对于预防性使用过宫缩剂的孕妇不推荐持续按摩子宫预防产后出血。

- 停止子宫按摩前确保子宫收缩良好。
- 指导孕妇如何自我检查宫缩质地及自我按摩子宫。
- 评估及记录出血量。

检查软产道

- 仔细检查宫颈(**P-76 页**)、阴道有无裂伤(**P-77 页**),缝合裂伤及会阴切口(**P-70 页**)。

产后放置宫内节育器

● 如果产妇无临床禁忌，咨询了产后避孕方法并选择宫内节育器（IUD）作为避孕方法，无论是铜质或左炔诺酮的 IUD，在确定胎盘完整娩出后可放置。

胎儿娩出后 2h 内产妇及新生儿护理

● 胎盘娩出后，产妇和新生儿需在分娩室观察至少 1h。

尽量不要分开母亲和新生儿，保持有人陪伴在旁边。

● 检查无异常后再将她们转移至产后病房。
● 确保房间内温暖（25℃）。
● 产妇及新生儿在分娩 24h 以后才允许出院。

产妇护理

● 清理产妇会阴部。在产妇身下放置卫生护理垫或干净的布。必要时帮助产妇更换护理垫。
● 分娩后 2h 内每 15min 监测产妇状况，如有异常发现及时处理：
  – 检查子宫质地及早发现宫缩乏力。如果宫缩乏力按摩子宫，按摩结束后确保子宫没有变软。
  – 测量血压计脉搏。
  – 估计及记录出血量。
  备注：如果出血过多，检查出血原因（宫缩乏力，软产道损伤，胎盘残留）并立即处理（**S-23 页**）。
  – 如果出现紧急情况，迅速评估产妇状况并启动紧急处理方案。
● 鼓励孕妇排空膀胱并确定孕妇已排尿。
● 鼓励孕妇进食、饮水及休息。
● 对产妇进行产后护理、营养及卫生指导。
● 指导陪产人员观察产妇，如果产妇出血、疼痛加剧、头晕、头痛、视物模糊或上腹不适时呼叫帮助。

● 检查产妇的记录,给予必要的治疗或预防措施。

如无临床感染征象或指征不建议预防性使用抗生素。

不推荐常规使用抗生素:
● 无并发症的阴道分娩
● 阴道助产
● 会阴侧切
● Ⅰ度或Ⅱ度会阴裂伤

推荐常规使用抗生素:
● Ⅲ度或Ⅳ度会阴裂伤
● 未足月胎膜早破
● 剖宫产
● 人工剥离胎盘或宫腔放置止血球囊

● 告知产妇再次妊娠的时间间隔,哺乳期避孕方法,恢复生育能力的时间以及恢复性生活的时间。
● 告知产妇产后避孕的方法
  - 哺乳期避孕法
  - 宫内节育器放置(产后48h至4周)
  - 输卵管结扎(产后1~6周)
  - 炔诺酮皮下埋植
  - 孕激素类口服避孕药
  - 避孕套
  - 输精管结扎
  - 甲羟孕酮长效注射针(只用于不哺乳女性)

正常新生儿护理

● 在进行新生儿护理时,确保严格遵守无菌原则(C-87 页)。
● 将新生儿放置于目前胸部,盖上干净、干燥的布,盖住新生儿头部。皮肤接触至少持续 1h。
  - 非必要时不中断皮肤接触。
  - 如果新生儿不能与目前进行皮肤接触要防止其体温过低。

- 所有的新生儿,包括低出生体重儿,都可以进行母乳喂养,在母亲和新生儿情况稳定后尽早开始吮吸。
- 鼓励孕妇在新生儿出生后 1h 内开始哺乳。
  - 鼓励尽早开始母乳喂养。
  - 将新生儿放置于母亲乳房旁边,以方便其开始吮吸。
  - 不要强迫新生儿吮吸。
- 出生后 2h 内每 15min 检查一次新生儿状况,如有异常及时处理。
  - 检查新生儿呼吸及皮肤颜色。
  - 如果新生儿皮肤发绀或呼吸困难(<30 次 /min,或 >60 次 /min),给予鼻导管或面罩吸氧(**S-146 页**)。
  - 检查新生儿体温(脚或额头)。
    - 如果新生儿脚很冷,测量新生儿腋温。
    - 如果新生儿体温 <36.5℃,进行新生儿复温(**S-149 页**)。
  - 检查脐带是否出血。
  - 如果脐带出血,重新结扎脐带。
  - 紧急情况下,迅速评估新生儿状况并及时处理(**S-139 页**)。
- 清除新生儿皮肤上的胎粪及血渍,不要清除胎脂。
- 出生后 24h 再进行新生儿沐浴(至少在出生后 6h)。
- 评估母乳喂养。
  - 如果新生儿可以正常吮吸,按需喂养。
  - 如果母乳喂养存在困难,仔细观察并寻找可能的原因。
  - 指导母亲识别并处理常见的导致母乳喂养困难的原因。
- 在新生儿母乳喂养困难、体温过高或过低,脐带出血,或抽搐时,指导新生儿父母寻求帮助。
- 提供下列护理:
  - 根据国际指南,对新生儿使用抗菌滴眼液(1% 硝酸银溶液或 2.5% 聚维酮碘溶液)或眼药膏(1% 四环素软膏)一次。

备注:聚维酮碘不可用碘酊替代,碘酊会导致失明。

  - 脐带护理。保持脐带干燥、清洁。脐带上不能覆盖任何物品。
  - 称重,对于体重 <2 500g 新生儿提供特殊护理。
  - 肌内注射维生素 K(足月儿 1mg/0.5mL;早产儿 0.4mg/kg,最大剂量不超过 1mg)。

- 检查母亲的医疗记录，对有感染风险的新生儿预防性使用抗生素（未足月胎膜早破，胎膜早破时间超过 18h，母亲发热超过 38℃，羊水异味，GBS 感染）（**S-152 页**）。
- 检查母亲的医疗记录，对有梅毒史、结核、HIV 的孕妇，新生儿应预防性用药（**S-153 页**）。
- 提供小儿麻痹症疫苗、乙型肝炎疫苗、BCG 及其他疫苗。

安全分娩检查表

每年分娩 13 000 万新生儿，其中 303 000 孕产妇死亡，260 万新生儿死产，另外 270 万新生儿出生后 28 天内死亡。

针对如此高的孕产妇及新生儿死亡率，WHO 推出了 WHO 安全分娩检查表（WHO，2015）来促进母亲与新生儿产时护理。检查表列出了围产期死亡的主要原因（出血，感染，滞产及妊娠期高血压疾病），死产（分娩护理不当）及新生儿死亡（早产儿窒息、感染及并发症）。检查表按照严格的方法制定出来，并在非洲和亚洲十多个国家进行了实用性测试。

WHO 为健康医疗机构制订了《安全分娩检查表实施指南》（WHO，2015），帮助医护人员及领导人启动并持续使用检查表。

（杜丹峰 译　胡　蓉　审）

新生儿护理原则

对于母亲有合并症的新生儿,处理原则依据:

- 新生儿是否存在需要立即治疗的问题。
- 目前状况是否允许她独立照顾新生儿,部分照顾或完全不能照顾新生儿。
- 母亲并发症是否会影响新生儿健康。

需要紧急处理的新生儿

- 如果新生儿有紧急情况需要立刻治疗,所有的可以提供护理的医务人员应在 24 小时内认识到问题并给予初步的护理(**S-139 页**)。需要紧急干预的情况包括:
  - 喘息或不呼吸
  - 呼吸困难(<30 次 /min 或 >60 次 /min,严重的吸凹征或呼吸暂停)
  - 中枢性发绀
  - 苍白
  - 脐带出血或渗血
  - 困倦或无意识
  - 无活动或只在刺激时活动
  - 喂养不良,不能吮吸
  - 低体温(腋温 <36.5℃)
  - 高体温(腋温 >37.5℃)
  - 抽搐
  - 严重黄疸(出生后第一天从面部皮肤开始,逐步延伸至手掌和足底)

需要特殊护理的新生儿

- 以下新生儿需要特殊护理:
  - 早产儿(<37 周)
  - 极低出生体重儿(<1 500g)
  - 低出生体重儿(1 500～2 500g)

- 有明显出生缺陷（腭裂，生殖器性别不明，脊柱裂）
- 如果新生儿有缺陷但不需要紧急处理：
  - 进行常规新生儿护理（**C-83 页**）
  - 将新生儿尽快转移至合适的机构（**C-88 页**）
- 以下新生儿无症状，但存在感染风险，需要尽早治疗
  - 胎膜破裂 > 18h
  - 母亲因感染使用抗生素
  - 母亲发热 > 38℃
  - 母亲 GBS 感染并在分娩时没有使用抗生素给予足够的治疗
  - 母亲感染 HIV（**S-154 页**），梅毒（**S-153 页**）或乙型肝炎
  - 目前在分娩前 2 个月之内开始治疗结核病（**S-154 页**）

暴露于感染高危因素的新生儿需要恰当的特殊护理。

正常新生儿

- 如果新生儿没有明显问题，进行常规新生儿护理，尽早开始母乳喂养（**C-83 页**）。
- 如果母亲情况允许，生后进行皮肤接触至少 1h。

备注：小于 2 000g 的新生儿如临床情况稳定，应在生后 1 周内使用袋鼠式护理。

- 如果母亲情况不允许在生后进行皮肤接触：
  - 用干净、干燥、柔软的布包裹新生儿，毯子盖住，确保遮盖头部以防止热量流失。
  - 出生后 2h 内至少每 15min 检查一次新生儿。
- 如果母亲的状况需要长时间与新生儿分离，将新生儿转移至合适的部门进行护理（**C-88 页**）。

新生儿护理中标准的感染预防与控制措施

- 避免不必要地分离新生儿及其母亲。

- 接触新生儿前，所有医务人员或家庭成员严格执行洗手步骤或使用乙醇洗手液。
- 正确护理脐带。
- 正确护理眼部。
- 促进纯母乳喂养。
- 对早产儿使用袋鼠式母亲护理，避免使用暖箱。如果使用暖箱，避免用水加湿（假单胞菌容易定植），并确保使用消毒剂彻底清洗。
- 严格遵守无菌操作规程。
- 严格遵守清洁注射操作。

新生儿转运

- 向产妇及家属解释新生儿转运原因（**C-4 页**）。
- 注意保暖，用干净、干燥、柔软的布包裹新生儿，毯子盖住，确保遮盖头部以防止热量流失。出生体重小于 2 000g 的新生儿需要与母亲进行皮肤接触。
- 如果可以的话，与母亲和医务人员共同转运新生儿。如果新生儿需要特殊的治疗如氧气，使用暖箱或婴儿床转运新生儿。
- 如果母亲情况允许，新生儿准备好吮吸，尽早开始母乳喂养。
- 如果需要延迟母乳喂养，指导母亲尽早吸出母乳，并确保用勺子将母乳喂给新生儿。
- 确保新生儿护理基于母亲及新生儿的分娩记录上。

（杜丹峰 译 胡 蓉 审）

创造更好的医疗护理环境

社区医院应致力于为女性、社会团体及其他健康机构服务人员提供友好的医疗环境。社区应支持并与其他机构合作来互相弥补不足之处。

在与其他健康机构服务人员工作接触时,社区医院的医师及助产士应当:

- 在产妇及家属面前鼓励并感谢他们。
- 私下里对他们提供临床指导及改进建议,以提高他们在社区中的可信度。
- 在产妇出院后,邀请他们继续为产妇提供护理。

在与社会团体接触时,社区医院的医师及助产士应当:

- 促进患者、家庭成员及社会团体参与战略计划和改进活动。
- 找到社会团体的领导人,邀请他们参观机构,并了解其功能和局限性。
- 为社会团体提供机会参观社区医院(如通过疫苗接种及疾病筛查项目)。

满足女性需求

为加强对女性及社会团体的吸引力,社区医院应检查自己的服务措施。社区医院应提供一个兼顾人文及舒适的环境:

- 尊重女性的尊严及隐私。
- 友好对待家庭成员。
- 为产妇及新生儿提供舒适的环境(如低高度的产床,温暖而干净的房间)。

通过精心规划,机构可以在不影响处理并发症及紧急事件能力的情况下提供舒适的环境。

改善转诊模式

- 卫生系统需要正式的文件和系统来转诊和确保后续的护理。应为转到社区医院应的每一位女性提供标准转诊单,包含下列信息:

- 患者一般信息（姓名，年龄，地址）。
- 产科病史（产次，孕周，孕期并发症）。
- 相关既往产科并发症（如既往剖宫产史，产后出血史）。
- 相关医疗及手术史。
- 患者提及的其他特殊问题。
- 至今所使用的治疗方法及治疗结果。

转诊单需包含转诊结果，由患者本人或家属将转诊单送回原机构。社区医院和转诊机构均应保留所有转诊记录以确保转诊质量：

- 转诊机构可以评估转诊是否成功及是否恰当。
- 社区医院可以通过记录了解健康服务机构是否需要额外的技术支持或培训。

提供培训及支持性监督

社区医院需为其他卫生服务者提供高质量、参与性的临床培训。参与性的培训更注重技能训练，比课堂培训更有效：

- 可以改善社区医院医护人员与其他机构各种人员的关系。
- 增加其他服务人员对社区医院临床工作的熟悉程度。
- 一旦他们回到社区开始使用所学技能，能够促进卫生队伍的建立及对卫生工作人员的监督。

（杜丹峰 译　胡　蓉 审）

第二部分

症　状　学

休克

休克的特点是循环系统无法保持重要器官的充分灌注。它是一种**危及生命的紧急状况,需要即刻的处理和重症监护**。

如果出现以下一种或多种情况,则**怀疑或预测会发生休克**:

- 妊娠早期出血(如流产,异位妊娠,葡萄胎)。
- 妊娠晚期或分娩时出血(如前置胎盘、胎盘早剥、子宫破裂)。
- 分娩后出血(如子宫破裂,子宫收缩乏力,软产道撕裂,胎盘滞留或部分胎盘残留)。
- 感染(如不安全或感染性流产,羊膜炎,子宫内膜炎,急性肾盂肾炎)。
- 创伤(如流产期间子宫或肠道损伤,子宫破裂,软产道撕裂)。

症状和体征

如出现以下症状和体征,**诊断休克**:

- 脉搏细数(≥110 次 /min)。
- 低血压(收缩压 <90mmHg)。

休克的其他症状和体征包括:

- 面色苍白(尤其是内眼睑,手掌或口周)。
- 出汗或皮肤湿冷。
- 呼吸急促(≥30 次 /min)。
- 焦虑,烦躁或意识丧失。
- 少尿(<30mL/h)。

即刻处理

在处理休克时,应遵循基本原则(C-20 页)。

- **寻求帮助**。紧急调动所有可用人员。
- 监测生命体征(脉搏,血压,呼吸,体温)。

- 如**患者失去意识**，使其保持侧卧位，减少呕吐时发生误吸的风险，并确保呼吸道畅通。
- 给患者保暖但不要过热，以免增加外周循环血量并减少重要脏器的血供。
- 抬高腿部以增加回心血量（如可能，抬高床尾）。

特殊处理

- 使用大口径（16G 或手头最大的）套管针静脉输液（如可能，开放两路静脉）。
- 在输液前，采血用于检测血红蛋白、快速交叉配血和床旁凝血测试：
  - 首先，在 15～20min 内快速输注 1L 液体（生理盐水或乳酸林格氏液）。

注意：避免使用血浆代用品（如右旋糖酐）。无证据表明在对休克患者进行复苏时，血浆代用品优于生理盐水，且大剂量右旋糖酐可能是有害的。

  - 在第一个小时内至少输注 2L 以上液体。这已超过了仅仅补足持续丢失的液体量。

注意：在处理出血引起的休克时需要更快的输注速度。旨在补充 2～3 倍的估计液体丢失量。

不要给休克患者口服补液。

- 如**外周静脉无法置管**，则行静脉切开术（**图 S-1**）。
- 继续监测生命体征（每 15min 一次）和失血量。
- 留置导尿并监测入液量和尿量。
- 面罩或鼻导管给氧（6～8L/min）。

如果可以，使用非气动抗休克服（NASG）作为临时措施，直到获得适当处理为止（**S-32 页**）。

床旁凝血试验

使用**床旁凝血试验**评估凝血状态：

- 取 2mL 静脉血放入干燥、清洁的小普通玻璃试管（约 10mm×75mm 大小）。

- 用拳头握住试管以保暖（±37°）。

- 4min 后，慢慢倾斜试管以查看有无血凝块形成。然后每分钟再倾斜一次，直到血液凝结并且试管可以倒置。

- 7min 后仍不能形成血凝块或形成易碎的软凝块提示凝血功能障碍（**S-19 页**）。

图 S-1　静脉切开

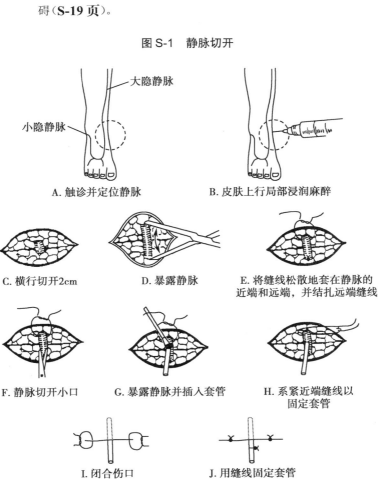

A. 触诊并定位静脉　　　　　　B. 皮肤上行局部浸润麻醉

C. 横行切开2cm　　　D. 暴露静脉　　　E. 将缝线松散地套在静脉的近端和远端，并结扎远端缝线

F. 静脉切开小口　　　G. 暴露静脉并插入套管　　　H. 系紧近端缝线以固定套管

I. 闭合伤口　　　　　J. 用缝线固定套管

确定和处理休克的原因

在患者情况稳定后,确定休克的原因。

- 如**怀疑大量出血**是导致休克的原因:
  - 抢救休克的同时采取措施止血(如使用缩宫药物,子宫按摩,双手压迫,子宫球囊压迫,主动脉压迫,手术准备)。
  - 尽快输血以补充失血(**C-30 页**)。
  - 确定出血的原因并进行相应处理:
    - 如**出血发生在妊娠 22 周前**,应怀疑流产或异位妊娠或葡萄胎(**S-15 页**)。
    - 如**出血发生在妊娠 22 周后或分娩期间胎儿娩出前**,应怀疑前置胎盘(**S-21 页**)、胎盘早剥(**S-18 页**)或子宫破裂(**S-20 页**)。
    - 如**出血发生在分娩后**,应怀疑子宫破裂、子宫收缩乏力、软产道撕裂、胎盘滞留或部分胎盘残留(**S-23 页**)。
  - 重新评估患者状况有无改善。
- 如**怀疑感染**是导致休克的原因:
  - 如有条件,在使用抗生素之前先采集相应标本(血液、尿液、脓液)用于微生物培养。
  - 使用联合抗生素以兼顾有氧和厌氧菌感染,并持续使用直至退热 48h(**C-39 页**):
    - 氨苄西林 2g 静脉注射,每 6h 一次。
    - 加庆大霉素 5mg/kg 静脉注射,每天一次。

> **对于休克患者,不要口服抗生素。**

  - 重新评估患者状况有无改善。
- 如**怀疑创伤**是导致休克的原因,即准备手术。

重新评估

- 在 30min 内重新评估患者对输液的反应,以确定她的状况有无改善。改善的迹象包括:

- 脉搏稳定（≤90 次 /min）。
- 血压逐渐升高（收缩压≥100mmHg）。
- 精神状态改善（烦躁或焦虑改善）。
- 尿量增加（≥30mL/h）。

● **如患者状况好转：**
- 调整输液速度至每 6h 输入 1L 液体。
- 继续处理导致休克的病因（**S-4 页**）。

● 如**患者状况未能改善或稳定**，需进一步处理（见下文）。

进一步处理

● 继续静脉输液，调整输液速度至每 6h 输入 1L 液体，并按 6～8L/min 的速度给氧。

● 密切监测患者状况。

● 完善实验室检查，包括复查血红蛋白、定血型和 Rh 分型。**如有条件**，检测血电解质、血肌酐和血液 pH 值。

（吴　蔚 译　郭　方 审）

孕早期阴道流血

定义

- 妊娠 22 周内出现阴道流血。

即刻处理

> **在处理患者休克时，应遵循基本原则（C-20 页）。**

- **快速评估**患者一般状况、生命体征（脉搏、血压、呼吸）、意识水平、是否存在烦躁和 / 或意识模糊、失血量以及皮肤颜色和温度（**C-1 页**）。
- 如**怀疑存在休克**，立即开始治疗（**S-1 页**）。即使没有休克迹象，当进一步评估时，一定要考虑到休克的可能，因为她的状况可能会迅速恶化。如**发生休克**，立即开始治疗非常重要。

如患者处于休克状态，需考虑异位妊娠破裂（**表 S-7, S-14 页**）。

- 根据孕周，检查胎心率并询问胎动情况：
  - 如胎儿心率异常（<100 次 /min 或 >180 次 /min），应怀疑胎儿宫内窘迫（**S-93 页**）。
  - 如**未闻及胎心**，请其他人帮助听胎心或在有条件的情况下使用多普勒听诊器。如仍未闻及胎心，应怀疑胎死宫内（**S-132 页**）。
- 开始静脉输液（**C-27 页**）。

注意：在静脉输液之前，采集血样测定血红蛋白或血细胞比容，并定血型。

诊断（表 S-1）

- 对任何有贫血、盆腔炎性疾病、先兆流产或异常腹痛症状的女性应**考虑异位妊娠可能**。

注意：如怀疑异位妊娠，因早期异位的妊娠囊容易破裂，行双合诊检查时注意动作轻柔。

- 有条件时，超声检查和定量检测 β- 人绒毛膜促性腺激素应作为必要的诊断试验。
- 对任何停经的育龄期女性（自上次月经起停经时间超过一个月以上）合并有以下一种或多种情况如阴道流血、子宫痉挛性痛、部分妊娠物排出、宫口扩张或子宫小于停经月份时应**考虑流产**。
- 如存在**流产可能**，立即识别并治疗相关并发症（**表 S-2**）。

表 S-1　孕早期阴道流血的诊断

典型症状和体征	可能伴随的症状和体征	可能的诊断
• 少量流血 [a] • 宫颈闭合 • 子宫大小与停经天数相符	• 腹部痉挛或下腹部疼痛 • 子宫比正常软	先兆流产，见 **S-9** 页
• 少量流血 [a] • 腹部疼痛 • 宫颈闭合 • 子宫较正常略大 • 子宫比正常软	• 晕厥 • 附件肿块压痛 • 闭经 • 宫颈举痛	异位妊娠，见 **S-13** 页
• 少量流血 [a] • 宫颈闭合 • 子宫小于停经天数 • 子宫比正常软	• 轻微腹部痉挛或下腹部疼痛 • 既往流产史	完全流产，见 **S-12** 页
• 大量流血 [b] • 宫口扩张 • 子宫大小与停经天数相符	• 腹部痉挛或下腹部疼痛 • 子宫压痛 • 无妊娠物排出	难免流产，见 **S-10** 页
• 大量流血 [b] • 宫口扩张 • 子宫小于停经天数	• 腹部痉挛或下腹部疼痛 • 部分妊娠物排出	不全流产，见 **S-10** 页

典型症状和体征	可能伴随的症状和体征	可能的诊断
• 大量流血[b] • 宫口扩张 • 子宫大于停经天数 • 子宫比正常软 • 部分妊娠物排出，状似葡萄	• 恶心/呕吐 • 自然流产 • 腹部痉挛或下腹部疼痛 • 卵巢囊肿（易破裂） • 早发型子痫前期 • 无胎儿存在的证据	葡萄胎，见 S-15 页

[a] 少量流血：需要 5min 或更长时间才能浸湿一块干净的垫子或敷料。
[b] 大量流血：不到 5min 一块干净的垫子或衣服就被浸湿和/或排出大量血块。

表 S-2　流产并发症的诊断和处理

症状和体征	并发症	处理
• 下腹痛 • 反跳痛 • 子宫压痛 • 出血时间长 • 精神萎靡 • 发热 • 阴道分泌物恶臭 • 脓性宫颈分泌物 • 宫颈举痛	**感染/败血症**	在尝试负压吸引之前尽早使用抗生素[a]（**P-62 页**）
• 腹部痉挛/腹痛 • 反跳痛 • 腹胀 • 板状腹（紧张和坚硬） • 肩部疼痛 • 恶心/呕吐 • 发热	**子宫、阴道、肠道损伤**	经腹手术修补损伤同时进行吸宫（**P-62 页**）。必要时寻求更多帮助

[a] 给予克林霉素 600mg 静脉注射，每 6～8h 一次，加上庆大霉素 5mg/kg 静脉注射，每天一次。如无克林霉素，则给予氨苄西林 2g 静脉注射，每 6h 一次，加上庆大霉素 5mg/kg 静脉注射，每天一次。

框 S-1 流产的类型

自然流产是指在胎儿具备存活能力（妊娠 22 周）之前的妊娠丢失。不同阶段的自然流产包括：

- 先兆流产（妊娠可能会继续）。

- 难免流产（妊娠停止并将发展为不全或完全流产）。

- 不全流产（妊娠物部分排出）。

- 完全流产（妊娠物完全排出）。

引产是指在胎儿具备存活能力之前终止妊娠。

不安全的流产是指由缺乏必要技能的人员或是在一个达不到最低医疗标准的场合中进行操作，或两者兼而有之。

感染性流产是指流产并发感染。如在自然或不安全流产后微生物从下生殖道上行感染可导致败血症。如妊娠物残留且清宫延迟，败血症发生的可能性更高。败血症是器械相关的不安全流产的常见并发症。

特殊处理

> 怀疑不安全流产时，应检查有无感染或子宫、阴道或肠道损伤的迹象（表 S-2，S-8 页），并彻底冲洗阴道以清除任何草药、局部治疗药物或腐蚀性物质。

先兆流产（表 S-3）

- 通常不必药物治疗。

- 建议女性避免剧烈活动和性交，但不必卧床休息。

- 如**流血停止**，在产前门诊随访。如再次流血，需重新评估。

- 如**持续流血**，评估胚胎是否存活（妊娠试验或超声）或除外异位妊娠（超声）。持续流血，尤其是子宫大于停经天数时，可能提示双胎妊娠或葡萄胎。

表 S-3   不同孕周的先兆流产的处理选择

手术治疗		药物治疗		期待治疗
小于 12 ~ 14 周	超过 12 ~ 14 周	小于 12 ~ 14 周	超过 12 ~ 14 周	任何小于孕 24 周的妊娠
不适用（NA）	NA	NA	NA	通常不必药物治疗

> **不要给予例如激素（如雌激素或孕激素）或宫缩抑制剂（如沙丁胺醇或吲哚美辛）的药物，因为它们不能阻止流产的发生。**

难免流产和不全流产

框 S-2   难免流产和不全流产的管理

- 对于难免流产和不全流产，手术清宫和药物或期待治疗都是合理的处理选择。要确定最佳的治疗方案，必须考虑以下几点：
  - 具体情况的紧急性（例如血流动力学稳定性。
  - 医务人员的技能水平。
  - 医疗机构的设置和配备的物资、用品和药物。
  - 对治疗选择进行咨询后，患者的倾向。
- **清宫**：如清宫较适当且患者倾向于手术治疗，查体以确定是否在宫颈口或阴道中可见妊娠物，并用海绵钳或卵圆钳将其取出。胎龄小于 12～14 周时，**如未见妊娠物**，则行手动负压吸引（**P-62 页**）。如胎龄大于 12～14 周并且大部分妊娠物残留在子宫内，则行扩张宫颈和清宫术（D&E）（**S-16 页**）。
- **药物治疗**：如确定药物治疗适当（即患者血流动力学稳定且排除异位妊娠），且患者偏好如此，则给予药物治疗。
  - 有关药物治疗方案，见**表 S-4**（**S-11 页**）。米索前列醇用于不全流产的最佳剂量尚未确定。但是，可以在处理表格中找到合理的用药方案。
  - 如**无米索前列醇**，孕 16 周后可选择缩宫素用于药物治疗。
  - 如**妊娠物未排出**，行手术清宫。
  - 确保治疗后患者的随访（**S-12 页**）。

续

● **期待治疗**：如患者血流动力学稳定并希望避免手术或药物治疗，选择期待治疗亦是合理的。

　– 等待妊娠物自然排出。

　– **如在合理时间段内妊娠物并未自动排出**，接下来根据患者对不适和等待的接受程度及其血流动力学状态选择药物治疗或手动负压吸引清宫，或是扩张宫颈和清宫（D&E）（**S-16 页**）。

表 S-4　不同孕周难免流产和不全流产的处理选择

手术治疗		药物治疗		期待治疗
小于 12 ~ 14 周	大于 12 ~ 14 周	小于 12 ~ 14 周	大于 12 ~ 14 周	小于 24 周
难免流产				
手动负压吸引术（P-62 页）	扩张宫颈和清宫（S-16 页）	阴道置入或舌下含服米索前列醇 800μg，每 3~12h 一次，最多 3 次	阴道置入或舌下含服米索前列醇 400μg，每 3h 一次，最多 5 次或者在 1L 静脉输液中加入缩宫素 40U，以 40 滴 /min 的速度滴注	若孕妇血流动力学稳定，则是适当的
不全流产				
手动负压吸引术（P-62 页）	扩张宫颈和清宫（S-16）	米索前列醇 400μg 舌下含服或 600μg 口服一次	阴道置入米索前列醇 200μg，每 4h 一次，直至妊娠物排出，最大剂量 800μg或者在 1L 静脉输液中加入缩宫素 40U，以 40 滴 /min 的速度滴注	若孕妇血流动力学稳定，则是适当的

完全流产

● 通常不需要清宫。

● 观察有无大量阴道流血。**如出现大量流血**，则进行手动负压吸引以确保没有妊娠物残留，并给予 800μg 米索前列醇用于处理流产后出血。

● 确保治疗后患者的随访。

表 S-5　不同孕周的完全流产的治疗选择

手术治疗		药物治疗		期待治疗
小于 12 ~ 14 周	大于 12 ~ 14 周	小于 12 ~ 14 周	大于 12 ~ 14 周	任何小于 24 周
如出现大量流血则行负压吸引（**P-62 页**）[a]	NA	NA	NA	NA

[a] 大量阴道流血：不到 5min 一块干净的纱布块或敷料就被浸湿。

为流产患者提供保健的其他关键点

在出院前告诉自然流产患者，自然流产常见，至少有 15%（每 7 例中有 1 例）的临床妊娠发生自然流产，后续成功妊娠的机会还是很大的，除非并发败血症或其流产原因可能对今后的妊娠产生不利影响（这种情况很少见）。

有些患者在流产后可能希望尽快妊娠。应鼓励她们延迟妊娠，直至完全康复。

流产保健应始终包括全面的避孕咨询，并在流产后尽快采取避孕措施。

在给予其所需的避孕措施前，应对患者进行适应证评估（参见**世界卫生组织**，《**避孕药物使用的医学适应证**》，第 5 版，2015）。

表 S-6　避孕方法

避孕措施的类型	开始避孕的时间的建议
激素类（避孕药、环、肌内注射、皮下埋植）	• 立刻 • 不需要额外的避孕措施
避孕套	• 立刻
避孕隔膜、子宫帽	• 孕中期流产 6 周后才适用
宫内节育器	• 立刻 • 如存在感染或怀疑感染，延迟放入宫内节育器直到妊娠物完全排出 • 如血红蛋白低于 70g/L，延迟放入节育器至贫血症状改善 • 提供临时避孕方法（如避孕套）
自愿的输卵管结扎	• 立刻 • 如存在感染或怀疑感染，延迟手术直至感染消失 • 如血红蛋白低于 70g/L，延迟手术至贫血症状改善 • 提供临时避孕方法（如避孕套）

识别患者可能需要的任何其他保健服务。例如，某些患者可能需要：

- 疫苗预防破伤风。
- 治疗性传播疾病。
- 宫颈癌筛查。

异位妊娠

宫外孕是胚胎种植在子宫腔外的妊娠。输卵管是最常见的异位种植部位（占 90% 以上）。

异位妊娠的症状和体征多种多样，取决于妊娠囊是否破裂（**表 S-7**）。后穹窿穿刺术（Cul-de-sac 穿刺，**P-66 页**）是诊断破裂型异位妊娠的重要方法，但它不如血清妊娠试验结合超声检查更有用。如**穿刺抽到不凝血**，需立即处理。

表 S-7   未破裂和破裂的异位妊娠的症状与体征

未破裂异位妊娠	破裂的异位妊娠
• 早孕症状（不规则点滴出血或流血，恶心，乳房肿胀，阴道和子宫颈变蓝，宫颈变软，子宫稍增大，尿频） • 腹部和盆腔疼痛	• 萎靡和虚弱 • 脉搏细数（≥110 次 /min） • 低血压 • 低血容量 • 急腹症和盆腔痛 • 腹胀 [a] • 反跳痛 • 面色苍白

[a] 腹胀伴有移动性浊音提示腹腔内有游离血液。

鉴别诊断

最常见的异位妊娠鉴别诊断是先兆流产。其他包括急性或慢性盆腔炎，卵巢囊肿（扭转或破裂）和急性阑尾炎。

有条件时可行超声检查，有助于鉴别先兆流产或卵巢囊肿扭转。

即刻处理

● 交叉配血并立即行剖腹探查手术。**不必等血到场再行手术。**

● 术中探查双侧卵巢和输卵管：

   – 大多数情况下，如**输卵管破坏严重**，行输卵管切除术（输卵管和妊娠物一同切除）（**P-103 页**）。

   – 少见情况下，如**输卵管破坏轻微**，可行输卵管造口术（清除妊娠物并保留输卵管）。因再次异位妊娠风险高，故仅适用于有保留生育能力意愿的患者（**P-103 页**）。

自体输血

如**出血量多，血液新鲜并且无感染**可以使用自体输血，在手术前或进腹后收集血液（在妊娠后期，血液受到如羊水等污染则不应采用自体输血）：

● 当术前患者已在手术台上并且腹腔内有大量积血，有时可以通过腹腔穿刺把血液收集在一套供血设备里。

● 或者，在进腹后：

- 将腹腔内血液置入盆中，通过纱布过滤去除血块。
- 用消毒液清洁供血袋的顶部，并用无菌刀片打开。
- 将患者血液倒入袋中，并按常规通过过滤设备重新回输至患者体内。
- 如**无抗凝供血袋**，可在每 90mL 血液中加 10mL 枸橼酸钠。

后续治疗

- 出院前，应就其今后生育能力提供咨询和建议。鉴于将来异位妊娠的风险增加，给予计划生育咨询和提供其所需的避孕方法尤为重要（**表 S-6，S-13 页**）。
  - 每天口服硫酸亚铁或富马酸亚铁 60mg 共 3 个月以纠正贫血。
  - 安排 4 周后随访。

葡萄胎

葡萄胎的特征是绒毛膜绒毛异常增生。

即刻处理

- 如**确诊为葡萄胎**，则尽可能行交叉配血，并安排清宫：
  - **如需扩张宫颈**，行宫颈旁阻滞麻醉（**P-1 页**）。
  - 使用负压吸引（**P-62 页**）。与用尖锐的金属刮匙刮宫相比，负压吸引更安全并且失血更少。使用金属刮匙子宫穿孔的风险较高。
  - 在清宫过程中准备好 3 个注射器备用。宫腔内充满妊娠物，迅速清宫很重要。
- 一旦开始清宫，在 1L 静脉输液（生理盐水或乳酸林格氏液）中加入 20U 缩宫素以 60 滴 /min 的速度静脉滴注以防止出血。

后续管理

- 建议激素避孕至少一年以上（**表 S-6，S-13 页**）。如妇女已完成生育计划，可自愿行输卵管结扎术。
- 由于存在持续性滋养细胞疾病或绒癌的风险，应每 8 周行尿妊娠试验，且至少随访一年。询问病史和体格检查评估患者有无不规则阴道流血。**如尿妊娠试验在 8 周后未转阴，或者在第一年内再次变为阳性**，应将患者紧急转诊至三级医疗中心以进一步诊治绒癌。

宫颈扩张和清宫步骤

14 周后，行手动负压吸引术可能不足以将宫内妊娠物清除。在这种情况下，有必要使用进行钳刮。

- 按照手动负压吸引步骤放置单爪或双爪宫颈钳。
- 用单爪或双爪钳钳夹宫颈前唇，如单爪钳可能造成宫颈撕裂，改用卵圆钳或海绵钳。
- 如钳子不能顺利通过宫颈（**P-59 页**），使用扩张棒逐级扩张宫颈。
- 注意避免撕裂宫颈。
- 使用卵圆钳或海绵钳或其他长钳清除宫内妊娠物，这可能需反复多次操作。

> **注意**：怀孕时子宫非常柔软，手术过程中容易损伤。术者需了解宫腔深度以及当妊娠物被清除后子宫收缩宫腔深度减小，这一点非常重要。

- 当所有胎儿部分和胎盘都被清除后，再次通过手动负压吸引以确保整个子宫内膜都有沙砾感。
- 检查清除的内容物以确保辨认出所有的胎儿部分。如有条件可将妊娠物送组织病理学检查。
- 撤下单爪钳，钳夹部位确切止血。
- 检查宫颈有无出血和撕裂。
- 如**未发现撕裂并且出血很少**，移除窥器并进行双合诊检查子宫的大小和硬度。
- 遵循推荐的术后处理流程（**P-61 页**）。

> **抗 D 免疫球蛋白**
>
> 在 Rh 阴性发生率高且有 Rh- 免疫球蛋白常规提供给 Rh 阴性患者的地区，在处理流产、异位妊娠或葡萄胎时应使用抗 -D 免疫球蛋白。对于孕周小于 12 周的患者，Rh- 免疫球蛋白的剂量可从 300µg（足月产后使用的剂量）降至 50µg。当无法行 Rh 血型检测或 Rh 阴性发生率低时，在处理流产、异位妊娠或葡萄胎时可不必行 Rh 血型检测。

（吴　蔚译　郭　方审）

孕晚期和分娩期阴道流血

定义

- 妊娠 22 周后阴道流血。
- 产时阴道流血。

表 S-8 出血类型

出血类型	可能的诊断	处理
出现血性分泌物（见红）	先兆临产	继续正常分娩管理（**C-60 页**）
其他出血	产前出血	确定原因（**表 S-9**）

一般处理

> **在处理患者孕晚期和分娩期流血时，应遵循基本原则（C-20 页）。**

- **寻求帮助**。紧急调动所有可用人员。
- **快速评估**患者的一般状况，包括生命体征（脉搏，血压，呼吸），意识水平，是否存在烦躁和 / 或意识障碍，失血量，出血是否伴有疼痛，皮肤颜色和温度（**C-1 页**）。

> **这时不要行阴道检查。**

- **如怀疑休克**，立即开始治疗（**S-1 页**）。即使没有休克迹象，在进一步评估时，一定要考虑到休克的可能，因为患者状况可能会迅速恶化。**如发生休克**，立即启动治疗非常重要。
- 检查胎儿心率并询问胎动情况：
  - 如**胎心率异常**（<100 次 /min 或 >180 次 /min），应怀疑胎儿宫内窘迫（**S-93 页**）。
  - 如**未闻及胎心**，寻求他人帮助复听胎心或有条件时使用多普勒听诊器。
  - 如未觉胎动或**仍未闻及胎心，应怀疑胎死宫内**（**S-132 页**）。

- 开一路静脉，开始静脉输液（**C-27 页**）。

注意： 在静脉输液之前，采集血样以测定血红蛋白或血细胞比容，并定血型和备血。

诊断

表 S-9 产前出血诊断

典型的症状和体征	可能的症状和体征	可能的诊断
• 妊娠 22 周后出血（可能为宫腔内积血） • 间歇性或持续性腹痛	• 休克 • 子宫张力高 / 压痛 • 胎动减少 / 消失 • 胎儿窘迫或胎心消失	胎盘早剥，见 **S-18 页**
• 出血（腹腔内出血和 / 或阴道流血） • 严重腹痛（破裂后可能减轻）	• 休克 • 腹胀 / 腹腔积液 • 子宫轮廓异常 • 腹部压痛 • 胎体易触及 • 无胎动和胎心消失 • 母亲心率快	子宫破裂，见 **S-20 页**
• 妊娠 22 周后出血	• 休克 • 性交引起的出血 • 子宫张力不高 • 胎先露未入盆；子宫下段空虚 • 胎儿状况正常	前置胎盘，见 **S-21 页**

特殊处理

胎盘早剥

胎盘早剥是正常位置的胎盘在胎儿娩出前从子宫壁剥离。

- 使用床旁凝血试验评估凝血状态(**S-2 页**)。如 7min 后血凝块未能形成，或血凝块酥软易破碎表明凝血功能障碍。

- 必要时输血，最好输注新鲜血(**C-30 页**)。

- **如出血量多(显性或隐性)，尽快分娩：**

    - 如**宫颈完全扩张**，行胎吸助产(**P-28 页**)。

    - 如**短时间内无法经阴道分娩**，行剖宫产术(**P-44 页**)。

注意：对于任何胎盘早剥都要做好产后出血的抢救准备(**S-23 页**)。

- **如出血量少到中度**(患者不会立即发生危险)，其处理方式取决于胎心率：

    - **如胎儿心率正常或消失：**

        - 如患者已进入产程并且**宫缩乏力**，用缩宫素加速产程(**P-20 页**)。

        - 如**宫颈尚未成熟**(Bishop 评分≤5 分，**表 P-6**，**P-17 页**)，行剖宫产术(**P-44 页**)。

    - **如胎心率异常**(<100 次/min 或>180 次/min)：

        - 尽快经阴道分娩。

        - 如无法经**阴道分娩**，立即行剖宫产(**P-44 页**)。

凝血功能障碍(凝血障碍)

    凝血功能障碍既是产科大量出血的原因，又是其结果。它可由胎盘早剥、胎死宫内、子痫、羊水栓塞等多种原因导致。其临床表现多样，可以表现为伴或不伴栓塞并发症的大量出血，也可表现为临床状况稳定，仅仅通过实验室检测才发现凝血功能障碍。

    注意：在许多急性失血的情况下，如通过静脉输液(生理盐水或乳酸林格氏液)迅速恢复血容量，可以防止凝血功能障碍的发生。

- 治疗导致凝血功能障碍的可能原因：

    - 胎盘早剥(**S-18 页**)。

    - 子痫(**S-47 页**)。

- 输注血制品以控制出血(**C-30 页**)：

    - 有条件时，给予新鲜全血来补充凝血因子和红细胞。

    - **如无新鲜全血**，根据条件选择以下一种：

        - 新鲜冰冻血浆(15mL/kg)用于补充凝血因子。

        - 红细胞悬液补充红细胞。

    – 冷沉淀补充纤维蛋白原。
    – 单采血小板（如持续出血且血小板计数低于 20 000）。

子宫破裂

阴道出血量和类型取决于子宫破裂的部位，如破裂累及膀胱，尽管有大量腹腔内出血，但可能阴道出血量不多。当破裂累及子宫颈和阴道上段时，出血往往很严重。但当子宫下段破裂至阔韧带时，出血不会流入腹腔（**图 S-2**）。如破裂延伸入膀胱，可能发生血尿。

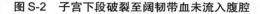

图 S-2   子宫下段破裂至阔韧带血未流入腹腔

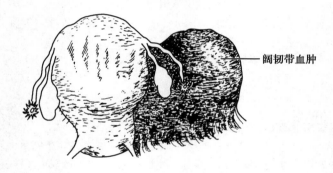

阔韧带血肿

- 术前静脉输液（生理盐水或乳酸林格氏液）以补充血容量。
- 如患者情况稳定，立即行剖腹手术以娩出胎儿和胎盘。
- 如**子宫修复**的手术风险低于子宫切除术（**撕裂边缘没有坏死**），则修复子宫（**P-91 页**）。手术时间和失血均较子宫切除术少。
- 如**子宫无法修复**，行次全子宫切除术（**P-97 页**）。如**裂伤延伸直达子宫颈和阴道**，则需行全子宫切除术。

鉴于再次妊娠时子宫破裂风险增加，在抢救结束后，需与患者讨论是否需绝育的问题。

前置胎盘

前置胎盘是指胎盘种植于宫颈或接近宫颈（**图 S-3**）。

图 S-3 胎盘种植于宫颈或接近宫颈

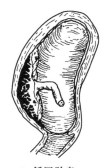 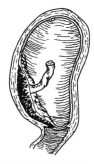 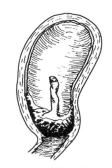

A. 低置胎盘   B. 部分性前置胎盘   C. 完全性前置胎盘

警告：除非已做好即刻剖宫产的准备，否则不要行阴道检查。可以仔细地进行窥器检查以排除其他出血原因，如宫颈炎、外伤、宫颈息肉和宫颈恶性肿瘤。但即使存在上述原因也并不排除前置胎盘的可能。

- 静脉输液（生理盐水或乳酸林格氏液）以补充血容量。
- 评估出血量：
    - **如持续出血且量多**，不论胎儿成熟度即行剖宫产（**P-44 页**）。
    - **如出血量少或已停止**，胎儿存活但尚未成熟，可考虑期待治疗，直到胎儿娩出或出现大量出血：
        - 收入院直至分娩。
        - 每天口服 60mg 硫酸亚铁或富马酸亚铁共 6 个月，以纠正贫血。
        - 如需输血，确保血源充足。
        - 如**再次出血**，应在权衡期待治疗与计划分娩对母儿的利弊后决定如何处理。

确认诊断

- 如有条件行**较可靠的超声检查**，则确定胎盘位置。如**确认前置胎盘且胎儿已成熟**，则计划分娩。

- 如**无条件行超声检查**或报告不可靠，**且妊娠＜37 周**，按照前置胎盘处理直至孕 37 周。
- 如**无条件行超声检查**或报告不可靠，**且妊娠≥37 周**，评估孕妇情况并做好阴道分娩或剖宫产准备，具体如下：
    - 开通多条静脉通路并交叉配血。
    - 手术团队在手术室内进行查体。
    - 使用阴道窥器检查子宫颈。
- 如**宫颈部分扩张并可见胎盘组织**（确认前置胎盘），则计划分娩。
- 如**宫颈未扩张**，小心触诊阴道穹窿：
    - 如**感觉有海绵状组织**（确认前置胎盘），则计划分娩。
    - 如**感觉为坚硬的胎头**（排除前置胎盘），则计划引产（**P-15 页**）。
- 如**仍然不除外前置胎盘的诊断**，则需谨慎行阴道指检：
    - 如**在子宫颈内感觉到软组织**（确认前置胎盘），则计划分娩。
    - 如在宫颈内口上方及周围均可**触摸到胎膜和胎体**（排除胎前置胎盘），则计划引产（**P-15 页**）。

娩出胎儿

- 在以下情况下行计划分娩：
    - 胎儿已成熟。
    - 胎儿已死亡或有致死性的胎儿畸形（例如无脑畸形）。
    - 孕妇因失血过多危及生命。
- 如为**低置胎盘**（**图 S-3A**）且**出血较少**，可经阴道分娩。否则行剖宫产（**P-44 页**）。

注意：前置胎盘的孕妇产后出血和胎盘粘连 / 植入的风险增高，胎盘常容易粘连 / 植入在前次剖宫产的瘢痕处。

- 如行剖宫产并且**胎盘附着部位出血**：
    - 对出血部位进行缝合。
    - 在 1L 静脉输液（生理盐水或乳酸林格氏液）中加入缩宫素 20U，以 60 滴 /min 的速度滴注。
- 如出血发生在产后，立即给予恰当的处理（**S-24 页**），包括结扎动脉（**P-95 页**）或切除子宫（**P-97 页**）。

（吴　蔚　译　郭　方　审）

产后出血

产后出血（PPH）通常定义为胎儿娩出后 24h 内失血量超过 500mL，严重的 PPH 定义为在该时间段内失血量超过 1 000mL 或更多。但是，这些定义存在一些问题：

- 出血量估计偏少，通常是实际丢失的 50%，因血会与羊水混合，有时与尿液混合，并浸湿海绵、治疗巾和床单，流到桶中和地板上。
- 确定失血量的重要性因孕妇分娩前血红蛋白水平不同而有所变化。血红蛋白水平正常的孕妇能耐受的失血量对贫血女性而言可能是致命的。

即使是健康的、没有贫血的孕妇仍然可能会有灾难性的失血。

- 出血可以在几个小时内缓慢发生；在患者突然进入休克状态之前可能无法识别病情。

产前阶段的风险评估不能有效预测哪些孕妇将发生 PPH。**应该对所有分娩孕妇实施积极的第三产程管理，因其可以减少由子宫收缩乏力而引起的 PPH（C-79 页）。** 缩宫素（10U 肌内注射或静脉滴注）是积极管理第三产程的首选促宫缩药物。

建议对所有产后妇女均密切监测产后子宫张力、阴道流血、脉搏和血压，以确保及时发现并迅速处理子宫收缩乏力、大量出血和血流动力学变化。

定义

- 分娩后 24h 内阴道出血增多（原发性 PPH）
- 分娩后 24h 后出现阴道出血增多（继发性 PPH）

持续缓慢出血或突发出血都是紧急情况；应尽早积极干预。

即刻处理

> **在处理患者出血时,应遵循基本原则(C-20 页)。**

- **寻求帮助**。紧急调动所有可用人员。
- **快速评估**患者的一般状况,包括生命体征(脉搏、血压、呼吸),意识水平,是否存在烦躁和 / 或意识障碍,失血量,皮肤颜色和温度(**C-1 页**)。
- **如怀疑休克**,立即开始治疗(**S-1 页**)。即使没有休克迹象,当进一步评估时,一定要考虑到休克的可能,因为患者状况可能会迅速恶化。**如发生休克**,立即开始治疗尤为重要。
- 按摩子宫排出积血及血块。子宫内积聚的血块会抑制子宫的有效收缩。
- 给予缩宫素 10U 肌内注射(如已开放静脉通路,则静脉注射)(**表 S-11**, **S-26 页**)。
- 开放静脉通路并输注等渗晶体(如生理盐水或乳酸林格氏液)(**C-27 页**)。

注意: 在静脉输液前先采血测定血红蛋白或血细胞比容,并定血型、进行抗体筛查和备血。

- 尽早评估是否需输血,必要时输血(**C-30 页**)。
- 保留导尿管。
- 检查胎盘是否已娩出及是否完整。
- 探查宫颈、阴道和会阴部有无裂伤。
- 确定 PPH 的原因(**表 S-10**)并进行相应处理。
- 在针对 PPH 的根本原因进行处理时和处理后,应继续密切观察和监测失血和生命体征在内的临床指标。

鉴别诊断

表 S-10　分娩后阴道流血的鉴别诊断

典型的症状和体征	可能的症状和体征	可能的原因
● 原发性产后出血 [a, b] ● 子宫软且不收缩	● 休克	子宫收缩乏力，见 **S-26** 页
● 原发性产后出血 [a, b]	● 胎盘完整 ● 子宫收缩	宫颈、阴道、会阴裂伤， 见 **S-36**，**P-76**，**P-77** 页
● 胎儿娩出后 30min 胎盘未娩出	● 原发性产后出血 [a, b] ● 子宫收缩	胎盘残留，见 **S-36**， **P-72** 页
● 胎盘母体面部分缺失，或者胎膜血管撕裂	● 原发性产后出血 [a, b] ● 子宫收缩	部分胎盘残留，见 **S-37**， **P-59** 页
● 在腹部触诊时未扪及子宫底 ● 轻微或剧烈的疼痛	● 子宫内翻于外阴 ● 原发性产后出血 [a, c]	子宫内翻，见 **S-37** 页
● 原发性产后出血 [a]（腹腔内和／或阴道出血） ● 剧烈的腹部疼痛（在子宫破裂后可能减轻）	● 休克 ● 腹部压痛 ● 母亲心率快	子宫破裂，见 **S-20** 页
● 分娩后 24h 出血 ● 子宫比产后预期要大且软	● 阴道流血情况多样（量少或量大，持续或不规则）和恶臭 ● 贫血	晚期产后出血，见 **S-38** 页

[a] 出血发生在分娩后第一个 24h。

[b] 如血块堵塞子宫颈或者孕妇平躺，则阴道出血量可能比较少。

[c] 子宫完全内翻者可能没有出血。

特殊处理

子宫收缩乏力

按摩子宫和药物治疗

子宫在分娩后不收缩：

- 持续按摩子宫。
- 使用宫缩药物（**表 S-11**）：
  - 静脉注射缩宫素是治疗 PPH 的首选促宫缩药物。
  - 如**静脉注射缩宫素不可用**，或者子宫对缩宫素无反应，则应静脉注射麦角新碱，固定剂量的缩宫素‑麦角新碱复方制剂，或前列腺素（包括米索前列醇）。
  - 如**缩宫素和其他宫缩剂无法止血**，或者如出血可能部分由创伤引起，则应使用氨甲环酸。
- 如继续出血：
  - 再次检查胎盘是否完整。
  - 如**胎盘部分残留**（胎盘母体面部分缺失或胎膜血管撕裂），清除宫腔内残留的胎盘组织（**S-37 页**）。
  - 使用床旁凝血试验评估凝血状态（**S-2 页**）。7min 后血凝块未能形成，或形成容易破碎的酥软凝块表明凝血功能障碍（**S-19 页**）。

表 S-11 产后出血的药物治疗

	剂量和途径 [a]	持续剂量 [a]	最大剂量	注意事项和禁忌证
缩宫素	静脉滴注：在 1L 液体内加 20U 并以最快的速度滴注 肌内注射：10U	静脉滴注：在 1L 液体内加 20U 并以 40 滴 /min 的速度滴注	含缩宫素的静脉输液不超过 3L	不可静脉推注

续表

	剂量和途径 [a]	持续剂量 [a]	最大剂量	注意事项和禁忌证
麦角新碱 / 甲基麦角新碱	静脉滴注或肌内注射（缓慢）：0.2mg	15min 后重复 0.2mg 肌内注射 必要时每隔 4h 给予 0.2mg 静脉滴注或肌内注射（缓慢）	5 次剂量（总量 1.0mg）	高血压、子痫前期、心脏疾病、胎盘残留
15- 甲基前列腺素 F2α	肌内注射：0.25mg	每 15min 0.25mg	8 次剂量（总量 2mg）	哮喘 不可静脉给药
米索前列醇 PGE1	舌下含服：800μg	重复 200～800μg	不超过 1 600μg	
氨甲环酸	静脉滴注（缓慢）：1g	如仍有出血，30min 后重复 1 次	不超过 10mg/kg，每天 3～4 次	既往凝血功能障碍史或活动性血管内凝血，抽搐

[a] 注意：滴速是按照给定的 20 滴 /mL 来计算的。

前列腺素不应经静脉给药，可能致命。

双手压迫子宫

- 经过上述处理**仍继续出血**，行双手按摩子宫直到获得恰当处理（**图 S-4**）：
  - 戴无菌手套，将一只手插入阴道，并从子宫下段或子宫颈掏出积血块。
  - 握成一个拳头。
  - 将拳头放在阴道前穹窿，并向子宫前壁施压。
  - 另一只手自腹部向子宫后壁深压。
  - 持续压迫，直至出血得到控制并且子宫收缩。

图 S-4　双手压迫子宫

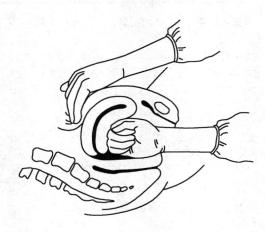

腹主动脉压迫

- 压迫主动脉(**图 S-5**)作为临时措施,直到获得恰当的处理:
  - 一只手握紧拳头自腹壁直接向下压迫腹主动脉。
  - 按压位置位于脐上略微靠左。
  - 产后即刻在腹壁可轻易触及主动脉搏动。
  - 用另一只手触诊股动脉搏动,检查是否充分压迫:
    - 如**在压迫过程中可触及股动脉搏动**,则施压不足。
    - 如**无法触及股动脉搏动**,则施压充分。
  - 持续压迫,直到控制出血或可采取替代措施。

图 S-5　压迫腹主动脉和触诊股动脉

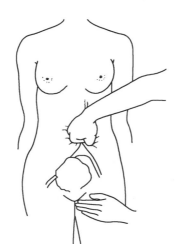

> **压迫子宫是无效的, 浪费宝贵时间。**

宫腔止血球囊填塞

- 如双手压迫子宫和腹主动脉后仍**继续出血**, 行宫腔止血球囊填塞（**图 S-6**）：
    - 当没有专门设计用于治疗 PPH 的带导管球囊时, 可采用如避孕套球囊填塞等低成本替代措施。
    - 在开始避孕套球囊填塞之前：
        - 提供情感支持和鼓励。
        - 插入留置 Foley 导尿管。
- 避孕套球囊填塞的步骤：
    - 回顾一般处理原则（**C-20 页**）。使用抗菌溶液消毒会阴部和阴道（**C-28 页**）。
    - 在开始手术之前, 将避孕套固定在 Foley 导管的末端。
    - 行阴道检查以确定宫颈位置。

- 轻轻地在阴道内置入高度灭菌或无菌的窥器。
- 用卵圆钳或海绵钳轻轻地夹住宫颈前唇。

注意：最好使用卵圆钳或海绵钳，因不像单爪钳那样容易撕裂宫颈。

- 用高度灭菌或无菌的钳子夹住导管，轻轻地引导其穿过子宫颈。确保可充盈的球囊或导管超过宫颈内口水平。
- 当球囊末端放入宫腔后，给避孕套注入 300～500mL 温盐水。
- 充盈至宫颈内可见避孕套。注意勿过度填充球囊，因可能导致球囊从宫颈膨出并被排出。
- 如**颈管内无血液流出**，则填塞试验有效。此时无需再向球囊内注入液体，并且不需要进一步手术。
- 如**继续出血**，应考虑手术干预（**S-33 页**）。
- 用纱布卷填塞阴道上部以防止球囊脱出。
- 腹部触诊子宫底，并用笔标记。

注意：观察期间以该标记作为参考，注意子宫有无增大或膨胀。

- 在 1L 静脉输液（生理盐水或乳酸林格氏液）中加入 20U 缩宫素，以 60 滴 /min 的速度滴注。
- 建议使用单剂量抗生素（氨苄西林或第一代头孢菌素）：
  - 氨苄西林 2g，静脉滴注。
  - 或头孢唑林 1g，静脉滴注。

手术后处理：

- 参见术后处理原则（**C-57 页**）。
- 监测生命体征、子宫底高度和阴道流血情况。
- 每小时监测一次尿量。
- 在 6～24h 后，如宫底保持在同一水平且没有活跃的阴道流血，则以每小时 50～100mL 的速度放松球囊。
- 如**球囊完全排空 30min 后阴道流血止**，可取出球囊并停止静脉滴注缩宫素。
- 如**在球囊排空的过程中或缩宫素停止用药时开始出血**，重新向球囊内注水并静脉滴注缩宫素；病情稳定后准备手术干预。
- 一旦产妇病情稳定，拔除导尿管。

图 S-6 宫腔止血球囊放置

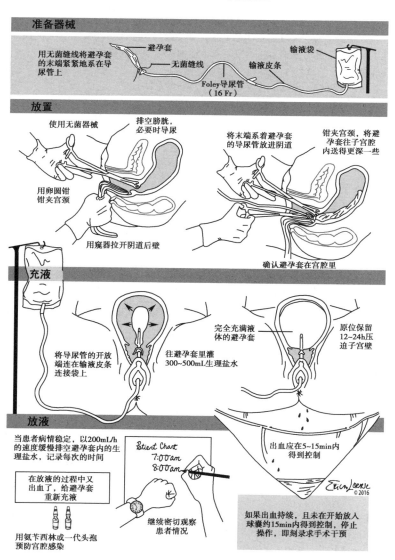

准备器械

用无菌缝线将避孕套的末端紧紧地系在导尿管上
避孕套
无菌缝线
Foley导尿管（16 Fr）
输液皮条
输液袋

放置

使用无菌器械

排空膀胱，必要时导尿

将末端系着避孕套的导尿管放进阴道

钳夹宫颈，将避孕套往子宫腔内送得更深一些

用卵圆钳钳夹宫颈

用窥器拉开阴道后壁

确认避孕套在宫腔里

充液

将导尿管的开放端连在输液皮条连接袋上

往避孕套里灌300~500mL生理盐水

完全充满液体的避孕套

原位保留12~24h压迫子宫壁

放液

当患者病情稳定，以200mL/h的速度缓慢排空避孕套内的生理盐水，记录每次的时间

在放液的过程中又出血了，给避孕套重新充液

用氨苄西林或一代头孢预防宫腔感染

Patient Chart
7:00am
8:00am

继续密切观察患者情况

出血应在5~15min内得到控制

如果出血持续，且未在开始放入球囊约15min内得到控制，停止操作，即刻录求手术干预

框 S-3 非气动抗休克服

有条件时使用非气动抗休克服（non-pneumatic anti-shock garment，NASG）作为临时措施直至获得恰当的处理。NASG 对下肢和腹部施压，从而稳定生命体征和纠正低血容量休克。按下述操作指导穿戴和移除 NASG。

穿戴

1. 将 NASG 置于患者下方，顶端位于其肋骨最低处。
2. 用部件 1 紧紧缠绕脚踝；检查叭嗒声。
3. 用部件 2 紧紧缠绕两侧小腿；检查叭嗒声；空出膝盖以便弯腿。
4. 用部件 3 紧紧缠绕两侧大腿；检查叭嗒声；空出膝盖以便弯腿。
5. 用部件 4 缠绕骨盆，下缘位于耻骨水平。
6. 闭合部件 5，使压力球位于脐上。
7. 使用部件 6 完成 NASG 的闭合。

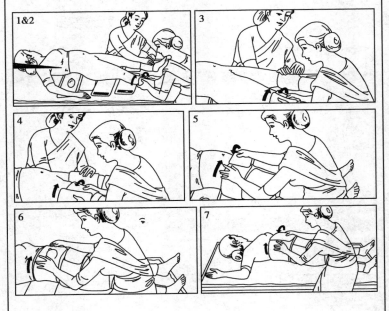

注意：

● 部件 1、2 和 3 可由两个人同时操作。
● 部件 4、5 和 6 应单人操作。
● 确保当部件 6 在位时，患者可正常呼吸。

续

移除

1. 只有在患者情况稳定 2h 后才能移除 NASG（每小时出血量少于 50mL；脉搏少于每 100 次 /min；血压大于 90/60mmHg）。

2. NASG 只能由经过相关培训的临床医师来移除。

3. 测量脉搏和血压以确认两者都稳定。同时移除缠绕在两侧脚踝上的部件 1。等待 15min。测量脉搏和血压。如无变化则继续步骤 4。

4. 同时移除缠绕在两侧小腿的部件 2。等待 15min。测量脉搏和血压。如无变化则继续步骤 5。

5. 同时移除缠绕在两侧大腿的部件 3。等待 15min。测量脉搏和血压。如无变化则继续步骤 6。

6. 从骨盆移除部件 4。等待 15min。测量脉搏和血压。如无变化则继续步骤 7。

7. 同时从腹部移除部件 5 和 6。等待 15min，然后让患者坐起来。

注意：如在任何部件移除后，血压下降 20mmHg 或脉搏增加 20 次 /min，则以任意顺序迅速穿戴所有部件，并考虑给予更多液体或输血。

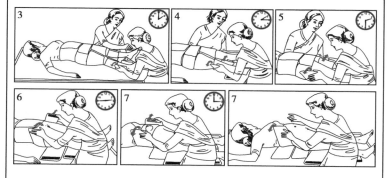

注意：如在任何部件移除后，血压下降 20mmHg 或脉搏增加 20 次 /min，则以任意顺序迅速穿戴所有部件，并考虑给予更多液体或输血。

引自 WHO Compendium of Innovative Health Technologies for Low-Resource Settings，2015.

PPH 的手术治疗

● 如在使用宫缩剂、其他保守治疗（如子宫按摩，球囊填塞）和在子宫外部或内部加压的情况下**仍然不能止血**，应采用手术干预。

- 应首先尝试保守治疗方法,如未成功则采取进一步的侵入性操作。例如,可以首先尝试压迫缝合;如果干预失败,可以尝试子宫和子宫卵巢动脉结扎术(**P-95 页**)。如果结扎后继续出血危及生命,应行次全子宫切除或全子宫切除术。

子宫压迫缝合

- 参见一般诊疗原则(**C-20 页**)和手术操作原则(**C-52 页**)。
- 确保一路静脉开放,在 1L 生理盐水中加入 20U 缩宫素以 40 滴 /min(0.04IU/min 或 2mL/min)的速度滴注(**表 P-8,P-22 页**)。
- 给予单次的预防用抗生素(**C-39 页**):
  - 氨苄西林 2g,静脉滴注。
  - 或头孢唑林 1g,静脉滴注。
- 根据需要提供恰当的麻醉(**C-44 页**)。
- 开腹(**P-45 页**);暴露膀胱腹膜反折。

进行压迫缝合

- 将子宫托出盆腔以双手施压。
  - 为确保子宫在整个手术过程中处于腹腔外并保持压迫状态,助手应用双手压迫子宫。

注意:如双手压迫可使阴道流血停止,则压迫缝合成功率高。

- 用 36 英寸(1 英寸 =2.54cm)长的带圆针的 0 或 1 号铬制肠线(或聚乙二醇),按照以下步骤进行缝合(**图 S-7**):
  - 第一针在子宫下段距子宫右侧缘约 3cm,腹膜反折开口处下 3cm处进针。缝线穿过宫腔,在进针点上方 4cm 处和距子宫右侧缘4cm 处出针。

注意:针不应完全穿透子宫肌壁全层。
  - 将缝线绕过宫底并在右后方子宫下段与前壁对应的位置进针。
  - 将缝线穿过子宫下段,从左后方子宫下段对应位置出针。
  - 将缝线重新绕回宫底,在左前方子宫下段进针与出针,与第一针进针位置相对并平行。
  - 通过双手协助压迫,将缝线两端拉紧并牢固捆扎以压迫子宫。
  - 如**出血停止**,则关腹(**P-49 页**)。

图 S-7　子宫压缩缝合

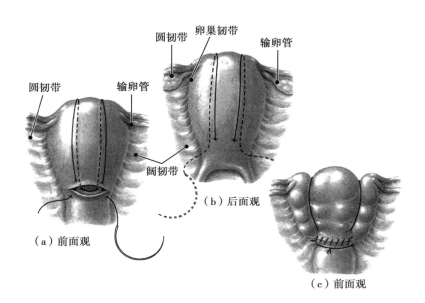

（a）前面观　　（b）后面观　　（c）前面观

子宫动脉或子宫－卵巢动脉结扎

如促宫缩药物、按摩和球囊压迫不能控制出血,这些保守手术操作可以单独或与压缩缝合一同进行（**S-26 页**）。

如出血未停止,则需要进一步手术治疗（次全或全子宫切除术）（**P-97 页**）。

术后处理:

- 遵循术后处理原则（**C-57 页**）。
- 如**有感染迹象**（发热、阴道分泌物恶臭）,应考虑产后子宫内膜炎,并给予抗生素（**S-111 页**）。
- 给予适当的镇痛药（**C-44 页**）。

宫颈、阴道、会阴裂伤

产道裂伤是 PPH 的第二个常见原因。裂伤可能与子宫收缩乏力共存。宫缩良好时出现的产后出血通常是由宫颈或阴道撕裂所致。

- 仔细检查患者并修补宫颈（**P-76 页**）或阴道及会阴裂伤（**P-77 页**）。
- 如**出血持续**，使用床旁凝血试验评估凝血状态（**S-2 页**）。7min 后血凝块未能形成或形成容易破碎的软凝块表明凝血功能障碍（**S-19 页**）。
- 考虑使用氨甲环酸（**表 S-11**，**S-26 页**）。

胎盘残留

> **胎盘残留有时并没有阴道流血**。

- 有时充盈的膀胱会影响胎盘娩出。
- 确保膀胱已排空。如有必要，行导尿。
- 确保促宫缩药物已作为积极管理第三产程的一部分而使用，并采用控制性脐带牵拉法娩出胎盘。

注意：避免强力牵拉脐带和按压宫底，因可导致子宫内翻或脐带断裂。

> **胎盘残留时不要使用麦角新碱，因可引起子宫强直收缩，导致胎盘娩出延迟**。

- 如**胎盘未娩出**，在控制性脐带牵拉的同时额外给予 10U 缩宫素肌内注射或静脉注射。
- 如胎盘未娩出且**患者在出血，立即人工剥离胎盘**（**P-72 页**）。

> **处理胎盘残留时不要使用前列腺素 E_{2a}（地诺前列酮或硫前列酮）**。

注意：如尝试徒手剥胎盘，建议使用单剂量的抗生素（氨苄西林或第一代头孢菌素）。

注意：组织粘连紧密可能是胎盘植入。用力剥离不易分离的胎盘可能导致大出血或子宫穿孔，后者通常需要切除子宫。

- **如出血持续**，行床旁凝血试验评估凝血状态（**S-2 页**）。7min 后血凝块未能形成或形成容易破碎的软凝块表明凝血功能障碍（**S-19 页**）。
- 如有感染迹象（发热，阴道分泌物恶臭），应考虑产后子宫内膜炎并给予抗生素（**S-111 页**）。

部分胎盘残留

> **部分胎盘残留时有时没有阴道流血。**

当一部分胎盘（一个或多个小叶）残留时，将阻止子宫有效收缩。

- 怀疑胎盘不完整时，应探查宫腔内有无胎盘组织。探查宫腔与清除残留胎盘的方法类似（**S-36 页**）。
- 如探查宫腔，则应用单剂量的抗生素（氨苄西林或第一代头孢菌素）：
  - 氨苄西林 2g，静脉滴注。
  - 或头孢唑林 1g，静脉滴注。
- 用手、卵圆钳或宽刮匙清除残留的胎盘（**P-64 页**）。

注意：组织粘连很紧密可能是胎盘植入。用力剥离不容易分离的胎盘可能导致大量出血或子宫穿孔，后者通常需要子宫切除术。

- **如出血持续**，行床旁凝血试验评估凝血状态（**S-2 页**）。7min 后血凝块未能形成或形成容易破碎的软凝块表明凝血功能障碍（**S-19 页**）。

子宫内翻

在胎盘娩出时子宫内膜面向外翻转，称为子宫内翻。

- 如患者剧烈疼痛，则给予吗啡 0.1mg/kg 肌内注射。

注意：在内翻被纠正之前，暂不给予宫缩剂。

- 将内翻的子宫复位（**P-88 页**）。

注意：随着时间的推移，内翻子宫的缩复环变得更加僵硬，子宫充血更加明显。如**出血持续**，行床旁凝血试验评估凝血状态（**S-2 页**）。7min 后血凝块未能形成或形成容易破碎的软凝块表明凝血功能障碍（**S-19 页**）。

- 纠正子宫内翻后给予单剂量的预防性抗生素（**C-28 页**）：

- 氨苄西林 2g，静脉滴注。
- 或头孢唑林 1g，静脉滴注。

● 如**有感染迹象**（发热、阴道分泌物恶臭），则考虑子宫内膜炎给予抗生素（**S-111 页**）。

● 如**怀疑子宫坏死**，则行阴式子宫切除术。这可能需要转诊至三级医疗中心。

晚期产后出血

晚期 PPH 定义为分娩后 24h 至产后 6 周内阴道出血增多。

● 如**出血量大**，遵循综合处理的步骤（**S-24**）。

● 如**有感染迹象**（发热，阴道分泌物恶臭），应考虑产后子宫内膜炎给予抗生素（**S-111 页**）。

> **晚期 PPH 可能是由于产后子宫内膜炎和 / 或妊娠物残留所致。**

● 给予宫缩剂（**表 S-11，S-26 页**）。

● 如**宫颈扩张**，可徒手探查以清除大的血块和胎盘碎片。徒手探查子宫与清除残留胎盘的方法类似（**P-72 页**）。

● 如果**宫颈未扩张**，则清宫以清除部分胎盘组织（第 **P-72 页**）。

● 罕见情况下，如**出血持续**，可能需要考虑手术干预，包括子宫和子宫卵巢动脉结扎术（**P-95 页**）或子宫切除术（**P-97 页**）。

● 对刮宫或子宫切除标本行组织病理学检查，以排除滋养细胞肿瘤。

产后出血后的护理

罹患 PPH 的患者需仔细随访，对她们进行有关自我保健和感染风险的特殊宣教。

PPH 后的一般自我保健原则

每个经历过紧急状况的患者各自反应不同。良好的沟通并展现同情心对于提供有效的护理较为重要。经历过 PPH 的患者出院后，可能需要家属的支持。将关键支持人员纳入产后调养工作中是非常重要的。PPH 后护理的关键原则如下：

● 清楚地解释病情和治疗情况，以便患者及其支持人员理解。

- 向患者及其支持人员宣教有关贫血的症状,并强调如出现严重贫血、出血量增加或出血持续不止时立即返回医院的重要性。
- 经历过大量出血和/或宫腔操作的患者有发生子宫感染的风险。向患者宣教宫内感染的症状和体征,告知如出现发热、持续性盆腔疼痛和/或阴道分泌物恶臭,应返回医院。
- 强调营养良好的重要性,包括摄入富含铁的食物以治疗贫血,改善健康状况,促进产奶和母乳喂养。
- 讨论孕产妇康复、新生儿发育的重要性,以及保持有益于健康的距离在两者中的作用。讨论所有可行的避孕方法,并帮助患者实施其选择的避孕措施。
- 随访患者恢复情况并解决患者的任何问题或疑虑。

治疗贫血和预防产后贫血

- 出血停止 24h 后检查有无贫血和血流动力学不稳定的表现:
  - 如有**血流动力学不稳定的迹象**,需输血(**C-30 页**)。
  - 如**血红蛋白低于 70g/L 或血细胞比容低于 20%**(严重贫血),需输血(**C-30 页**)并给予口服铁剂和叶酸:
    - 每天口服硫酸亚铁或富马酸亚铁 120mg 及叶酸 400μg,连续 3 个月。
    - 3 个月后,继续口服硫酸亚铁或富马酸亚铁 60mg 及叶酸 400μg,每日一次,连续 3 个月。
  - 如**血红蛋白为 70～110g/L**,则口服硫酸亚铁或富马酸亚铁 60mg 及叶酸 400μg,每天一次,连续 3 个月。
- 在**钩虫病流行地**(发病率≥20%)时,给予以下一种驱虫治疗:
  - 口服单剂阿苯达唑 400mg。
  - 或口服单剂甲苯咪唑 500mg,或每 12h 口服 100mg,连续 3 天。
  - 或口服左旋咪唑 2.5mg/kg,每天一次,连续 3 天。
  - 或口服噻嘧啶 10mg/kg,每天一次,连续 3 天。
- 如**钩虫病高度流行**(发病率≥50%),则在第一次给药后 12 周重复驱虫治疗。

（吴　蔚译　郭　方审）

高血压、头痛、视物模糊、抽搐或者意识丧失

定义

- 孕妇或近期分娩的女性（即产后不到6周）:
  - 昏迷或抽搐（癫痫发作）。
  - 血压升高。
  - 主诉严重头痛或视物模糊。

一般处理

> 处理时应遵循基本的原则（**C-20页**）。

- 如**患者无呼吸**，或者无意识或抽搐，立即寻求帮助。紧急调动所有可用人员。
- 快速评估孕妇的一般状况（**C-1页**），同时询问其或其亲属有关她目前和过去的疾病史。
- 如**患者无呼吸或呼吸浅**:
  - 检查气道，必要时行气管插管。
  - 如无**呼吸**，使用简易呼吸器和面罩协助通气，或通过气管插管以4～6L/min的速度给氧。
  - 如**有呼吸**，则用面罩或鼻导管以4～6L/min的速度给氧。
- 如**患者失去意识**:
  - 检查气道、脉搏和体温。
  - 使其保持左侧卧位。
  - 检查有无颈项强直。
- 如**患者抽搐**:
  - 使其保持左侧卧位，以减少分泌物、呕吐物和血液误吸的风险。
  - 避免其受伤（跌倒），但不要试图约束她。

- **持续监护而不要让患者单独一人**。抽搐和随后的呕吐物吸入可能会导致患者和胎儿死亡。
- 如**诊断为子痫**（**表 S-12**），则给予硫酸镁（**框 S-4，S-48 页**）。
- 如**抽搐原因尚未确定**，则按照子痫处理并继续寻找其他原因。

妊娠期高血压疾病的诊断

妊娠期高血压疾病包括：

- 慢性高血压（妊娠 20 周前血压升高或持续超过产后 12 周）
- 妊娠期高血压
- 轻度子痫前期
- 伴有严重表现的子痫前期
- 子痫
- 慢性高血压并发子痫前期

头痛、视物模糊、抽搐和意识丧失可能与妊娠期高血压有关，但它们并非特征性的。其他可能导致抽搐或昏迷的情况包括：

- 癫痫
- 复杂性疟疾
- 头部外伤
- 脑膜炎
- 脑炎

（关于妊娠期高血压疾病鉴别诊断的更多信息，见**表 S-12**）。

血压

如果连续两次测量间隔 4h 或以上，则诊断妊娠期高血压：

- **收缩压≥140mmHg**，和／或
- **舒张压≥90mmHg**

注意：如**收缩压≥160mmHg** 和／或**舒张压≥110mmHg**，则为严重高血压。

如**妊娠 20 周后，分娩过程中和／或分娩后 48h** 内首次出现高血压，则有可能是妊娠期高血压、子痫前期或子痫，这取决于有无其他情况存在（**表 S-12**）。

如高血压发生在**妊娠 20 周之前**，则很可能是慢性高血压。由于有些患者可能未在妊娠 20 周前测量过血压，因此可能在妊娠 20 周后才首次发现慢性高血压。慢性高血压将持续至产后 12 周后。

蛋白尿

蛋白尿的存在使妊娠期高血压的诊断变成子痫前期。由于阴道分泌物或羊水可能会污染尿液，因此只能使用清洁中段尿。导尿有致尿路感染的风险，因此不应用于检测蛋白尿。

蛋白尿的诊断标准包括：两次间隔 6h 的尿蛋白试纸测定结果至少为 2＋（30mg/dL）；24h 尿样中至少有 300mg 蛋白；或尿蛋白／肌酐比率≥0.3。

针对血压升高同时出现蛋白尿的孕妇，在寻找其他病因前要先除外子痫前期的诊断，这一点很重要。但是，其他情况也可能导致蛋白尿和假阳性结果。尿路感染、严重贫血、心力衰竭和产程异常都可能导致蛋白尿。导尿管创伤导致血尿或血吸虫病以及阴道血液污染尿液可能产生假阳性结果。

随机尿液采样（如蛋白试纸检测）是一种有用的筛查工具。妊娠期间尿蛋白从阴性变为阳性是一个预警信号。如果无法使用试纸，可以在干净的试管中将尿样加热至沸腾状态。加入 1 滴 2% 醋酸以检查沉淀物，通过其与总样品体积的百分比来量化总体的蛋白质含量。

表 S-12　血压升高、头痛、视物模糊、抽搐或意识丧失的鉴别诊断

典型的症状和体征	可能出现症状和体征	可能的诊断
● 在妊娠 20 周之前收缩压≥140mmHg 和／或舒张压≥90mmHg		慢性高血压，见 **S-55 页**
● 妊娠 20 周前收缩压≥140mmHg 和／或舒张压≥90mmHg ● 妊娠 20 周后： 　－ 蛋白尿 ++ 　－ 存在任何子痫前期表现		慢性高血压并发子痫前期，见 **S-55 页**

典型的症状和体征	可能出现症状和体征	可能的诊断
● 妊娠 20 周后，连续 2 次间隔 4h，测收缩压≥140mmHg 但 <160mmHg 和 / 或舒张压≥90mmHg 但 <110mmHg ● 无蛋白尿 ● 无其他子痫前期表现		妊娠期高血压，见 **S-46 页**
● 妊娠 20 周后，连续 2 次间隔 4h，测收缩压≥140mmHg 但 <160mmHg 和 / 或舒张压≥90mmHg 但 <110mmHg ● 尿蛋白 ++		轻度子痫前期，见 **S-46 页**
● 妊娠 20 周后收缩压 ≥160mmHg 和 / 或舒张压≥110mmHg ● 尿蛋白 ++	● 头痛（频率增加，常规镇痛药无法缓解） ● 视力改变（如视物模糊） ● 少尿（24h 尿量 <400mL） ● 上腹部疼痛（上腹或右上腹疼痛） ● 呼吸困难（由于肺内积液导致肺部听诊时出现啰音） ● 恶心和呕吐 ● 反射亢进或阵挛 有实验室检查设施： ● 肝酶（转氨酶）高于正常范围的两倍 ● 在没有其他肾脏疾病的情况下，血清肌酐大于 1.1mg/dL 或比基础血清肌酐浓度高两倍或以上 ● 血小板低于 100 000 个 /mL（100×10^9/L）	伴有严重表现的子痫前期[a, b]，见 **S-47 页**

续表

典型的症状和体征	可能出现症状和体征	可能的诊断
• 抽搐 • 妊娠20周后收缩压≥140mmHg或舒张压≥90mmHg	• 昏迷（无意识） • 其他伴有严重表现的子痫前期的症状和体征	子痫，见 **S-47 页**
• 牙关紧闭（开口困难、咀嚼困难）	• 面部、颈部、躯干痉挛 • 角弓反张 • 板状腹 • 自发性痉挛	破伤风，见 **S-56 页**
• 抽搐 • 既往抽搐史 • 正常血压		癫痫[c]，见 **S-56 页**
• 发热 • 寒战 • 头痛 • 肌肉/关节疼痛	• 脾大	疟疾，见 **S-101 页**
• 单纯性疟疾的症状和体征 • 昏迷 • 贫血	• 抽搐 • 黄疸	严重疟疾，见 **S-104 页**
• 头痛 • 颈项强直 • 畏光 • 发热	• 抽搐 • 意识模糊 • 嗜睡 • 昏迷	脑膜炎[c, d]或者脑炎[c, d]
• 头痛 • 视物模糊	• 呕吐	偏头痛[e]

　　[a] 如患者有任何伴有严重表现的子痫前期的症状或体征（即使无蛋白尿++），亦应诊断为伴有严重表现的子痫前期。

　　[b] HELLP综合征是子痫前期的一种严重形式；首字母缩写代表"溶血，肝酶升高和血小板减少"。

　　[c] 如不能排除子痫的诊断，继续按子痫处理。

　　[d] 检查脑脊液并给予针对脑膜炎或脑炎的恰当处理。

　　[e] 给予止痛药（如根据需要口服对乙酰氨基酚500mg）。

> 少部分子痫患者血压正常。对所有抽搐的患者按子痫进行处理，直到确认其他诊断。

记住：
- 子痫前期常无症状，因此尤为重要的是对孕期出现高血压的孕妇保持警惕，并注意有无提示疾病恶化的细微或明显的症状。
- 足部和下肢水肿不是子痫前期的特定表现。

> 妊娠期高血压疾病可能没有症状，唯一的征兆可能是高血压。

- 子痫前期可以迅速进展为伴有严重表现的子痫前期，此时包括子痫在内的并发症的风险就大大地增加。
- 伴有子痫前期表现的抽搐提示子痫。
  - 抽搐发生与高血压的严重程度无关。
  - 抽搐很难预测，并且通常在没有头痛或视力改变的情况下发生。
  - 约 25% 的患者在分娩后发生抽搐。
  - 抽搐是强直 - 阵挛性的，类似于癫痫大发作。
  - 会像癫痫持续状态一样迅速复发，并可能最终导致死亡。
  - 如孕妇单独一人，抽搐可能不会被发现。
  - 可能会伴随持续几分钟或几小时的昏迷，这取决于抽搐的频率。

> 不要给患有子痫前期、子痫或高血压的女性使用麦角新碱，因其可使血压升高并增加卒中或抽搐的风险。

妊娠期高血压疾病的具体处理

妊娠期高血压疾病

门诊管理
- 每周监测血压，尿蛋白和胎儿状况。

- 如血压升高或患者出现子痫前期的表现，按照子痫前期处理（**S-46 页**）。
- 如**有严重胎儿宫内生长受限或胎儿受累的迹象**，将患者收入院进行评估，并做好近期分娩的准备。
- 告知患者及其家属有关伴有严重表现的子痫前期或子痫的危险征兆。
- 如**情况稳定**，可期待至自然临产和分娩（**C-60 页**）。
- 妊娠期高血压患者，如**足月前未自然临产**，则在足月后引产。

轻度子痫前期

孕周小于 37 周

只要母儿状况稳定，目标就是维持妊娠至 37 周，同时继续监测母儿状况。然而，子痫前期可能会迅速进展为伴有严重表现的子痫前期，因此保持警惕很重要。一旦子痫前期加重，包括子痫在内的并发症的风险就大大地增加。密切监测疾病有无恶化非常重要。

如血压和子痫前期的表现保持稳定或转为正常，可出院，门诊每周两次随访：

- 监测血压、反射能力和胎儿状况。
- 监测与伴有严重表现的子痫前期相关的危险征象（**表 S-12**）。
- 告知患者及其家属有关伴有严重表现的子痫前期或子痫的危险征兆。
- 鼓励患者正常饮食。
- 除非有临床指征，不应给予解痉药或抗高血压药物（请参阅伴有严重表现的子痫前期和子痫，**S-47 页**）。
- 不应给予镇静剂或安定剂。

如无法门诊随访，应收住入院：

- 提供正常的饮食。
- 监测血压（每天 4～6 次）和记录每天尿量。
- 除非血压升高或出现伴有严重表现的子痫前期的表现（请参阅伴有严重表现的子痫前期和子痫，**S-47 页**），否则不要使用解痉药。
- 不要给予镇静剂或安定剂。

- 不要使用利尿剂。利尿剂是有害的，只适用于有利尿剂应用指征（如肺水肿）的子痫前期患者。
- 监测与伴有严重表现的子痫前期相关的危险征兆（**S-47 页**）。

如血压降至正常水平或患者情况保持稳定，可出院：

- 建议患者注意伴有严重表现的子痫前期的症状和体征（**表 S-12**）。
- 每周门诊随访两次，以监测血压和胎儿健康情况，并评估是否出现伴有严重表现的子痫前期的症状和体征。

　　如收缩压≥160mmHg 和 / 或舒张压≥110mmHg，或者出现伴有严重表现的子痫前期的征象，即使其血压正常，也应收住入院，并遵循伴有严重表现的子痫前期和子痫的处理推荐来进行治疗（**S-47 页**）。

孕周超过 37 周

　　对于孕周≥37 周的轻度子痫前期患者，推荐引产。评估宫颈成熟度（**P-17 页**）并引产（**P-16 页**）。

伴有严重表现的子痫前期和子痫

　　除了子痫抽搐必须在发作 12h 内终止妊娠以外，伴有严重表现的子痫前期和子痫的处理方式相似。

　　注意：应积极管理所有伴有严重表现的子痫前期病例。"即将发生子痫"的症状和体征（如视物模糊、反射亢进）是不可靠的。一旦出现与伴有严重表现的子痫前期相一致的症状，则不建议继续期待治疗。

一般处理

- 开通静脉通路给予输液（**C-27 页**）。
- 使用硫酸镁（**S-48 页**）。
- 每小时监测生命体征（脉搏、血压、呼吸和血氧饱和度）、反射和胎儿心率。
  - **如收缩压≥160mmHg 和 / 或舒张压≥110mmHg，则给予降压药**（**S-50 页**）。

　　注意：降压治疗的一个重要的原则是将血压维持在不低于正常值的下限。

- 保留导尿以监测尿量。
- 保持严格的出入量平衡（监测入量和尿量），以防止液体超负荷。

　　– **如尿量每小时少于 30mL**：

　　　　– 禁止使用硫酸镁，并在 8h 内输注 1L 液体（生理盐水或乳酸
　　　　林格氏液）。

　　　　– 监测有无发生肺水肿（呼吸增快和 / 或呼吸困难，肺部听诊有
　　　　啰音）。

● **绝对不要让患者独处**。抽搐后呕吐物误吸可能会导致患者和胎儿
死亡。

● 每小时一次听诊，检查肺底部有无啰音（提示肺水肿）。

　　– 如**闻及啰音**，停补液并给予呋塞米 40mg 静脉注射一次。

● 通过床旁凝血块试验评估凝血状态（**S-2 页**）。7min 后未能形成
血凝块或形成容易破碎的软凝块表明凝血功能障碍（**S-19 页**）。

伴有严重表现的子痫前期和子痫的解痉治疗

　　解痉治疗的关键是及时和足量使用解痉药物。住院孕妇抽搐最常见
的原因是治疗不足。**硫酸镁是预防和治疗伴有严重表现的子痫前期和子
痫抽搐的首选药物**。可以肌内注射或静脉给药（**框 S-4**）。

　　　　　　框 S-4　硫酸镁治疗伴有严重表现的子痫前期和子痫

肌内注射

负荷剂量（静脉滴注和肌内注射）：

● 给予 4g 20% 硫酸镁溶液，静脉滴注超过 5min。

● 随后立即给予 10g 50% 硫酸镁溶液：每侧臀部给予硫酸镁 5g 和 2% 利多
卡因 1mL（两种药物加在同一个注射器中）深部肌内注射。

给予硫酸镁深部肌内注射时确保无菌操作。告知患者当给予其硫酸镁时，
她会有潮热感。

维持剂量（IM）：

● 在同一个注射器内加入 50% 硫酸镁溶液 5g 和 2% 利多卡因 1mL，每 4h
交替臀部深部肌内注射。在分娩后或最后一次抽搐后继续治疗 24h，以
最后发生者为准。

静脉给药

可以考虑静脉给药，有条件时最好使用输液泵：

续

负荷剂量：

- 给予 4g 50% 硫酸镁溶液静脉滴注。
- 如 15min 后再次出现抽搐，给予 2g 50% 硫酸镁溶液静脉滴注，持续时间超过 5min。

维持剂量（静脉滴注）：

- 每小时静脉输注 1g。在分娩后或最后一次抽搐后继续治疗 24h，以最后发生者为准。

- 虽然镁中毒很少见，但监测伴有严重表现的子痫前期和子痫患者的关键点是评估镁中毒的迹象。**重复用药之前，请确保：**
  - 呼吸频率≥16 次 /min。
  - 膝反射存在。
  - 4h 内尿量≥30mL/h。
- **如有中毒迹象**，延迟下一次肌内注射或停止输注硫酸镁（**框 S-5**）。
- **如无中毒迹象**，则给予下一次肌内注射剂量或继续静脉输注硫酸镁。

框 S-5   提示需停止或延迟给予维持剂量硫酸镁的征象

密切监测患者镁中毒的征象。
在使用硫酸镁之前评估呼吸频率、肌腱反射和尿量对于预防镁中毒很重要。

如出现下述情况，则停止或推迟用药：

- 呼吸频率低于 16 次 /min。
- 膝反射消失。
- 先前 4h 尿量＜30mL/h。

准备好解毒剂。一旦发生呼吸停止：

- 辅助通气（面罩和气囊给氧，麻醉机，气管插管）；
- 给予葡萄糖酸钙 1g（10% 的溶液 10mL）缓慢地（超过 3min）静脉注射以拮抗硫酸镁的作用，直至呼吸恢复。

降压治疗

如收缩压≥160mmHg 和 / 或舒张压≥110mmHg, 应开始使用降压药物。

> **注意:** 降压治疗的一个重要的原则是将血压维持在不低于正常值的下限。

妊娠期间治疗严重高血压的药物选择和给药途径应主要基于开具处方的临床医师对该特定药物的经验及其成本和当地获得这个药物的可能性,同时应确保药物对胎儿无不良影响(**表 S-13**)。如用于治疗严重高血压的降压药物不能经静脉给药,可经口服治疗(**表 S-14**)。

表 S-13 紧急处理严重高血压的降压药物选择和剂量选择

降压药物选择	剂量
肼屈嗪	静脉用药: ● 缓慢静脉注射 5mg ● 每 5min 重复一次,直到血压达标为止 ● 根据需要每小时重复一次,或每 2h 给予 12.5mg 肌内注射 ● 最大剂量为每 24h 20mg
拉贝洛尔	口服治疗: ● 口服 200mg ● 1h 后重复剂量直至达到治疗目标 ● 24h 内最大剂量为 1 200mg 静脉用药: ● 10mg 静脉滴注 ● 如 10min 后效果不佳,应给予 20mg 静脉滴注 ● 剂量可以加倍到 40mg,然后到 80mg,每增加一次剂量间隔 10min,直到血压低于阈值 ● 总剂量最大为 300mg,然后改成口服药物治疗 **注意:** 充血性心力衰竭、低血容量休克或易患支气管痉挛(哮喘)的患者不应使用拉贝洛尔

续表

降压药物选择	剂量
硝苯地平速释胶囊	口服治疗： ● 口服 5～10mg ● 如效果不佳，则在 30min 后重复给药，直到达到目标血压 ● 紧急治疗的最大总剂量为 30mg[a]
a- 甲基多巴	口服治疗： ● 口服 750mg ● 3h 后重复剂量直至达到治疗目标 ● 24h 内最大剂量为 3g

[a] 如给予 30mg 的速释硝苯地平后，在 90min 的紧急治疗阶段不能降低血压，应考虑其他治疗方案。

一旦血压降至非严重水平（低于 160/110mmHg），应继续使用口服药物治疗（**表 S-14**）。

表 S-14　用于非严重高血压的口服降压药物

降压药物选择	剂量
a- 甲基多巴	● 每 6～8h 服用 250mg ● 最大剂量为每 24h 2 000mg
硝苯地平速释胶囊	● 每 12h 服用 10～20mg ● 最大剂量为每 24h 120mg
拉贝洛尔	● 每 6～12h 服用 200mg ● 最大剂量为每 24h 1 200mg **注意**：充血性心力衰竭，低血容量休克或易患支气管痉挛（哮喘）的患者不应使用拉贝洛尔

[a] **注意**：在某些情况下，硝苯地平有多种剂型可供选择（例如速释，中等程度释放和缓释）。世界卫生组织的基本药物清单（世界卫生组织，2015 年）仅包括速释硝苯地平，故**表 S-13** 和**表 S-14** 中也仅包括这种剂型。为避免用药错误，重要的是要在使用硝苯地平前指定并确认硝苯地平剂型。

最佳分娩时机

孕妇一旦病情稳定就应该考虑分娩。关于最佳分娩时机的决定应该个体化,同时考虑到孕周、孕妇和胎儿状态、宫颈条件和有无急症等因素。

> 子痫抽搐后,应在抽搐发作后 12h 内分娩。

孕周小于 24 周(无生机儿)

伴有严重表现的子痫前期孕妇,如其胎儿不能存活或在一周或两周内无法具备宫外生存能力,建议引产。

- 如孕周小于 24 周(**表 S-4,S-11 页**),则根据难免流产的医疗处理评估宫颈情况(**P-17 页**)并引产;**或扩张宫颈并清宫(S-16 页)以快速分娩。**
- 应避免剖宫取胎(在妊娠 24 周内经腹切开子宫)。

注意:在进行**剖宫取胎**前,需确保:

- 排除凝血功能障碍。
- 可提供安全的全身麻醉或局部麻醉。椎管内麻醉与低血压有关。如在椎管内麻醉之前给予足量的静脉输液(500~1 000mL)(**P-9 页**),则可降低此风险。

> 在子痫前期或子痫患者中不要使用局部麻醉或氯胺酮。

妊娠 24 ~ 34 周

小于 34 周的伴有严重表现的子痫前期胎儿存活的孕妇,如无以下情况:高血压无法控制、母体危险征兆(如严重头痛、视力改变和腹痛)以及胎儿窘迫,且孕妇可被密切监测,则建议期待治疗。建议按照**表 S-12** 监测母体实验室指标(肌酐,肝脏转氨酶和血小板)。

> 如无法监测母儿健康情况,建议转诊至三级医疗机构。如无法转诊到三级医院,则将伴有严重表现的子痫前期作为子痫进行管理。

- 给予产前糖皮质激素促胎肺成熟。

对于孕龄为 24~34 周的孕妇,如早产即将发生(由于伴有严重表现的子痫前期或子痫),如满足以下条件,推荐给予产前糖皮质激素治疗:

- 孕周已准确核实。
- 无母体感染的临床证据。
- 可提供充分的产时护理（包括识别和安全管理早产临产和分娩的能力），早产新生儿可得到恰当的治疗（包括复苏，保暖护理，喂养支持，感染治疗和氧气的安全使用）。

糖皮质激素剂量和分娩时机：

- 倍他米松 12mg 肌内注射相隔 24h 给予两剂，或地塞米松 6mg 肌内注射相隔 12h 给予 4 剂。
- 如**母儿状况迅速恶化**，则应在首剂产前糖皮质激素应用后立即分娩。不要等到孕妇完成产前糖皮质激素治疗疗程后再分娩。

● 监测孕妇和胎儿状况。

● 测量耻骨联合上宫底高度（每周）或超声监测胎儿生长情况。

● 给予硫酸镁（**S-48 页**）。

- 如临床症状没有恶化，**无子痫的先兆症状**（如与抽搐，严重头痛或视力障碍相关的反射亢进），无持续的**伴有严重表现的子痫前期的征象**（舒张压≥110mmHg，收缩压≥160mmHg，肝转氨酶升高，血清肌酐升高和血小板降低），则 24h 后**停用硫酸镁**。

● 至少每 4h 监测一次血压，如**收缩压≥160mmHg 和／或舒张压≥110mmHg**（**S-50 页**），应给予降压药物。

● 如**伴有严重表现的子痫前期或子痫持续存在**（例如，降压药物治疗也无法控制的高血压，血指标恶化或胎儿状况不稳定），则应尽快分娩（**S-52 页**）。

孕 34～36^{+6} 周

> **注意：**妊娠 34 周后，推荐使用糖皮质激素促胎肺成熟。

孕 34～36^{+6} 周胎儿存活的伴有严重表现的子痫前期孕妇，如无不可控制的高血压、母亲状况恶化和胎儿宫内窘迫，且孕妇可被密切监测，则可推荐期待治疗。

> 如存在任何伴有严重表现的子痫前期恶化或子痫的征象，或者不能密切监测母儿状况，则应转入上级医院。如无法转运，则应尽快分娩。

- 监测母儿状况。
- 测量耻骨联合上宫底高度（每周）或超声监测胎儿生长。
- 给予硫酸镁（**S-48 页**）。
  - 如**临床症状没有恶化，无子痫的先兆症状**（如与抽搐，严重头痛或视力障碍相关的反射亢进），无持续的**伴有严重表现的子痫前期的征象**（舒张压≥110mmHg，收缩压≥160mmHg，肝转氨酶升高，血清肌酐升高和血小板降低），则 24h 后**停用硫酸镁**。
- 至少每 4h 监测一次血压，**如收缩压≥160mmHg 和 / 或舒张压 ≥110mmHg**（**S-50 页**），应给予降压药物。
- 如**伴有严重表现的子痫前期或子痫持续存在**（例如，降压药物治疗也无法控制的高血压，血指标恶化或胎儿状况不稳定），则应尽快分娩（**S-52 页**）。

孕周大于 37 周

对于足月（大于 37 周）的子痫前期孕妇，无论子痫前期的严重程度如何，建议分娩。

- 评估宫颈成熟度（**P-17 页**）并引产（**P-16 页**）。
- 如预计在子痫发生后 12h 内或伴有严重表现的子痫前期发生后 **24h 内不能经阴道分娩**，则行剖宫产（**P-44 页**）。
- 如**胎心率异常**（小于 100 次 /min 或超过 180 次 /min），行剖宫产（**P-44 页**）。
- 如**行剖宫产时无法安全地麻醉，或胎儿已死亡：**
  - 尽量阴道分娩。
  - 如**宫颈条件不成熟**（硬，厚，未开），则促宫颈成熟（**P-18 页**）。

注意：在行**剖宫产**之前，应确保：

- 排除凝血功能障碍。
- 可提供安全的全身麻醉或局部麻醉。椎管内麻醉与低血压风险有关。如在施行椎管内麻醉之前输注足量的静脉输液（500～1 000mL）（**P-9 页**），则可降低此风险。

在子痫前期或子痫患者中不要使用局部麻醉或氯胺酮。

转诊至三级医疗机构

以下孕妇需考虑转诊：

- HELLP 综合征（溶血，肝酶升高，血小板减少）伴凝血功能障碍（**S-19 页**）。
- 抽搐后持续昏迷超过 24h。
- 伴有严重表现的子痫前期，母儿状况无法得到充分监测。
- 降压药物无法控制的高血压。
- 分娩后 48h 持续少尿。

慢性高血压

- 在慢性高血压患者，相对高水平的血压可以维持肾脏和胎盘的灌注；降低血压将导致灌注减少。

> 注意：血压不应低于孕前的血压水平。

- 如孕妇**在妊娠前需降压药物治疗且血压控制良好**，如该药物孕期可以使用，则继续用药，或者改用其他可在孕期间安全使用的降压药物。
- 如**收缩压≥160mmHg 或舒张压≥110mmHg**，需使用降压治疗（**S-50 页**）。
- 如**出现蛋白尿或其他子痫前期的症状和体征**，考虑并发子痫前期并按照子痫前期进行治疗（**S-46 页**）。
- 监测胎儿的生长和状况。
- 如**无并发症**，足月后引产（**P-15 页**）。
- 如**并发子痫前期**，则按照轻度子痫前期（**S-46 页**）或伴有严重表现的子痫前期进行处理（**S-47 页**）。
- 如**胎心率异常**（少于 100 次 /min 或超过 180 次 /min），考虑胎儿窘迫（**S-93 页**）。
- 如**胎儿严重生长受限且孕周核对准确**，评估宫颈条件（**P-17 页**）并引产（**P-15 页**）。

注意：妊娠晚期通过超声评估孕周并不准确。应尽量根据妊娠早期的超声检查来核实孕周。

- 监测并发症，包括胎盘早剥（**S-18 页**）和并发的子痫前期（**S-46 页**）。

破伤风

破伤风杆菌可能通过不洁的器械或手进入宫腔，特别是在非专业性流产或非住院分娩时更易发生。新生儿通常受到用于切割脐带的不洁器械或作为常规脐带敷料使用的污染物品的感染。应尽快开始治疗。

- 地西泮 10mg 缓慢静脉注射（超过 2min 以上）以控制痉挛。如抽搐严重，可能需麻醉并使用呼吸机。这可能只有在三级医疗中心才能实现。
- 提供一般护理：
  - 在安静的房间里进行护理，并密切监测。
  - 避免不必要的刺激。
  - 保持水化和营养。
  - 治疗继发感染。
- 给予破伤风抗毒素 3 000U 肌内注射以中和吸收的毒素。
- 防止毒素进一步产生：
  - 去除败血症的原因（例如，感染性流产时从宫腔清除感染的组织）。
  - **每 4 小时静脉注射青霉素 200 万 U**，连续 48h；然后口服氨苄西林 500mg 每天 3 次，连续 10 天。

框 S-6　破伤风免疫接种

当孕妇主动免疫时，抗体可以通过胎盘保护新生儿。当孕妇至少间隔 4 周接受两次疫苗接种时，且最后一次疫苗接种和妊娠终止之间至少间隔 4 周，则认为其已受免疫保护。在距本次妊娠 10 年前接受过疫苗系列接种（注射 5 次）的孕妇应接受加强治疗。对于大多数女性，每次妊娠都推荐使用加强治疗。

如已免疫接种的妇女进行了**不安全流产**或不卫生分娩（或由非专业医务人员接生），给予加强肌内注射破伤风类毒素 0.5mL。如其既往未**接受过免疫接种**，则给予抗破伤风血清 1 500U 肌内注射，并在 4 周后加强肌内注射破伤风类毒素 0.5mL。

癫痫

孕妇癫痫可表现为抽搐。像许多慢性疾病一样，妊娠期间有些孕妇癫痫恶化,但也有一些孕妇癫痫有所缓解。然而,在大多数女性中,癫痫不受妊娠影响。

- 密切观察孕妇。一般而言,癫痫孕妇以下风险增加:
  - 妊娠期高血压疾病。
  - 早产。
  - 新生儿低出生体重。
  - 新生儿先天畸形。
  - 围产儿死亡率增加。
- 旨在用最小剂量的单一药物控制癫痫。早孕期避免服用与先天畸形有关的药物(如丙戊酸)。
- 如**患者出现抽搐**,则缓慢静脉注射(超过 2min)地西泮 10mg。如 10min 后再次出现抽搐,则重复给药。
- 如**抽搐持续**(癫痫持续状态),给予苯妥英 1g(约 18mg/kg)加在 50~100mL 生理盐水中缓慢静脉滴注。

  (超过 30min)(最终浓度不超过 10mg/mL)

注意:苯妥英只可加入生理盐水用于输注。加入其他液体将导致苯妥英结晶。
  - 输注苯妥英前后用生理盐水冲洗输液管。
  - 由于存在诱发心律不齐、低血压和呼吸抑制的风险,因此苯妥英的静脉滴注速度不要超过 50mg/min。
  - 从配制药物起 1h 内滴完。
- 如**已知孕妇患有癫痫**,给予其既往一直服用的药物。定期随访并根据反应调整药物剂量。
- 如**孕妇已诊断患有癫痫,但不记得既往用药细节**,予以口服苯妥英 100mg 每天 3 次。定期随访并根据反应调整药物剂量。
- 抗抽搐药可能导致叶酸缺乏。孕期在抗癫痫治疗同时,需口服叶酸 600μg,每天一次。
- 苯妥英可导致新生儿缺乏维生素 K 依赖的凝血因子。可通过给新生儿肌内注射维生素 K 1mg 来纠正。
- 如近期发生抽搐,则需评估抽搐的潜在原因。这可能需转至三级医疗机构进行评估。

产后护理

> 在产后持续监测血压并对新发的子痫前期危险征兆或恶化征兆保持警惕很重要，原因在于：
> - 大多数患有子痫前期和子痫的孕妇在产后24h内恢复，但有少数患者病情仍不稳定或进一步恶化。
> - 有些产妇会在分娩后发生子痫前期或子痫。

分娩后管理

- 对于接受硫酸镁治疗的产妇：
  - 如产前开始使用硫酸镁，则在分娩或最后一次抽搐（以晚发生者为准）后24h内继续解痉治疗。
  - 如硫酸镁在产后开始使用，则在最后一次抽搐后继续解痉治疗24h。
- 监测所有产妇的血压。
  - 如产前已进行降压治疗，则产后维持治疗。
  - 分娩后3～7天血压有时会升高，所以在出院后1～2周重新评估患者很重要。
  - 如患者在产后收缩压≥160mmHg或舒张压≥110mmHg，应开始降压治疗。
- 监测尿量，如果曾经少过的话，确保现在尿量正常。
  - **如产后持续48h少尿**，则转入三级医疗机构。
- 告知产妇及其家属注意伴有严重表现的子痫前期的危险征兆，一旦发生应立即寻求治疗。

对于降低再次妊娠子痫前期风险的咨询

- 为所有子痫前期或子痫患者提供有关再次妊娠复发风险以及可能降低疾病复发风险的干预措施的咨询（**框S-7**）。
- 告知患者再次妊娠尽早行产前检查和避免意外妊娠的重要性。

产后避孕计划

- 由于再次妊娠子痫前期和子痫复发风险增加,因此对患者进行恰当的咨询并提供有效的产后避孕方法非常重要。
- 应为伴有严重表现的子痫前期或子痫患者提供长效可逆(皮下埋植和宫内节育器)和永久性(输卵管结扎和输精管结扎术)的避孕方法,这些方法可以在产后出院前实施。
- 为产妇提供其选择的避孕方法(**C-83 页**)或在出院前安排好后续避孕服务。

有关降低心血管并发症终身风险的咨询

- 告知子痫前期和子痫患者其未来罹患心血管疾病(例如高血压,卒中)的风险增加。
- 在出院前评估患者心血管疾病的高危因素(如吸烟,肥胖,缺乏运动,高脂血症)。
- 强调定期随访的重要性,并在出院前安排好患者后续的初级保健服务。

框 S-7 再次妊娠预防子痫前期和子痫

- 在饮食钙摄入量低的地区,建议所有孕妇尤其是子痫前期的高危人群孕期补钙(每天 1.5~2.0g 元素钙)以预防子痫前期。
- 有下述一个或多个高危因素(既往伴有严重表现的子痫前期,糖尿病,慢性高血压,肥胖,肾脏疾病,自身免疫性疾病和多胎妊娠)者为子痫前期高危人群,应在 20 周前(如有可能,最早于孕 12 周)开始服用小剂量阿司匹林(75mg)。以上高危因素的清单可以根据当地的流行病学进行补充。
- 在有高危因素的女性中,早期发现和治疗是妊娠期高血压疾病的管理和预防抽搐的关键。应定期随访这些女性,并明确告知何时需返回医院。直系亲属教育同样重要,不仅要让他们了解妊娠期高血压疾病进展征象及其重要性,还需要其在孕妇住院和调整工作时给予支持。不建议通过限制卡路里、液体或食盐摄入量,补充维生素 D、维生素 C 或维生素 E,在家中休息或严格卧床休息等措施来初级预防妊娠期高血压疾病,其中一些干预措施甚至可能对胎儿有害。

(吴 蔚 译 郭 方 审)

异常产程

定义

- 规律宫缩 8h 后，宫口扩张小于 4cm。
- 宫颈扩张落于产程图警戒线右侧。
- 产时阵痛 12h 以上未分娩（产程延长）。
- 宫口开全，产妇向下屏气，但胎头未下降。

一般处理

> 处理以上问题时应用的基本原则（C-20 页）。

- 解释病情，告知评估方案，倾听并理解产妇的感受。
- **快速评估**产妇的一般情况，包括生命体征（脉搏，血压，呼吸），意识状态，是否存在烦躁和 / 或意识障碍，失血量，以及肤色和体温（**C-1 页**）。
- 检查胎心率：
  - 胎心率异常（小于 100 次 /min 或超过 180 次 /min），考虑可疑胎儿窘迫（**S-93 页**）。
  - 如未闻及胎心，呼叫其他人听取或有条件时使用多普勒听诊器。
  - 如仍未闻及胎心，考虑胎死宫内（**S-132 页**）。
- 评估产程进展缓慢的原因（**表 S-15，S-61 页**）。
  - 根据产程图（**C-71 页**）除外宫缩乏力因素（**图 S-10，S-67 页**）。
  - 检测尿酮体。如酮体阳性，鼓励产妇进食饮水；或者予以静脉补液支持治疗。
  - 评估产妇是否因为疼痛而焦虑、害怕或紧张：
    - 如产妇因疼痛而紧张，鼓励其使用呼吸技巧，进行温水浴或淋浴；必要时给予镇痛药（**C-43 页**）。
    - 如产妇焦虑或恐惧，提供支持关怀（**C-67 页**）。
  - 检查是否存在胎先露、胎方位异常或巨大儿。

- 与产妇及其委托人交代评估结果及进一步诊疗计划,在开始治疗前获得知情同意。
  - 针对识别的原因提供相应处理。
  - 提供支持性护理(**C-67 页**)。

诊断

表 S-15　产程进展不理想的诊断

临床表现	诊断
宫口无扩张;无痛性宫缩或不规律宫缩	假临产,见 **S-68 页**
规律宫缩 8h 后,宫口扩张小于 4cm	潜伏期延长,见 **S-68 页**
宫颈扩张落于产程图警戒线右侧(**图 S-8**,**S-63 页**)	活跃期延长,见 **S-69 页**
宫缩好,但宫口扩张以及胎头下降停滞	头盆不称,见 **S-69 页**
继发性宫口扩张及胎头下降停滞,胎头较大,颅骨三度塑形,宫颈未贴合胎头,宫颈水肿,子宫下段膨出,缩复环形成,或母体极度痛苦以及胎儿宫内窘迫(**图 S-9,S-65 页**)	梗阻性难产,见 **S-70 页**
10min 内宫缩≤2 次,每次持续 <40s(**图 S-10,S-67 页**)	子宫收缩乏力,见 **S-70 页**
胎先露非枕前位	胎先露异常或胎方位异常,见 **S-72 页**
宫口开全,产妇向下屏气,但胎头无下降	第二产程延长,见 **S-70 页**

图 S-8，活跃期延长示例，注意：该产程图未完全画出，且为活跃期延长的不恰当管理。在 14:00 时活跃期已延长，应立即给予缩宫素加速产程。

- 产妇于 10:00 进入活跃期：
  - 耻骨联合上触及 5/5 胎头（即胎头未入盆，以下同）。
  - 宫口扩张 4cm。
  - 子宫收缩乏力（10min 内 2 次宫缩，每次持续少于 20s）。
- 14:00：
  - 耻骨联合上仍触及 5/5 胎头。
  - 宫口扩张 4cm，落于产程图警戒线右侧。
  - 胎膜自破，羊水清。
  - 宫缩乏力（10min 一次宫缩，每次持续少于 20s）。
- 18:00：
  - 耻骨联合上仍触及 5/5 胎头。
  - 宫口扩张 6cm。
  - 宫缩仍然乏力（10min 内 2 次宫缩，每次持续少于 20s）
- 21:00：
  - 胎心率 80 次 /min；
  - 羊水胎粪污染。
  - 产程无进展。
  - 因胎儿宫内窘迫，21:20 行剖宫产。

图 S-8   活跃期延长产程图

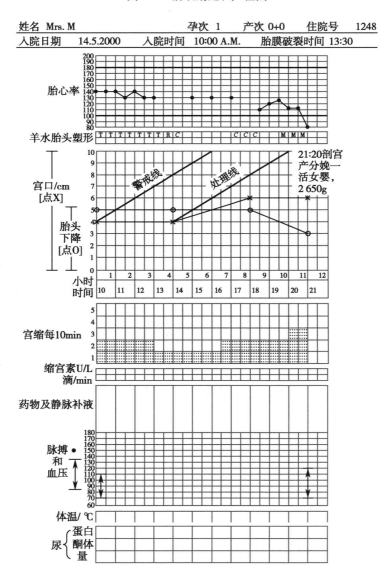

图 S-9，活跃期宫口扩张及胎头下降停滞产程图示例：活跃期宫缩良好，胎儿窘迫合并颅骨三度塑形，伴宫口扩张及胎头下降停滞，提示梗阻性难产。

- 产妇于 10:00 进入活跃期：
  - 耻骨上触及 3/5 胎头（即 3/5 胎头入盆，以下同）。
  - 宫口扩张 4cm。
  - 10min 内 3 次宫缩，每次持续 20～40s。
  - 羊水清。
  - 颅骨一度塑形。
- 14:00：
  - 耻骨上仍触及 3/5 胎头。
  - 宫口扩张 6cm，并位于产程图警戒线右侧。
  - 宫缩情况略有改善（10min 内 3 次宫缩，每次持续 45s）。
  - 颅骨二度塑形。
- 17:00：
  - 耻骨上仍触及 3/5 胎头。
  - 宫口扩张 6cm。
  - 颅骨三度塑形。
  - 胎心率 92 次 /min。
  - 羊水胎粪污染。
- 因胎儿窘迫，于 17:30 行剖宫产术。

图 S-9 梗阻性难产产程图

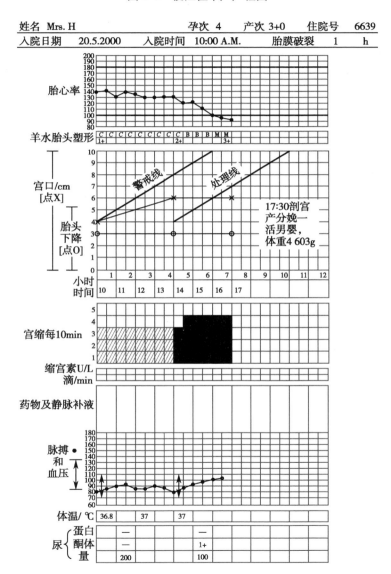

| 姓名 Mrs. H | | 孕次 4 产次 3+0 | 住院号 | 6639 |
| 入院日期 20.5.2000 | 入院时间 10:00 A.M. | 胎膜破裂 | 1 | h |

图 S-10，为应用缩宫素纠正因子宫收缩乏力导致的产程进展缓慢产程图示例。

- 产妇于 10:00 进入活跃期：
    - 耻骨上触及 5/5 胎头。
    - 宫口扩张 4cm。
    - 10min 内 2 次宫缩，每次持续时间少于 20s。
- 12:00：
    - 耻骨上仍触及 5/5 胎头。
    - 宫口扩张仍为 4cm，落于产程图警戒线右侧。
    - 宫缩情况没有改善。
- 14:00：
    - 考虑为子宫收缩乏力导致的产程进程不佳。
    - 给予缩宫素 10U 加入 1L 补液，以 15 滴 /min 静脉滴注加速产程。
    - 上调缩宫素滴速至宫缩良好。
- 19:00：
    - 耻骨上触及 1/5 胎头。
    - 宫口开全。
    - 10min 内 4 次宫缩，每次持续 45s。
- 于 20:10 自然阴道分娩。

图 S-10 子宫收缩乏力经缩宫素治疗后的产程图示例

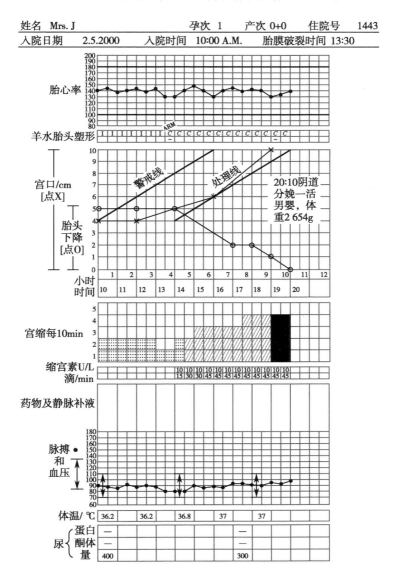

特殊处理

假临产

检查有无泌尿道或其他部位感染（**表 S-17，S-97 页**）或胎膜早破（**S-134 页**）并进行相应处理。如无以上情况，建议产妇回家待产，如再次有临产迹象或其他危险征兆则及时来院。

潜伏期延长

> **误诊假临产或潜伏期延长可导致不必要的引产或加速产程，这将可能导致不必要的剖宫产或羊膜炎的发生。**

潜伏期延长的诊断往往是回顾性的诊断。当宫缩自发停止，该产妇可能为假临产；当规律宫缩伴宫口扩张超过 4cm，该产妇仍为潜伏期。

- 潜伏期超过 8h 且产程无进展，检查宫口情况重新进行评估：
    - 如宫颈容受情况或宫口扩张情况没有改变，且无胎儿窘迫，需重新考虑诊断，该产妇可能未进入产程。

> **减少促进阴道分娩的侵入性干预措施。**

    - 如宫颈容受情况或宫口扩张情况有变化，使用缩宫素加速产程（**P-20 页**）。

> **注明：**不要口服米索前列醇加速产程。
> 不要单独使用人工破膜术作为产程延长的干预手段，尤其是在 HIV 感染高发地区。

- 持续监护母儿状况。
- 每 4h 进行宫口评估。
- 如经过 8h 缩宫素静脉滴注产妇仍未进入活跃期，则行剖宫产术（**P-44 页**）。
- 如有感染迹象（发热，阴道分泌物有异味）：

- 立即用缩宫素加速产程（**P-20 页**）。
- 给予联合抗生素直到胎儿娩出：每 6h 使用氨苄西林 2g 静脉滴注，联合每 24h 使用庆大霉素 5mg/kg 静脉滴注。
- 如产妇经阴道分娩，继续抗生素使用直到临床症状及体征（如发热，子宫压痛，脓性恶露）缓解 24～48h。
- 如产妇行剖宫产术，继续抗生素使用直到临床症状及体征（如发热，子宫压痛，脓性恶露）缓解 24～48h。

> **一旦开始进行产程干预，产妇必须全程处于医务人员监护之下。**

活跃期延长

- 评估宫缩情况：
  - 如无有效宫缩（10min 内少于 3 次宫缩，每次持续时间少于 40s），则考虑子宫收缩乏力（**S-70 页**）。
  - 如宫缩有效（10min 内≥3 次宫缩，每次持续时间≥40s），应怀疑头盆不称（**S-69 页**）、梗阻性难产（**S-70 页**）、胎方位或胎先露异常（**S-72 页**）。
- 如无头盆不称或产道梗阻征象且胎膜完整，可应用缩宫素加速产程（**P-20 页**）。不要人工破膜，尤其是在 HIV 感染高发地区。
- 提供基本产时支持，或许可改善宫缩并加速产程进展（**C-67 页**）。

头盆不称

头盆不称是由于胎儿过大或产妇骨盆过小所致。如产程中持续头盆不称，可能最终发展为产程停滞或梗阻性难产。

> 判断头盆是否相称的最好方法是试产。临床骨盆测量价值有限。

- 若诊断头盆不称（**表 S-15，S-61 页**）：
  - 若胎儿存活，行剖宫产术（**P-44 页**）。
  - 若胎儿死亡：
    - 行毁胎术（**P-54 页**）。
    - 如操作者不擅长行毁胎术，则行剖宫产术（**P-44 页**）。

梗阻性难产

注意: 非瘢痕子宫的子宫破裂通常由梗阻性难产导致。

● 如胎儿存活,宫口开全,耻骨联合上触及胎头不超过 1/5,或胎先露最低骨质部位位于坐骨棘水平或以下,使用胎头吸引助产(**P-28 页**)。

● 如胎儿存活,耻骨联合上可触及 1/5～3/5 的胎头,胎先露最低骨质部位位于坐骨棘上 2cm,行剖宫产术(**P-44 页**)。

● 如胎儿存活,但宫口未开全或胎头位置太高无法行胎吸助产(耻骨联合上可触及超过 3/5 的胎头,胎先露最低骨质部位位于坐骨棘上 2cm 及以上),行剖宫产术(**P-44 页**)。

● 如胎儿死亡:

  − 行毁胎术(**P-54 页**)。

  − 如操作者不擅长行毁胎术,行剖宫产术(**P-44 页**)。

子宫收缩乏力

如宫缩无效(10min 内少于 3 次宫缩,每次持续少于 40s),除外头盆不称和产道梗阻,则应怀疑子宫收缩乏力,应使用缩宫素加速产程(**P-20 页**)。

经产妇中宫缩无效者少于初产妇。因此,在对经产妇使用缩宫素加速产程前应除外头盆不称。

第二产程延长

产妇过度用力将减少胎盘氧供从而增加胎儿风险。鼓励产妇宫缩时自发"向下用力";避免让产妇深呼吸后屏气向下用力(封闭声门式用力)。协助产妇采取自由体位包括站立位。

● 除外胎先露异常或产道梗阻,给予缩宫素加速产程(**P-20 页**)。

● 如胎头仍无下降:

  − 如耻骨联合上触及胎头不超过 1/5,胎先露最低骨质部位位于坐骨棘水平及以下,行胎吸助产(**P-28 页**)或产钳助产(**P-35 页**)。

  − 以下行剖宫产术(**P-44 页**):

- 耻骨联合上可触及 1/5～3/5 的胎头, 胎先露最低骨质部位位于坐骨棘上 0 至 −2cm；
- 耻骨联合上可触及大于 3/5 的胎头, 胎先露最低骨质部位位于坐骨棘上 2cm 以上。

（虞　娇译　朱　好审）

胎方位及胎先露异常

胎方位异常是指胎头指示点（以枕骨为参照点）相对于产妇骨盆的位置异常。胎先露异常指所有非顶先露。

问题

● 胎儿胎方位或胎先露异常可能导致产程延长或停滞。

一般处理

> **处理需遵循的一些基本原则（C-20 页）。**

● **快速评估**产妇的一般情况，包括生命体征（脉搏，血压，呼吸），意识状态，是否存在烦躁和 / 或意识障碍，失血量，以及肤色和体温（**C-1 页**）。
● 评估胎儿情况：
　－ 宫缩后立刻听胎心：
　　－ 活跃期至少每 30min、第二产程每 5min 听胎心 1min。
　　－ 如胎心率异常（小于 100 次 /min 或超过 180 次 /min），考虑胎儿窘迫（**S-93 页**）。
　－ 如胎膜破裂，注意观察羊水颜色：
　　－ 羊水为黏稠胎粪者提示需密切监测，并可能需针对胎儿窘迫采取相应干预措施（**S-93 页**）。
　　－ 胎膜破裂后没有羊水流出可能提示羊水量少，可能存在胎儿窘迫。
● 提供鼓励和支持（**C-67 页**）。
● 通过产程图回顾产程（**C-71 页**）。
　注意：密切观察产妇情况。因胎先露异常可能导致产道梗阻，将增加子宫破裂风险。

诊断

- 胎头顶先露是最常见的胎先露,如先露为非顶先露,见**表 S-16**, **S-75 页**。
- 如为顶先露,利用胎头颅骨指示点来判断胎方位(**图 S-11**)。

图 S-11　颅骨指示点

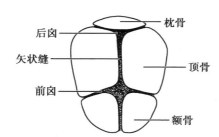

明确胎方位

- 胎头通常以枕横位入盆,胎头枕骨位于骨盆侧方(**图 S-12**)。

图 S-12　枕横位

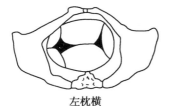
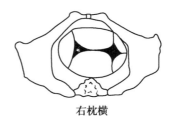

左枕横　　　　　　　　　右枕横

- 随着胎头下降,胎头枕骨旋转至母体骨盆前方(**图 S-13**)。当枕横位旋转至枕前位失败,应按枕后位处理(**S-75 页**)。

图 S-13　枕前位

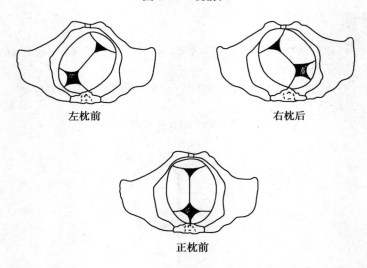

左枕前   右枕后

正枕前

- 先露正常的另一个特征是胎头俯屈良好（**图 S-14**），阴道检查胎头枕骨低于顶骨。

图 S-14　胎头俯屈良好

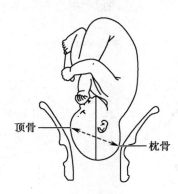

顶骨 ————→   ←———— 枕骨

- 如胎头为枕前位或枕横位（产程早期）且俯屈良好，继续观察产程（**C-77 页**）。

- 如非枕前位，明确胎方位并尝试纠正（**表 S-16**）。
- 如先露非胎头或者胎头俯屈不良，确认并且纠正先露异常（**表 S-16**）。

表 S-16　胎方位异常的诊断

症状及体征	图
枕后位：胎儿枕骨位于母体骨盆的后方（**图 S-15** 和**图 S-16**） 腹部检查：下腹部较平坦，前方可触及胎儿肢体，胎心在侧腹部较易闻及 阴道检查：后囟位于骶骨前方，如胎头俯屈不良则较易触及前囟 处理，见 **S-78 页**	图 S-15 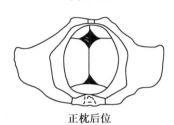 正枕后位 图 S-16 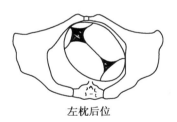 左枕后位
枕横位：胎头枕骨位于母亲骨盆侧方（**图 S-17**），当第一产程后期胎方位仍为枕横位时，应按照枕后位处理（**S-78 页**）	图 S-17 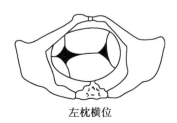 左枕横位

续表

症状及体征	图
额先露，是由于胎头部分仰伸导致枕骨高于前顶骨（**图 S-18**） 腹部检查，耻骨联合上方可触及半个以上胎头，枕骨位置高于前顶骨 阴道检查，可触及前囟及眼眶 处理见 **S-79 页**	图 S-18 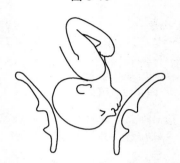
面先露：胎头过度仰伸导致阴道检查既不能触及枕骨，也无法触及前顶骨（**图 S-19** 和**图 S-20**） 腹部检查：可能触及枕骨和胎背间的凹陷 阴道检查：可触及胎儿面部，检查者手指易伸入胎儿口中，感受到上下颌骨 处理见 **S-79 页**	图 S-19 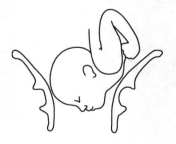 图 S-20 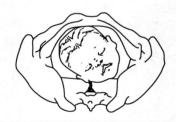

续表

症状及体征	图
复合先露：指胎儿手臂脱出至先露侧方。脱出的手臂与胎头同时入盆（**图 S-21**） 处理，见 **S-80 页**	**图 S-21** 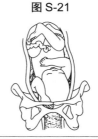
臀先露：胎臀或胎足为先露部 腹部检查：上腹部可触及胎头，骨盆上缘可触及胎臀。听诊胎心位置高于顶先露者 阴道检查：产程中可触及胎臀或胎足，常见到黏稠、深色的胎粪 处理见 **S-81 页**	**图 S-22** 
完全臀先露：胎儿两侧髋关节及膝关节均屈曲（**图 S-22**） 单臀先露：胎儿两侧髋关节屈曲而膝关节伸展（**图 S-23**） 足先露，胎儿一侧髋关节、膝关节伸展（**图 S-24**）	**图 S-23** 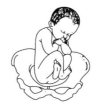 **图 S-24** 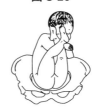

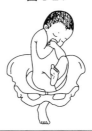

续表

症状及体征	图
横产式和肩先露：当胎儿纵轴与母体纵轴垂直（**图 S-25**）时，胎肩为先露部位	**图 S-25** 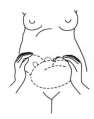
腹部检查：耻骨联合上方既未触及胎头，又未触及胎臀，胎头通常位于侧腹部	
阴道检查：可能触及胎肩。胎儿手臂可能脱出，阴道检查可能触及胎儿手肘、手臂或手	
处理见 **S-83 页**	

具体管理

枕后位

90% 的枕后位胎儿在产程中可自发转为枕前位。当胎头不旋转或不下降时可能发生产程停滞。分娩可能因会阴撕裂或会阴切口外延而变得复杂。

- 如出现产道梗阻征象但胎心率正常，可让产妇走动或改变体位以促进胎头自发旋转。
- 如在任何阶段出现产道梗阻征象且胎心率异常（少于 100 次 /min 或超过 180 次 /min），则行剖宫产（**P-44 页**）。
- 如宫口未开全且没有产道梗阻征象，可使用缩宫素加速产程（**P-20 页**）。
- 如宫口开全，但第二产程经过产妇屏气后胎头没有下降，需评估是否存在产道梗阻（**表 S-15，S-61 页**）：
  - 如无梗阻征象，使用缩宫素加速产程（**P-20 页**）。
- 如宫口开全：
  - 如耻骨联合上方触及胎头不超过 2/5，或胎头骨质部分最低点位于 0 位（S0）及以下，使用胎吸助产（**P-28 页**）或产钳助产（**P-35 页**）。
  - 否则，行剖宫产（**P-44 页**）。

额先露

额先露常发生产程停滞,通常不能经阴道分娩。罕见情况下,额先露可自发转为顶先露或面先露者,尤其当胎儿较小或胎儿死亡并浸软时。一旦胎膜破裂,正常大小的胎儿额先露再自发转为其他先露很少见。

- 如胎儿存活,则行剖宫产术(**P-44 页**)
- 如胎儿已死亡:
  - 若宫口未开全,行剖宫产术(**P-44 页**)。
  - 若宫口已开全:
    - 行毁胎术(**P-54 页**)。
    - 如操作者不擅长行毁胎术,则行剖宫产术(**P-44 页**)。

额先露时不要使用胎吸或出口产钳。

面先露

描述胎先露时以颏骨为指示点。颏前位的胎儿颏骨位于母亲骨盆前部(**图 S-26A**),需与颏后位(**图 S-26B**)鉴别。

图 S-26　面先露

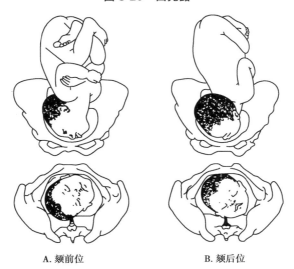

A. 颏前位   B. 颏后位

常发生产程延长。额前位时，胎头通过俯屈可下降及娩出；额后位时，胎头完全仰伸被骶骨阻挡，阻碍胎头下降，导致产程停滞。

额前位

- 如宫口开全：
  - 观察产程进展（**C-77 页**）。
  - 如产程进展缓慢并且无产道梗阻征象（**表 S-15，S-61 页**），使用缩宫素加速产程（**P-20 页**）。
  - 如胎头下降不满意，使用胎吸助产（**P-28 页**）或产钳助产（**P-35 页**）。
- 如宫口未开全且无产道梗阻征象，使用缩宫素加速产程（**P-20 页**），并像枕先露时一样监测产程进展。

额后位

- 如宫口开全，行剖宫产术（**P-44 页**）。
- 如宫口未开全，观察胎头下降、旋转过程及产程进展。如出现产道梗阻征象，行剖宫产术（**P-44 页**）。
- 如胎儿已死亡：
  - 行毁胎术（**P-54 页**）。
  - 如操作者不擅长行毁胎术，则行剖宫产术（**P-44 页**）。

面先露者禁止使用胎吸。

复合先露

仅当胎儿非常小或已死亡并发生浸软后，才能经阴道自然分娩。产程停滞通常发生在第二产程屏气阶段。

- 有时复位脱出的手臂可能可行：
  - 帮助产妇取膝 - 胸位（**图 S-27**）。
  - 将胎儿手臂推向骨盆上方并保持，直至一阵宫缩将胎头推入骨盆。
  - 同正常分娩一样观察产程（**C-77 页**）。
- 如无法复位或发生脐带脱垂，行剖宫产术（**P-44 页**）。

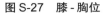

图 S-27　膝-胸位

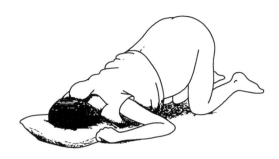

臀先露

产程延长合并臀先露是急诊剖宫产指征。产程进展停滞时应考虑头盆不称的可能（**表 S-15，S-61 页**）。

> **早产者臀先露发生率高。**

产程早期

理想情况下，每个臀位试产者都应在具备紧急剖宫产条件的医院中分娩。

- 符合以下条件，可尝试外倒转术（**P-13 页**）：
  - 孕 37 周后仍为臀先露（孕 37 周前，成功外倒转后可能再次自发转为臀先露）。
  - 能进行阴道试产。
  - 具备紧急剖宫产条件。
  - 胎膜完整并且羊水量正常。
  - 无并发症（如胎儿生长受限、阴道流血、前次剖宫产史、胎儿畸形、双胎、高血压、死胎等）。
- 如外倒转成功，按正常分娩观察产程（**C-77 页**）。
- 如外倒转失败，行臀位阴道分娩或行剖宫产术（**P-44 页**）。

臀位阴道分娩

- 在下列情况下，在有经验的医疗保健机构进行臀位阴道分娩（**P-38 页**）是安全可行的：
  - 完全或单臀先露（**图 P-15，P-38 页**）。
  - 骨盆径线正常。
  - 胎儿没有过大。
  - 无因头盆不称而行的前次剖宫产史。
  - 胎头俯屈。
- 规律检查产程并记录在产程图上（**C-71 页**）。
- 如胎膜破裂，立刻检查除外脐带脱垂。
- 注意：不要人工破膜。
- 如脐带脱垂而又无法即刻经阴道分娩，行剖宫产术（**P-44 页**）。
- 如胎心率异常（少于 100 次 /min 或超过 180 次 /min）或产程延长，行剖宫产术（**P-44 页**）。

注意：胎粪在臀位分娩时很常见，如胎心正常则非胎儿宫内窘迫征象。

宫口开全前，产妇不应屏气用力。宫口开全应通过阴道检查来确认。

臀先露剖宫产

- 当存在以下情况时，推荐行剖宫产，与阴道分娩相比更为安全（**P-44 页**）：
  - 双足先露。
  - 均小骨盆或骨盆畸形。
  - 胎儿较大。
  - 因头盆不称而行的前次剖宫产史。
  - 胎头过度仰伸。

注意：选择性剖宫产不改善臀位早产的预后。

并发症

胎儿臀先露的并发症包括：

- 脐带脱垂。
- 因胎儿手臂及胎头过度伸展、宫口扩张不充分或头盆不称导致的产伤。

- 因脐带脱垂、脐带受压、胎盘早剥或后出头困难导致的窒息。
- 腹部器官损伤。
- 颈部折断。

横位及肩先露

- 如产妇在产程早期并且胎膜完整,尝试外倒转术(**P-13 页**):
  - 如外倒转成功,继续观察产程进展(**C-77 页**)。
  - 如外倒转失败或不可行,行剖宫产术(**P-44 页**)。
- 监测脐带脱垂征象。如发生脐带脱垂而又无法即刻经阴道分娩,行剖宫产术(**P-44 页**)。

注意:当对产妇监测不利时,可能会发生子宫破裂(**S-20 页**)。

　　在目前的实际操作中,无论胎儿存活还是死亡,产程中持续横位都以剖宫产终止妊娠。

(虞　娇译　朱　好审)

肩难产

定义

- 胎头已娩出,胎肩嵌顿无法娩出。

一般处理

- 所有分娩均应警惕肩难产的发生,尤其在估计胎儿体重较大时。
- 配备有充足的人员。

> **肩难产无法预测。**

诊断

- 胎头已娩出但仍紧贴外阴。
- 胎儿颏部回缩压迫会阴。
- 牵引胎头娩胎肩失败,胎肩嵌顿于耻骨联合后方。

处理

> **处理时需遵循的基本原则(C-20 页)。**

- 请求援助,立刻召集所有人员。
- 进行充分的会阴切开(**P-68 页**)减少软产道梗阻,增加操作空间。
- 产妇仰卧位,使其两侧大腿屈曲,膝盖尽量靠向胸口(**图 S-28**)。让两位助手帮助固定产妇膝盖屈曲至胸口处。
- 戴无菌手套:
  - 助产者持续向下用力牵引胎儿头部,使嵌顿于耻骨联合上方的胎儿前肩自然松动。

  注意: 避免暴力牵引胎头,以免损伤臂丛神经。
  - 另一助手同时在产妇耻骨上方向下加压,协助娩出胎肩。

  注意: 禁止按压宫底以免进一步影响胎肩,并可导致子宫破裂。
- 如胎肩仍未娩出:
  - 助产者手沿胎背侧伸入阴道内。

- – 向胎儿胸骨侧的肩部施压旋转胎肩,减小肩径。
- – 必要时,向胎儿胸骨背侧的肩部施压旋转胎肩。
- 如通过以上步骤仍未娩出胎肩:
  - – 一只手至阴道内

图 S-28　助手帮助固定产妇膝盖屈曲至胸口处

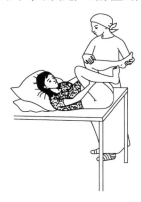

- – 抓住胎儿后臂肱骨,使肘关节屈曲于胸前,以洗脸式娩出后臂。这可以为娩出耻骨联合下方的前肩提供空间(**图 S-29**)。

图 S-29　抓住后臂肱骨,在胸前以洗脸式娩出后臂

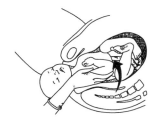

- 如通过以上步骤仍未娩出胎肩,其他措施包括:
  - – 断锁骨减小肩径以娩出前肩。
  - – 用钩子钩住胎儿腋窝牵引娩出后臂。

(虞　娇译　朱　好审)

子宫过度膨胀的分娩

定义

- 子宫过度膨胀或宫高大于该孕周正常值的产妇进入产程。

一般处理

> 处理时应用的基本原则（**C-20 页**）。

- 提供产时支持。
- 明确孕周。

诊断

- 如腹部触诊仅触及一个胎儿，应考虑孕周错误、巨大儿、羊水过多等可能。
- 如腹部可触及多个胎儿肢体，应怀疑多胎妊娠。多胎妊娠的其他体征包括：
  - 胎儿头部相对于子宫偏小。
  - 子宫大于孕周。
  - 多普勒可闻及不止一个胎心。

注意： 胎心检测仪不能用于明确诊断，因胎心可在不同部位听到。

- 有条件时使用超声检查：
  - 确认胎儿数目、胎先露及胎儿大小。
  - 评估羊水量。
- 如无超声设备，使用放射检查（前后位）确定胎儿数目及胎先露。

特殊处理

单胎

- 处理同正常分娩（**C-60 页**）。
- 警惕产程延长及梗阻性难产（**S-70 页**）、肩难产（**S-84 页**）及产后出血（**S-23 页**）的发生。

羊水过多

- 继续试产。
- 监测母儿情况（**C-69 页**）。
- 观察产程进展（**C-70 页**）；产程进入活跃期后应用产程图记录。
- 如孕妇因子宫过度膨大而感到不适，可适当放羊水：
    - 触诊胎位。
    - 皮肤消毒（**C-28 页**）。
    - 在无菌条件下，插入 20G 脊柱针穿过腹壁和子宫壁，取出针芯。
    - 用大号注射器抽吸液体。或者将输液装置附在针头上，让液体缓慢流入容器中。
    - 如孕妇不再因子宫过度膨大而不适，放回针芯，拔除套管针。
- 如因其他原因需行人工破膜，使用羊膜钩或有齿止血钳破膜（**P-25 页**）。
- 当胎膜破裂时检查是否存在脐带脱垂。如脐带脱垂且无法即刻经阴道分娩，行剖宫产术（**P-44 页**）。

多胎妊娠

第一个胎儿

- 开通静脉通路，缓慢静脉滴注（**C-27 页**）。
- 间断听胎心监测胎儿情况。如胎心率异常（小于 100 次 /min 或大于 180 次 /min），考虑胎儿窘迫（**S-93 页**）。
- 检查胎先露：
    - 如第一胎为顶先露，产程处理同单胎顶先露（**C-64 页**），同时：

　　　－ 监测母儿情况（**C-69 页**）。

　　　－ 监测产程进展（**C-70 页**）；进入活跃期后记录产程图。

　－ 如第一胎为臀先露，产程处理同单胎臀先露（**S-81 页**），同时：

　　　－ 监测母儿情况（**C-69 页**）。

　　　－ 监测产程进展（**C-70 页**）；进入活跃期后记录产程图。

　－ 如第一胎为横位，则行剖宫产术（**P-44 页**）。

止血钳钳夹脐带母体侧，在第二个胎儿娩出前，不要试图娩出胎盘。

第二个胎儿（或其余胎儿）

● 第一个胎儿娩出后立刻：

　－ 触诊腹部，确定未娩胎儿的胎产式。

　－ 通过外倒转纠正为纵产式（**P-13 页**）。

　－ 检查胎心率。

● 进行阴道检查：

　－ 是否发生脐带脱垂（**S-95 页**）。

　－ 胎膜是否完整。

　－ 其余胎儿的胎先露。

顶先露

● 如胎头未衔接，尽可能帮助胎头入盆（手在腹部协助）。

● 如胎膜完整，使用羊膜钩或者有齿血管钳人工破膜。

● 宫缩间歇期监测胎心率。

● 如第一个胎儿娩出后子宫收缩乏力，快速上调缩宫素达到理想宫缩（10min 内 3 次宫缩，每次持续时间大于 40s）加速产程（**表 P-8**，**P-22 页**）。

● 如规律宫缩后 2h 仍未阴道分娩，或胎心率异常（小于 100 次 /min 或大于 180 次 /min），行剖宫产术（**P-44 页**）。

臀先露

● 如胎儿估计体重不超过第一个胎儿，并且宫口未回缩，可考虑行臀位助产术（**P-38 页**）或臀牵引术（**S-81 页**）：

　－ 如第一个胎儿娩出后宫缩乏力或无宫缩，快速但有控制地静脉滴注缩宫素（见**表 P-8，P-22 页**）达到理想宫缩（10min 内 3 次宫缩，每次持续 40s 以上）。

- – 如胎膜完整且胎臀下降，使用羊膜钩或有齿止血钳人工破膜（**P-25 页**）。
- – 宫缩间歇期监测胎心。如胎心率异常（小于 100 次 /min 或大于 180 次 /min），行臀牵引术（**P-38 页**）。
- 如无法经阴道分娩，行剖宫产术（**P-44 页**）。

横位

- 如胎膜完整，尝试外倒转（**P-13 页**）。
- 如外倒转失败并且宫口开全且胎膜完整，尝试内倒转：

注意：如操作者经验不足，胎膜破裂、羊水已流尽，或为瘢痕子宫，不要试图内倒转。如胎儿不易转动，不要反复尝试。

- – 戴无菌手套，一只手伸入子宫抓住胎足。
- – 轻轻地向下转动胎儿。
- – 继续进行臀牵引术（**P-38 页**）。
- 宫缩间歇期监测胎心。
- 如外倒转术或内倒转术无法实行或失败，行剖宫产术（**P-44 页**）。
- 缩宫素在最后一个胎儿娩出后 1min 内给予缩宫素 10U 肌内注射或给予麦角新碱 0.2mg 肌内注射，并继续积极处理第三产程，减少产后失血（**C-79 页**）。

并发症

- 多胎妊娠的母体并发症包括：
  - – 贫血
  - – 流产
  - – 妊娠期高血压，子痫前期
  - – 羊水过多
  - – 产程中子宫收缩乏力
  - – 胎盘滞留
  - – 产后出血
- 胎盘及胎儿的并发症包括：
  - – 前置胎盘

- 胎盘早剥
- 胎盘功能不全
- 早产
- 低出生体重
- 胎先露异常
- 脐带脱垂
- 先天畸形

（虞　娇译　朱　好审）

瘢痕子宫阴道分娩

定义

- 瘢痕子宫（前次子宫手术史）的孕妇临产。

一般处理

> **处理时应用的基本原则（C-20 页）。**

- 开通静脉通路（**C-27 页**）。
- 充分了解病史，明确瘢痕子宫的原因：剖宫产或其他子宫手术（如修补前次子宫破裂或切除宫角妊娠）等。子宫瘢痕可使局部肌层变薄弱，导致产时子宫破裂（**框 S-8**）。

框 S-8　瘢痕子宫破裂

- 前次子宫纵切口剖宫产者可在临产前或潜伏期发生子宫破裂。
- 子宫横切口剖宫产者通常在产程活跃期或第二产程屏气用力时破裂。
- 破裂可能仅为肌层一小部分，伴有轻微疼痛或出血。胎儿和胎盘仍可在子宫内，胎儿可存活数分钟至数小时。

特殊处理

研究表明，超过 50% 的子宫下段横切口剖宫产史者可经阴道分娩。据报道，子宫下段横切口瘢痕在严密监控产程的过程中发生破裂的概率小于 1%。

阴道试产

- 确定有利于阴道试产的条件，包括：
  - 前次手术为子宫下段横切口剖宫产。
  - 胎儿为正常顶先露。

    – 具备紧急剖宫产的条件。

- 如这些条件无法满足，或产妇既往有 2 次子宫下段剖宫产史或有子宫破裂史，则行剖宫产术（**P-44 页**）。
- 监测母儿情况（**C-69 页**）。
- 监测产程（**C-70 页**）；产程进入活跃期后记录产程图。
- 如宫口扩张曲线落于产程图警戒线右侧，分析产程缓慢原因，并进行恰当处理（**表 S-15，S-61 页**）：
  - 如为子宫收缩乏力导致的产程进展缓慢（**表 S-15，S-61 页**），可使用缩宫素加速产程（**P-20 页**）。
  - 如存在头盆不称或产道梗阻的征象（**表 S-15，S-74 页**），立即行剖宫产术（**P-44 页**）。
- 如出现先兆子宫破裂征象（母体心率快，持续腹痛和耻骨上压痛，胎儿窘迫），立即行剖宫产术（**P-44 页**）。
- 如怀疑子宫破裂，立即行剖宫产术（**P-44 页**），术中同时行子宫修补（**P-91 页**）或子宫切除术（**P-97 页**）。

（虞　娇译　朱　好审）

产时胎儿窘迫

定义

- 胎心率异常（小于 100 次 /min 或大于 180 次 /min）。
- 羊水胎粪重度污染。

一般处理

> **治疗需遵循的一些基本原则（C-20 页）。**

- 改变体位或左侧卧位。
- 若正在使用缩宫素则停用。
- 给予面罩或鼻导管吸氧，4～6L/min。

特殊处理

胎心率异常

框 S-9　胎心率异常

- **胎心率正常**可能表现为宫缩时胎心率减慢，但宫缩消退通常立刻恢复正常。
- 无宫缩时**胎心率显著减慢**或宫缩后持续减慢提示胎儿窘迫。
- **胎心率增快**可能由母体发热或者使用导致其心率增快的药物（如特布他林或利托君）、高血压、羊膜炎所致。如无母体心率过快而出现胎心率过快，应当考虑胎儿窘迫可能。

- 当**母体因素**（如发热、出血、药物使用）确定时，采取恰当的措施：
  - 如**阴道流血伴有间歇性或持续性腹痛**时，应怀疑胎盘早剥（**S-21 页**）。
  - 如有**感染征象**（发热，阴道分泌物有异味）时，予以抗生素治疗羊膜炎（**S-141 页**）。
  - **胎心率可闻及但减慢**，且产妇使用过镇静剂，待药物作用消退后重新评估。

- 如**非母体因素**，且至少三次宫缩**胎心率始终异常**，应行阴道检查（**C-70 页**）寻找胎儿窘迫原因：
  - **脐带低于先露部或位于阴道内**，按照脐带脱垂处理（**S-109 页**）。
- 当**胎心率持续异常**或出现**其他胎儿窘迫表现**（羊水重度胎粪污染）时，应立即终止妊娠：
  - 如**宫口全开，胎头 S+3 或双顶径平面达骨棘水平**，行胎头吸引（**P-28 页**）或产钳助产（**P-35 页**）。
  - 如**宫口未开全或胎头未达 S+3 或双顶径平面位于坐骨棘水平以上**，行剖宫产终止妊娠（**P-44 页**）。

胎粪

- 当胎儿成熟时常见羊水粪染，其本身并不是胎儿窘迫的标志。轻度羊水粪染而无胎心率异常需引起警惕。
- **羊水重度粪染**提示羊水减少并混有胎粪，需加快分娩、产时清理新生儿气道预防胎粪吸入（**S-166 页**）。
- **臀先露**时，由于胎儿腹部受压而排出胎粪，除非发生在产程早期，否则并非胎儿窘迫的表现。

（戴淞娟 译　沈　婕 审）

脐带脱垂

定义

- 脐带位于胎先露下方。
- 破膜后在阴道内发现脐带。

一般处理

治疗需遵循的一些基本原则（**C-20 页**）。

- 给予面罩吸氧或鼻导管吸氧，4～6L/min。

特殊处理

有脐带搏动

若**扪及脐带搏动**，则胎儿仍存活。

- 立即行阴道检查判断产程进展（**表 C-8，C-60 页**）。
- 当发生于**第一产程**时，按以下操作：
  - 戴无菌手套，一只手伸入阴道，上推胎先露部至骨盆入口以上，减少脐带受压。
  - 另一只手置于耻骨联合上方协助胎先露移出骨盆。
  - 一旦胎先露牢牢地固定于骨盆入口上方，阴道内手退出，置于腹部的另一只手维持至行剖宫产术。
  - 如条件允许，给予宫缩抑制剂（**S-123 页**）减少宫缩。
  - 行紧急剖宫产（**P-44 页**）。
- 当发生于第二产程时：
  - 行胎头吸引（**P-28 页**）或产钳助产（**P-35 页**）加速分娩。
  - **臀先露**时，行臀位抽出术（**P-38 页**）或行臀位后出头产钳助产（**P-42 页**）。
- 准备好新生儿复苏（**S-141 页**）。

无脐带搏动

若**无脐带搏动**，则胎儿已死亡。应以对母亲最安全的分娩方式娩出胎儿。

（戴淞娟 译   沈   婕 审）

产前及产时发热

定义

- 孕妇产前或产时发热（体温≥38℃）。

处理

> 治疗需遵循的一些基本原则（**C-20 页**）。

- **迅速评估**患者一般情况，包括生命体征（脉搏，血压，呼吸），意识水平，是否存在烦躁和／或意识障碍，失血量的评估，皮肤颜色和温度变化（**C-1 页**）。
- 如**怀疑休克**，应立即给予相应处理（**S-1 页**）。即使目前没有休克症状，在进一步评估孕妇时仍应对休克保持高度警惕，因孕妇情况可能迅速恶化。如**出现休克**，立即开始治疗很重要。
- 根据孕周监测胎心，询问胎动情况：
  - 如**胎心率异常**（＜100 次/min 或 ＞180 次/min），考虑胎儿宫内窘迫（**S-93 页**）。
  - 如**未闻及胎心**，应多人听诊，或者使用多普勒胎心仪听诊。
  - 如胎动消失或者**未闻及胎心**，应怀疑胎死宫内（**S-132 页**）。

诊断

表 S-17　产前和产时发热的鉴别诊断

典型症状及体征	可能伴随的症状及体征	可能的诊断
排尿困难 尿频尿急	耻骨上／耻骨后疼痛 腹痛 少数伴发热	膀胱炎，见 **S-100 页**

典型症状及体征	可能伴随的症状及体征	可能的诊断
高热 / 寒战 排尿困难 尿频尿急 腰痛	耻骨上 / 耻骨后疼痛 腰痛 / 压痛 肋骨（肋脊角）压痛 食欲缺乏 恶心 / 呕吐	急性肾盂肾炎，见 **S-100** 页
孕 22 周前阴道分 泌物有异味 发热寒战 子宫压痛	下腹痛 反跳痛 阴道流血时间长 宫颈脓性分泌物	感染性流产（**表 S-2，S-8** 页）
发热 / 寒战 孕妇心动过速 腹痛 胎儿心动过速	阴道流液史 孕 22 周后，阴道水样分 泌物有异味 子宫压痛 少量阴道流血	羊膜炎，见 **S-137** 页
咳嗽咳痰 胸痛	肺实变 呼吸困难、呼吸急促 干 / 湿啰音（哮鸣音）	肺炎，见 **S-129** 页
发热 / 寒战 头痛 肌肉 / 关节疼痛	脾大	单纯性疟疾，见 **S-101** 页
单纯疟疾症状体征 昏迷 贫血	抽搐 黄疸	重症疟疾，见 **S-104** 页
发热 头痛 干咳 精神萎靡 食欲缺乏 脾大	意识模糊 昏迷	伤寒 [a]

续表

典型症状及体征	可能伴随的症状及体征	可能的诊断
发热	肌肉、关节疼痛	肝炎 [b]
精神萎靡	荨麻疹	
食欲缺乏	脾大	
恶心		
尿色深伴陶土样便		
黄疸		
肝大		

[a] 口服氨苄西林 1g，每 6h 一次，连用 14 天；或口服阿莫西林 1g，每 8h 一次，连用 14 天；根据药物敏感试验更改治疗方案；奎诺酮耐药率高的地区可考虑注射第三代头孢菌素。

[b] 对症支持治疗并观察病情变化。

一般处理

- 鼓励休息。
- 鼓励液体摄入。
- 使用物理降温，必要时开窗以降温。
- 可给予对乙酰氨基酚 500～1 000mg 降温，每 6h 或 8h 一次（24h 最大剂量 4 000mg）。

特殊处理

尿路感染

辅助检查

尿试纸、尿镜检、尿培养检查可用于评估有无尿路感染，但不能鉴别膀胱炎及急性肾盂肾炎。

- 尿试纸白细胞酯酶试验可用以检测白细胞、尿蛋白及隐血；硝酸盐还原酶实验可用以检测尿亚硝酸盐。

- 尿高倍镜下镜检可能显示成簇的白细胞、细菌及红细胞。
- 如果有条件，应行尿培养及药敏试验，以确定病原菌及敏感的抗生素。

注意：尿液检查需留取清洁中段尿以尽量减少污染的可能性。污染可表现为显微镜下可见许多上皮细胞。

膀胱炎

膀胱炎是膀胱（下尿路）的感染。

- 使用抗生素治疗（**C-39 页**），抗生素选择如下：
  - 阿莫西林 500mg，每 8h 口服一次，连用 3 天。
  - 呋喃妥因 100mg，每 8h 口服一次，连用 3 天。

注意：避免足月后使用呋喃妥因，可致新生儿溶血。

- 妊娠期间如果**治疗无效**或者**重复感染≥2 次**，尽可能地行尿培养及药物敏感试验，针对菌群使用敏感的抗生素治疗。

急性肾盂肾炎

急性肾盂肾炎为上尿路感染，主要累及肾盂，也可累及肾实质。妊娠期急性肾盂肾炎可出现明显症状，对所有发热、有尿路症状及腰痛的孕妇应立即进行诊治。

- 如**存在或怀疑休克**，立即开始治疗（**S-1 页**）。
- 开通静脉，静脉补液速度 150mL/h（**C-27 页**）。
- 尽可能行尿常规及尿培养检查，并立即行经验性抗感染治疗（有条件时按尿培养结果选用抗生素）。
- 给予静脉抗生素治疗直至体温正常 48h（**C-40 页**）：
  - 氨苄西林 2g，每 6h 静脉注射。
  - 配伍庆大霉素 5mg/kg，每 24h 静脉注射一次。
- **一旦体温正常 48h 且可正常进食不再呕吐**，改用口服抗生素，疗程达 14 天，口服抗生素选择如下：
  - 阿莫西林 1g，每 8h 口服一次，使疗程达 14 天。

注意：应在 **48h** 内评估临床疗效。如无效，应重复尿培养并行药物敏感试验。同时重新评估有无其他感染源。

- 确保足够的入液量（口服或静脉）。

● 口服乙酰氨基酚 500～1 000mg,每天 3～4 次,以缓解疼痛和降温（24h 最大剂量为 4 000mg）。

注意：如有**明显宫缩及血性分泌物**应警惕早产（**S-122 页**）。

疟疾

在非洲疟疾流行地区,发热女性需考虑单纯或重症疟疾可能。

● 给予治疗,后续在妊娠期间给予间断预防性治疗（intermittent preventive treatment in pregnancy,IPTp）：

- 作为产前 IPTp 常规治疗的一部分,所有孕妇给予磺胺／乙胺嘧啶（一次 3 片,每片含有 500mg/25mg）治疗。

- 在中孕期（孕 13 周起）即可予以治疗。

- 至少一月一次的 IPTp。

- 保证妊娠期间至少 3 个疗程。

● 推广使用含有杀虫剂处理的蚊帐。

注意：

● 考虑药物相互作用影响抗疟疾疗效,使用磺胺／乙胺嘧啶时不宜同时使用超过 5mg/d 的叶酸,但 WHO 推荐的叶酸用量（0.4mg/d）可安全使用。

● 考虑药物不良反应增加,感染 HIV 病毒且服用复方新诺明者不应予以 IPTp。

原文：*WHO,WHO Policy Brief for the Implementation of Intermittent Preventive Treatment of Malaria in Pregnancy Using Sulfadoxine-Pyrimethamine（IPTp-SP）,April 2013.*

单纯性疟疾

五种致疟疾的主要寄生虫：恶性疟原虫、间日疟原虫、卵形疟原虫、三日疟原虫、诺氏疟原虫。如果没有**早期识别并予以治疗**,恶性疟可导致孕妇严重疾病甚至死亡。当疟疾急性期表现为发热时,与其他发热性疾病较难鉴别,但如孕妇发热且有疫情接触史时应高度怀疑疟疾。

当高度传染地区孕妇出现发热,需立即予以快速检测排除疟疾。

- **无疟疾免疫力**的女性（居住于非疟疾地区）容易出现严重的疟疾并发症（**S-104 页**）。
- 对于**疟疾获得性免疫**（带虫免疫）的女性，出现严重贫血及分娩低出生体重儿的风险较高。

注意：若疟原虫类型未明确，按单纯恶性疟原虫感染处理。

相关检查

- 如无法进行相关检查，应在临床高度怀疑的情况下（如头痛、发热、关节疼痛），启用抗疟疾药物治疗。
- 针对高度传染地区发热患者，如无法排除疟疾，即使可能存在其他发热原因，予以抗疟疾治疗。
- 可行条件下，通过以下方式确诊：
  - 镜检厚血片及薄血片。
    - 厚血片对发现病原体较敏感（未发现疟原虫不能排除疟疾）。
    - 薄血片能识别疟原虫的种类。
  - 快速抗原检测试验。

如仍怀疑疟疾，在 6h 内重复检测。

急性单纯性恶性疟

恶性疟对氯喹耐药较普遍，也对其他药物（如奎宁，磺胺／乙胺嘧啶，甲氟喹）耐药，因此应根据当地的指南予以抗疟疾治疗。抗疟药物包括奎宁、氯喹、克林霉素、甲氟喹及氯胍在早孕期使用安全，妊娠期禁用伯氨喹、四环素、多西环素及卤泛群。

早孕期

- 口服**奎宁类**（二氢氯化物／硫酸盐）10mg/kg，每天 3 次，联合**克林霉素** 300mg 每 6h 一次，连用 7 天。
- 如无**克林霉素**，口服**奎宁类**（二氢氯化物／硫酸盐）单药治疗，10mg/kg，每天 3 次，连用 7 天。
- 如无奎宁类药物、上述联合用药无效或不能保证连续使用 7 天，可使用以青蒿素为基础的联合疗法（artemisinin-based combination therapy，ACT）。

中孕期及晚孕期

- 根据当地指南予以 ACT 口服治疗（以体重≥50kg 为例）：
  - 青蒿素甲醚 80mg 及本芴醇 480mg，每天 2 次，连用 3 天。
  - 青蒿素甲醚 200mg 及阿莫地喹 540mg，每天 1 次，连用 3 天。
  - 青蒿素甲醚 200mg 及甲氟喹 440mg，每天 1 次，连用 3 天。
  - 双氢青蒿素 160mg 及哌喹 1 280mg，每天 1 次，连用 3 天。
  - 青蒿素甲醚 200mg，每天 1 次，连用 3 天，第 1 天加用磺胺 / 乙胺嘧啶（1 500/750mg）1 次。

注意：奎宁类药物会增加孕晚期低血糖风险，因此奎宁和克林霉素联合疗法只有在其他方案无效时使用。

间日疟原虫、卵形疟原虫、三日疟原虫、诺氏疟原虫相关的疟疾

早孕期

氯喹敏感的间日疟传染地区——首选氯喹

- 口服氯喹 10mg/kg，每天 1 次，连用 2 天，第 3 天 5mg/kg。

氯喹耐药的间日疟传染地区

有部分地区报道出现氯喹耐药间日疟，临床医师在考虑使用二线药物前，应先排除患者依从性差或新发感染恶性疟。如**无法行检测诊断，按恶性疟处理**。确诊耐药间日疟则给予奎宁类（二氢氯化物 / 硫酸盐）10mg/kg，一天 3 次，连用 7 天。

注意：奎宁的用量在所有类型疟疾中皆相同。

中孕期及晚孕期

在**氯喹敏感间日疟传染地区——单用 ACT 或奎宁**（参考**急性单纯性恶性疟的早孕期、中孕期及晚孕期**的治疗剂量）。

在**氯喹耐药间日疟传染地区——使用 ACT**（参考**急性单纯性恶性疟的中孕期及晚孕期**的治疗剂量）。

预防复发治疗

孕妇及产后 6 个月内的哺乳产妇禁用伯氨喹。给予氯喹每周一次直至分娩及哺乳结束以预防间日疟及卵形疟复发，之后可在监测葡萄糖 -6- 磷酸脱氢酶水平的基础上给予伯氨喹治疗预防复发。

间日疟及卵形疟肝内期的治疗

间日疟及卵形疟可能在肝脏中处于休眠状态,有时释放入血形成新的感染症状,应给予伯氨喹(每天 0.25~0.5mg/kg)共 14 天以清除肝内病原体,但不能用于孕妇及产后 6 个月内的哺乳产妇。

重症疟疾

妊娠中晚期孕妇相对于其他成年人更容易发展为重症疟疾,且妊娠期重症疟疾可能被误诊为子痫。居住于**疟疾高发地区的孕妇如有发热、头痛、抽搐且疟疾不能排除**时,应同时行子痫及疟疾治疗。

> **患重症疟疾的孕妇更易出现低血糖、肺水肿、贫血及昏迷,常发生早产及死胎。**

- 重症疟疾可在产后马上发生。
- 重症疟疾孕妇细菌感染风险高,需予以排除或恰当处理。

抗疟疾药物

重症疟疾孕妇应立即予以足量的注射用抗疟疾药,未经治疗的重症疟疾(尤其是脑型)死亡率接近 100%,但若通过及时、有效的抗疟治疗和支持治疗,死亡率可降低至 10%~20%。

注射用青蒿琥酯

- **妊娠各期**重症疟疾的治疗选择青蒿琥酯:
  - 先静脉注射或肌内注射至少 24h,直到孕妇可耐受口服药物。
  - 随后给予口服 ACT **治疗 3 天**。

负荷量

静脉注射青蒿琥酯 2.4mg/kg,每 12h 一次维持至少 24h,直到可耐受口服药物。

维持量

- 第 2 天起静脉注射青蒿琥酯 1.2mg/kg,每天 1 次。
- 继续维持治疗直到患者意识清楚且可以吞咽,改青蒿琥酯 2mg/kg,口服每天 1 次,连用 7 天。

如无青蒿琥酯,予以肌内注射青蒿素甲醚。

肌内注射青蒿素甲醚

负荷量

● 第 1 天单次肌内注射青蒿素甲醚 3.2mg/kg。

维持量

● 第 2 天起每天肌内注射蒿甲醚 1.6mg/kg。

● 直到患者意识清楚且可以吞咽,予以口服 ACT 3 天。

如**无蒿甲醚**,应立即注射奎宁直至有青蒿素甲醚可使用。

二盐酸奎宁

负荷量

● 二盐酸奎宁 20mg/kg 加入 5% 葡萄糖溶液,静脉滴注维持 4h 以上。

  – **不可静脉注射奎宁。**

  – **如确认患者 12h 内已应用足量奎宁**(1.2g),不再给予负荷量,应使用维持剂量(见下文)。

  – 如**治疗史不详**,予以负荷剂量。

  – 根据患者液体平衡情况使用 5% 葡萄糖溶液 100~500mL。

● 负荷量治疗结束后,需在 4h 后(即给予初始剂量 8h 后)再给予维持量。

维持量

● 静脉滴注二盐酸奎宁 10mg/kg 维持 4h 以上,每 8h 重复使用(即静脉滴注 4h,停 4h,再次静脉滴注 4h)。

注意:静脉滴注时监测血糖谨防低血糖,每小时一次。

● 使用维持剂量直到患者意识清楚且可耐受口服治疗。方案如下:

  – 口服二盐酸奎宁或硫酸奎宁 10mg/kg,每 8h 一次,连用 7 天。

  – 口服 ACT(**S-102 页**)。

对患重症疟疾的孕妇应收入 ICU 加强监护,密切观察生命体征、昏迷指数、尿量、胎儿情况,有条件时每 4h 监测一次血糖,尤其当患者无自主意识时。

注意:当体温超过 38℃时,可以使用对乙酰氨基类药物退热,不宜使用阿司匹林及布洛芬,以避免消化道出血及肾损伤。

抽搐

- **发生抽搐**时，保持呼吸道畅通，侧卧，缓慢静脉注射地西泮 10mg（至少超过 2min）。
- 如**诊断为子痫**，予以硫酸镁预防再次抽搐（**框 S-4，S-48 页**）。
- 如**除外子痫**，予以苯妥英预防再次抽搐（下文）。

苯妥英

负荷量

- 苯妥英 1g（约 18mg/kg）加入 50～100mL 生理盐水，静脉滴注维持 >30min（药物浓度≤10mg/mL）：

> **注意**：只能使用盐水，其他溶液可能致苯妥英结晶反应。

  - 输注苯妥英前后需使用生理盐水冲管。
  - 输液速度低于 50mg/min，以免导致心律失常、低血压及呼吸抑制。
  - 1h 内输注完。

维持量

- 在负荷量使用至少 12h 后，给予苯妥英 100mg 每 8h 口服一次或缓慢静脉注射（大于 2min）。

液体平衡

- 严格监测入液量及尿量，避免液体量超负荷，定期评估孕妇临床情况。

注意：重症疟疾孕妇大多有循环超负荷倾向。

- 如出现**肺水肿**：
  - 支持治疗。
  - 面罩或鼻导管吸氧 4L/min。
  - 单次静脉注射呋塞米 40mg。
- 如出现**少尿**（少于 30mL/h）：
  - 检测血肌酐。

– 静脉补充晶体液（生理盐水、乳酸林格氏溶液）。

- 如**尿量无增加**，单次静脉注射呋塞米 40mg，继续监测尿量。
- 如**仍然少尿**（少于 30mL/h，超过 4h）且**血肌酐 >2.9mg/dL（256.4μmol/L）**，尽可能地将患者转至三级医疗机构治疗肾衰竭。

低血糖

低血糖在重症疟疾的任何阶段均较常见，尤其在奎宁治疗的初期。有时可无症状。

- 监测血糖，每 4h 一次。

注意：奎宁静脉注射期间，每小时一次。

- 当**发现低血糖**时，静脉注射 50% 葡萄糖溶液 50mL，随后静脉滴注 5% 或 10% 葡萄糖溶液 500mL 维持 8h 以上。

注意：监测血糖并相应调整补液。

- 密切监测液体平衡。

贫血

重症疟疾常伴有贫血。

- 每天监测血红蛋白。
- 必要时输血（**C-30 页**）。
- 监测液体平衡。
- 每输 1U 血，给予呋塞米 20mg 静脉注射或口服。
- 口服硫酸亚铁或富马酸亚铁 60mg 及叶酸 400μg 每天一次直至出院。

（吴旻儒 译   沈   婕 审）

产后发热

定义

- 分娩后 24h 后的发热（体温≥38℃）。

即刻处理

> **治疗需遵循的一些基本原则（C-20 页）。**

- **迅速评估**患者一般情况，包括生命体征（脉搏，血压，呼吸），意识水平，是否存在烦躁和／或意识障碍，失血量，皮肤颜色和体温（**C-1 页**）。
- 如果**怀疑有休克**，应立即给予相应处理（**S-1 页**）。即使目前没有休克症状，在进一步评估孕妇时仍应对休克保持高度警惕，孕妇情况可能快速恶化。如果**发展为休克**，需立即做出相应处理。

诊断

表 S-18　产后发热的鉴别诊断

典型症状及体征	可能伴随的症状和体征	可能的诊断
<ul><li>发热／寒战</li><li>下腹痛</li><li>脓性、有异味的恶露</li><li>子宫压痛</li></ul>	<ul><li>少量阴道流血 [a]</li><li>休克</li></ul>	产后子宫内膜炎，见 **S-111 页**
<ul><li>持续高热／寒战</li><li>下腹痛及腹胀</li><li>子宫压痛</li></ul>	<ul><li>抗生素治疗效果差</li><li>附件区或道格拉斯窝肿块</li><li>后穹窿穿刺出脓液</li></ul>	盆腔脓肿，见 **S-112 页**
<ul><li>低热／寒战</li><li>下腹痛</li><li>肠鸣音消失</li></ul>	<ul><li>反跳痛</li><li>腹胀</li><li>食欲缺乏</li><li>恶心／呕吐</li><li>休克</li></ul>	腹膜炎，见 **S-112 页**

续表

典型症状及体征	可能伴随的症状和体征	可能的诊断
• 产后 3～6 天乳房胀痛	• 乳房肿胀，质地较硬 • 累及双侧乳房	乳胀，见 **S-112 页**
• 乳房胀痛 • 乳房有楔形红肿	• 肿胀后有炎症表现 • 常只累及一侧乳房	乳腺炎，见 **S-113 页**
• 乳房肿胀、质硬 • 伴皮肤红斑、红疹	• 乳房肿胀有波动感 • 引流出脓液	乳房脓肿，见 **S-114 页**
• 切口触痛，伴血性 / 浆液性渗出	• 轻度红疹、红斑（超出切口边缘）	切口脓肿、切口血肿，见 **S-115 页**
• 切口疼痛，并触痛 • 红斑、红疹及水肿，超出切口边缘	• 切口边缘较硬 • 脓液流出 • 切口周围红肿	伤口蜂窝织炎，见 **S-115 页**
• 排尿困难 • 尿频尿急	• 耻骨后 / 耻骨上方疼痛 • 腹痛	膀胱炎，见 **S-100 页**
• 高热 / 寒战 • 排尿困难 • 尿频尿急 • 患侧腰痛	• 耻骨后方 / 耻骨上方疼痛 • 腰痛 / 压痛 • 胸廓（肋脊角）压痛 • 食欲缺乏 • 恶心 / 呕吐	急性肾盂肾炎，见 **S-100 页**
• 高热，抗生素治疗无效 • 患侧腿部肿胀 • 腓肠肌压痛	• 患侧肢体发热发红	深静脉血栓形成[b]
• 突发胸痛 • 气短 • 呼吸急促 • 低氧血症 • 心动过速	• 干咳 • 痰中带血 • 下肢 / 上肢肿胀 • 头晕或昏厥	肺栓塞[c]
• 发热 • 呼吸困难 • 咳痰 • 胸痛	• 肺实变 • 呼吸加快 • 干性啰音 / 湿性啰音 • 氧饱和度下降	肺炎，见 **S-129 页**

续表

典型症状及体征	可能伴随的症状和体征	可能的诊断
• 发热 • 呼吸音减弱（可于术后发生）		肺不张 [d]
• 发热 • 寒战 • 头痛 • 肌肉/关节疼痛	• 脾大	单纯性疟疾，见 **S-101 页**
• 单纯性疟疾的症状和体征 • 昏迷 • 贫血	• 惊厥 • 黄疸	重症疟疾，见 **S-104 页**
• 发热 • 头痛 • 干咳 • 精神萎靡 • 食欲缺乏 • 脾大	• 意识模糊 • 昏迷	伤寒 [e]
• 发热 • 精神萎靡 • 食欲缺乏 • 恶心 • 深色尿/陶土样便 • 黄疸 • 脾大	• 肌肉/关节痛 • 荨麻疹 • 脾大	肝炎 [f]

[a] 少量流血：需要 5min 或更长时间才能浸湿一块干净的垫子或敷料。

[b] 给予肝素治疗。

[c] 抗凝治疗。

[d] 鼓励患者多运动、深呼吸，抗生素不是必须的。

[e] 口服氨苄西林 1g，每 6h 一次，连用 14 天；口服阿莫西林 1g，每 8h 一次，连用 14 天；根据局部药物敏感性更改治疗方案。

[f] 观察及对症支持治疗。

注意：由于体温升高及疼痛，心动过速是发热的常见伴随症状。

一般处理

- 鼓励休息。
- 口服/静脉保证充足的入液量。
- 使用风扇、温水擦浴,必要时可开窗以降温。
- 对乙酰氨基酚 500～1 000mg(口服或纳肛)每 6～8h 一次降温(24h 内最大用量 4 000mg)

特殊处理

产后子宫内膜炎

产后子宫内膜炎是产妇死亡的一个主要原因。如处理不及时或不恰当,可能导致盆腔脓肿、腹膜炎、感染性休克、深静脉血栓、肺栓塞、慢性盆腔感染伴反复盆腔疼痛及性交痛、输卵管阻塞或不孕。

- 必要时输血,首选悬浮红细胞(**C-30 页**)。
- 临床症状和体征(发热、子宫压痛、脓性恶露、白细胞增多)完全好转后,继续联合应用抗生素 24～48h(**C-39 页**):
  - 磷酸克林霉素 600mg 静脉注射,每 8h 一次,联合庆大霉素 5mg/kg 静脉注射,每天一次。
  - 如无克林霉素,可用氨苄西林 2g 静脉注射,每 6h 一次,联合庆大霉素 5mg/kg 静脉注射,每天一次。
  - 克林霉素联合庆大霉素对于产后子宫内膜炎的效果优于氨苄西林或青霉素。
- **若应用抗生素 72h 后仍有发热**,需重新评估及更正诊断。
  注意:停用静脉注射抗生素后,没有必要再口服抗生素。
- 如果怀疑**胎盘残留**,可徒手探查清除血块和大的残余组织。必要时可用卵圆钳或大的刮匙。
- 如果保守治疗**无明显效果**,且出现弥漫性腹膜炎症状(发热、腹痛、反跳痛),行剖腹探查并引流脓液。
- 如**子宫感染坏死**,行次全子宫切除术(**P-97 页**)。

盆腔脓肿

- 引流脓肿前需联合使用抗生素，并持续至患者体温正常后48h（**C-40页**）：
  - 氨苄西林2g静脉注射，每6h一次；联合庆大霉素5mg/kg静脉注射，每天一次；以及甲硝唑500mg静脉注射，每8h一次。
- 子宫直肠陷凹**脓肿有波动感**时，可经阴道后穹窿引流脓肿（**P-66页**）。若持续高热，行剖腹探查。

腹膜炎

- 行胃肠减压。
- 开放静脉通路补液（**C-27页**）。
- 联合应用抗生素至体温正常48h（**C-40页**）：
  - 氨苄西林2g静脉注射，每6h一次；联合庆大霉素5mg/kg静脉注射，每天一次；以及甲硝唑500mg静脉注射，每8h一次。
- 识别腹膜炎的病因并针对性治疗。
- 行X线摄片或超声等辅助检查明确病因。
- 外科手术方式取决于腹膜炎病因。如肠穿孔或子宫穿孔时需行修补手术，而存在脓肿时需要充分引流。

乳胀

乳胀是发生于泌乳前的淋巴管和静脉扩张，而非母乳过度膨胀导致。

母乳喂养
- 如果产妇哺乳，且新生儿有吸吮能力：
  - 鼓励产妇增加喂奶频率，不限制喂奶次数，每次喂奶两侧乳房都吸吮。
  - 指导产妇喂养时正确抱婴并帮助婴儿进行接触。
- 如果**产妇哺乳**，但**新生儿没有吸吮能力**：鼓励产妇用手或吸奶器挤奶。
- 喂奶或挤奶前的舒缓措施包括：
  - 喂奶前用温热毛巾湿敷乳房，或者鼓励产妇洗热水澡。

- − 按摩产妇的颈部及背部。
- − 让产妇每次喂奶前先挤出一些乳汁,润湿乳头,软化乳晕,让婴儿能更容易正确吸吮。
- ● 喂奶或挤奶后的舒缓措施包括:
  - − 穿束胸或胸罩托起乳房。
  - − 哺乳间歇行乳房冷敷以减轻充血和疼痛。
- ● 口服布洛芬 200～400mg,每 6～8h 一次(24h 内最大用量 1 200mg);或口服对乙酰氨基酚 500～1 000mg,每 6～8h 一次(24h 内最大用量 4 000mg)。
- ● 3 天后随访。

非母乳喂养

- ● 如果产妇**不哺乳**:
  - − 鼓励其束胸或穿胸罩。
  - − 冷敷乳房以减轻肿胀和疼痛。
  - − 避免按摩及热敷乳房。
  - − 避免刺激乳头。
  - − 口服布洛芬 200～400mg,每 6～8h 一次(24h 内最大用量 1 200mg);或口服对乙酰氨基酚 500～1 000mg,每 6～8h 一次(24h 内最大用量 4 000mg)。
  - − 3 天后随访。

乳房感染

乳腺炎

- ● 应用抗生素(**C-40 页**):
  - − 口服**氯唑西林** 500mg,每 6h 一次,连用 10 天。
  - − 或口服红霉素 250mg,每 8h 一次,连用 10 天。
- ● 鼓励产妇:
  - − 继续哺乳。
  - − 穿束胸或胸罩支撑乳房。
  - − 哺乳间歇行乳房冷敷以减轻肿胀和疼痛。

- 布洛芬 200～400mg，每 6～8h 一次（24h 内最大用量 1 200mg）或对乙酰氨基酚 500～1 000mg，每 6～8h 口服一次（24h 内最大用量 4 000mg）。
- 3 天后随访。

乳房脓肿

抗生素治疗

- 抗生素（**C-40 页**）：
  - 口服**氯唑西林** 500mg，每 6h 一次，连用 10 天；或口服红霉素 250mg，每 8h 一次，连用 10 天。

外科治疗

脓肿必须引流，可以切开引流或 B 超引导下细针穿刺引流，后者可能需要重复进行以确保引流充分。

- 脓肿引流：
  - 通常需要全身麻醉（如氯胺酮，**P-11 页**）。
  - 做放射状切口，从近乳晕边缘向乳房外侧延伸，以免损伤乳腺导管。
  - 戴无菌手套，用手指或镊子挑破脓腔，放出脓液。
  - 用纱布疏松填塞脓腔。
  - 24h 后取出纱布，更换小号的纱布填塞。
- 若仍有脓液：
  - 脓腔内填塞纱布并将末端留在脓腔外以便引流。
  - 或对于直径＜5cm 的皮下脓肿行 B 超引导下穿刺。
  - 通常需要局部麻醉，在门诊手术室进行。
- 若实验室条件允许，可以将脓液送培养并做药物敏感分析。

注意：避免大的外科切口，因其损伤乳腺导管，影响以后哺乳。

支持治疗

- 鼓励产妇如下事项：
  - 继续哺乳，即使脓肿已经形成。
  - 穿束胸或胸罩。
  - 哺乳间歇行乳房冷敷以减轻肿胀和疼痛。

- 口服布洛芬 200～400mg 每 6～8h 一次（24h 内最大用量 1 200mg）或对乙酰氨基酚 500～1 000mg 每 6～8h 一次（24h 内最大用量 4 000mg）。
- 每 2～3 天重新评估病情。
- 评估产妇是否存在危险症状（如发热等）。
- 对于乳房脓肿的产妇，需要多次评估及充分引流。

腹膜炎或腹部切口感染

切口脓肿、切口积液、切口血肿

- 若有**脓肿或脓液**，开放切口进行引流。
- 清除感染皮肤或皮下组织处的缝线并清创，不要拆除筋膜层的缝线。
- 如果**脓肿不伴有蜂窝织炎**，无需抗生素治疗。
- 伤口湿敷，每 24h 换药。
- 指导产妇保持良好的卫生习惯，勤换卫生垫和衣物。

伤口蜂窝织炎及坏死性筋膜炎

- 若有**脓肿或脓液**，开放切口进行引流。
- 去除感染皮肤或皮下组织处的缝线并清创，不要拆除筋膜层的缝线。
- 如果**感染表浅未累及深层组织**，监测脓肿情况，给予抗生素联合治疗（**C-40 页**）：
  - 氨苄西林 500mg 口服，每 6h 一次，连用 5 天。
- 如果**感染部位深，累及肌肉并导致坏死**（坏死性筋膜炎），给予联合使用抗生素直至坏死组织清除且产妇体温正常 48h（**C-40 页**）：
  - 青霉素 G 200 万 U 静脉注射，每 6h 一次；联合庆大霉素 5mg/kg 静脉注射，每天一次；以及甲硝唑 500mg 静脉注射，每 8h 一次。

注意：坏死性筋膜炎需要较大范围的手术清创，根据感染控制情况，2～4 周后行二期缝合。

- 如果产妇存在**严重感染或坏死性筋膜炎**，应收住入院，每天 2 次换药。

（刘丝雨 译　沈　婕 审）

孕早期腹痛

定义

- 孕妇在怀孕 22 周内的腹痛。腹痛可能是某些严重并发症如流产或异位妊娠的首要表现。

一般处理

> 治疗需遵循的一些基本原则（**C-20 页**）。

- **迅速评估**孕妇的一般情况，包括生命体征（脉搏、血压和呼吸）、意识水平、焦虑程度和 / 或意识是否清晰、失血量、皮肤颜色及温度（**C-1 页**）。

注意: 孕妇腹痛都应怀疑有阑尾炎可能。在妊娠期，阑尾炎可与引起腹痛的其他常见原因混淆（如宫外孕、胎盘早剥、卵巢囊肿蒂扭转、肾盂肾炎等）。

- **如怀疑休克**，应立即处理（**S-1 页**）。即使无休克症状，孕妇状况可能迅速恶化，在进一步评估时仍应时刻警惕休克可能。如**出现休克**，立即处理非常重要。
- 根据孕周监测胎心。

诊断

表 S-19　孕早期腹痛的诊断

典型症状和体征	可能伴随的症状和体征	可能的诊断
- 腹痛 - 阴道检查发现附件肿块	- 下腹部可扪及质软触痛肿块 - 少量[a]阴道流血	卵巢囊肿[b]，见 **S-118 页**

续表

典型症状和体征	可能伴随的症状和体征	可能的诊断
• 下腹痛 • 低热 • 反跳痛	• 腹胀 • 食欲缺乏 • 恶心/呕吐 • 麻痹性肠梗阻 • 白细胞升高 • 下腹未触及肿块 • 疼痛点比预想的要高	阑尾炎,见 **S-118** 页
• 排尿困难 • 尿频、尿急 • 腹痛	• 耻骨后/耻骨上区域的疼痛	膀胱炎,见 **S-100** 页
• 排尿困难 • 高热/寒战 • 尿频、尿急 • 腹痛	• 耻骨后/耻骨上区域的疼痛 • 腰痛/肾区叩痛 • 肋骨压痛 • 食欲缺乏 • 恶心/呕吐	急性肾盂肾炎,见 **S-100** 页
• 低热/寒战 • 下腹痛 • 肠鸣音消失	• 反跳痛 • 腹胀 • 食欲缺乏 • 恶心/呕吐 • 休克	腹膜炎,见 **S-112** 页
• 腹痛 • 少量阴道流血 • 宫口闭合 • 子宫稍增大 • 子宫变软	• 晕厥 • 附件区触痛肿块 • 闭经 • 宫颈举痛	异位妊娠,见 **S-13** 页

ᵃ 少量阴道流血:需要 5min 或更长时间才能浸湿一块干净的垫子或敷料。

ᵇ 卵巢囊肿可无临床表现,有时在体格检查时才发现。

特殊处理

卵巢囊肿

妊娠期卵巢囊肿可因扭转或破裂引起腹痛。卵巢囊肿蒂扭转和破裂最常发生于早孕期。

- 如孕妇**剧烈腹痛**，高度怀疑卵巢囊肿蒂扭转或破裂，应立即剖腹探查。

注意：如果剖腹探查时**怀疑恶性肿瘤**（囊肿内实质部分，长至囊壁外），术中需行快速组织学检查，且孕妇需转至三级诊疗中心进一步评估和治疗。

- 如**囊肿>10cm但无症状**：
  - 如在**早孕期发现**，孕期密切随访囊肿增长情况，并且注意并发症的发生。
  - 如在**中孕期发现**，行剖腹探查避免并发症发生。
- 如**囊肿大小在5~10cm**，则随访。如果囊肿增大或未缩小，可能需行剖腹探查术。
- 如**囊肿<5cm**，通常自行缩小无需处理。

阑尾炎

- 手术前联合应用抗生素，直至患者术后体温正常两天（**C-40页**）：
  - 氨苄西林 2.0g 静脉注射，每 6h 一次；联合庆大霉素 5mg/kg 静脉注射，每 24h 一次；以及甲硝唑 500mg 静脉注射，每 8h 一次。
- 立即剖腹探查（无论孕周大小），必要时行阑尾切除术。

注意：延误诊断和治疗会导致阑尾破裂，后者可导致弥漫性腹膜炎。

- 如果有**腹膜炎**的征象（发热，反跳痛，腹痛），按腹膜炎的治疗方法给予抗生素（**S-112页**）。

注意：腹膜炎增加流产和早产的风险。

- 如孕妇**剧烈疼痛**，给予吗啡 0.1mg/kg 肌内注射；
- 为预防早产，可能需要应用宫缩抑制剂（**S-123页**）。

（王俊燕 译　沈　婕 审）

孕晚期和产后腹痛（中孕晚期、晚孕期及产后腹痛）

定义

- 孕晚期腹痛（中孕晚期、晚孕期腹痛）：妊娠 22 周后的腹痛。
- 产后腹痛：产后 6 周内的腹痛。

即刻处理

> **治疗需遵循的一些基本原则（C-20 页）。**

- **迅速评估**患者一般情况，包括生命体征（脉搏，血压，呼吸），意识水平，是否存在烦躁和 / 或意识障碍，失血量，皮肤颜色和温度（**C-1 页**）。
- 如果**怀疑有休克**，应立即给予相应处理（**S-1 页**）。即使无休克症状，孕妇状况可能迅速恶化，在进一步评估时仍应时刻警惕休克可能。如**出现休克**，立即处理非常重要。

注意：孕妇腹痛都应怀疑有阑尾炎可能。在妊娠期，阑尾炎可与引起腹痛的其他常见原因混淆。如阑尾炎发生在妊娠晚期，炎症可能被增大的子宫所局限。产后子宫迅速缩小，使炎症在腹腔扩散，表现为弥漫性腹膜炎。

- 监测胎心，并询问胎动情况：
  - 如**胎心异常**（＜100 次 /min 或＞180 次 /min），考虑胎儿宫内窘迫（**S-93 页**）。
  - 如**未闻及胎心**，应多人听诊，或使用多普勒胎心仪听诊。
  - 如胎动消失或未闻及胎心，考虑胎死宫内（**S-132 页**）。

诊断

表 S-20 孕晚期及产后腹痛的鉴别诊断

典型症状和体征	可能伴随的症状和体征	可能的诊断
• 触及宫缩 • 37 周前见红或阴道流液	• 宫颈容受、宫口扩张 • 少量阴道流血 [a]	早产临产可能，见 **S-122 页**
• 触及宫缩 • 37 周后见红或阴道流液	• 宫颈容受、宫口扩张 • 少量阴道流血 [a]	临产可能，见 **C-60 页**
• 间歇性或持续性的腹痛 • 22 周后的阴道流血（出血可能积在宫腔内）	• 休克 • 子宫张力升高 / 压痛 • 胎动减少 / 消失 • 胎儿宫内窘迫（如胎心明显减慢或加快）或胎心消失	胎盘早剥，见 **S-18 页**
• 剧烈腹痛（子宫破裂后疼痛可能会减轻） • 出血（腹腔内出血和 / 或阴道流血）	• 休克 • 腹胀 / 腹腔积液 • 子宫轮廓异常 • 腹部压痛 • 易触及胎体 • 胎动、胎心消失 • 孕妇脉搏增快	子宫破裂，见 **S-20 页**
• 发热 / 寒战 • 孕妇心动过速 • 腹痛 • 胎儿心动过速	• 阴道流液史 • 阴道流液恶臭 • 子宫压痛 • 少量阴道流血 [a]	绒毛膜羊膜炎，见 **S-137 页**
• 排尿困难 • 尿频、尿急	• 耻骨后 / 耻骨上疼痛 • 腹痛	膀胱炎，见 **S-100 页**
• 高热 / 寒战 • 排尿困难 • 尿频、尿急 • 腰痛	• 耻骨后 / 耻骨上疼痛 • 腰痛或肾区叩痛 • 肋骨压痛 • 食欲缺乏 • 恶心 / 呕吐	急性肾盂肾炎，见 **S-100 页**

典型症状和体征	可能伴随的症状和体征	可能的诊断
● 下腹痛 ● 低热 ● 反跳痛	● 腹胀 ● 食欲缺乏 ● 恶心/呕吐 ● 麻痹性肠梗阻（肠鸣音消失） ● 白细胞升高 ● 下腹未触及肿块 ● 疼痛点比预想的要高	阑尾炎，见 S-118 页
● 下腹痛 ● 发热/寒战 ● 恶露呈脓性，恶臭 ● 子宫压痛	● 少量阴道流血 ● 休克	产后子宫内膜炎，见 **S-111 页**
● 持续高热/寒战 ● 下腹痛、腹胀 ● 子宫压痛	● 抗生素治疗效果差 ● 附件区或者道格拉斯窝肿块 ● 后穹隆穿刺出脓液	盆腔脓肿，见 S-112 页
● 下腹痛 ● 低热/寒战 ● 肠鸣音消失	● 反跳痛 ● 肌卫 ● 腹肌紧张 ● 腹胀 ● 食欲缺乏 ● 恶心/呕吐 ● 休克	腹膜炎，见 **S-112 页**
● 阴道检查发现附件肿块	● 下腹部可扪及质软触痛肿块 ● 少量阴道流血 [a]	卵巢囊肿 [b]，见 **S-118 页**

[a] 少量阴道流血：需要 5min 或更长时间才能浸湿一块干净的垫子或敷料。
[b] 卵巢囊肿可无临床表现，有时在体格检查时才发现。

（王俊燕 译　沈　婕 审）

早产

早产的定义:
- 超早早产儿(<28周)
- 早期早产儿(28~31^{+6}周)
- 中晚期早产儿(32~36^{+6}周)

早产—指妊娠37周前分娩,是新生儿不良结局(指存活率及生活质量)的最重要独立风险因素。当早产不可避免时,最有效的干预措施旨在改善早产儿结局,这些措施包括:

- 在24~34周给予糖皮质激素促胎肺成熟,并且提高早产儿存活率。
- 32周前给予硫酸镁预防早产相关的神经系统并发症。
- 对于未足月胎膜早破和/或有感染临床表现的孕妇给予抗生素治疗。

给予早产儿特殊护理以预防和治疗早产并发症,对提高早产儿存活率很重要。

充分核实孕周。
对晚期早产给予糖皮质激素可能弊大于利。

- 向孕妇及其能共同做决定的家属交代病情,包括诊断、治疗方案及预计住院时间。

产前糖皮质激素

产前给予糖皮质激素能改善早产儿结局(如降低胎儿和新生儿死亡率、降低新生儿呼吸窘迫综合征发生率、降低需机械通气及供氧的风险)

- 如宫颈容受或扩张超过2h,确认早产诊断。
- 充分核实孕周(末次月经;早孕期的体格检查;早孕期的B超检查;宫高)。
- 对于24~34周有早产风险的孕妇,当出现以下情况时,应给给予产前糖皮质激素治疗以促进胎肺成熟、提高新生儿存活率。

- 孕周能被准确核实。
- 早产即将发生。
- 无母体感染的临床表现。
- 提供充分的分娩护理(包括识别和安全管理早产产程和分娩的能力)。
- 如果有需要,早产儿能得到充分的护理(包括新生儿复苏、保暖、喂养支持、治疗感染和安全用氧)。

> 如无法提供充分的分娩护理和早产儿护理(包括新生儿复苏、保暖、喂养支持、治疗感染和安全用氧),则尽可能在分娩前将孕妇转至有条件的医院。如符合可安全使用糖皮质激素的所有条件,在转运之前应考虑给予首剂糖皮质激素。

- 如符合条件,按以下剂量给予糖皮质激素:
  - 倍他米松 12mg 肌内注射,每 24h 一次,共 2 次。
  - 或地塞米松 6mg 肌内注射,每 12h 一次,共 4 次。
- 孕前糖尿病或妊娠期糖尿病患者,保持血糖控制正常。
- **在给予一个疗程的产前糖皮质激素治疗后 7 天**,如未发生早产,但临床评估考虑在接下来的 7 天内早产风险高,可重复给予一个疗程的糖皮质激素。

宫缩抑制剂

- 使用宫缩抑制剂(如硝苯地平)为应用产前糖皮质激素和 / 或宫内转运至有条件的新生儿保健机构争取时机。
  - 舌下含服短效硝苯地平胶囊,负荷量 20mg。
  - 如有必要,在第 1h 内每 15min 给予口服 10mg 的硝苯地平,直至达到最大剂量 40mg。
  - 随后每天口服 20mg 硝苯地平缓释片直至 48h,或者直到宫内转运完成。
  - 告知孕妇警惕硝苯地平副作用:如头痛,脸部潮红,头晕,疲劳,心悸和瘙痒。
- 监测母儿状况(脉搏,血压,有无呼吸抑制,宫缩,羊水减少或失血,胎心率,液体平衡)。

注意: 宫缩抑制剂使用时间不得超过 48h。

- 不要联合使用宫缩抑制剂,无额外益处。
- 以下情况**不应使用**宫缩抑制剂:
  - 未足月胎膜早破。
  - 绒毛膜羊膜炎。
  - 胎盘早剥。
  - 心脏疾病。

硫酸镁

如孕周**小于 32 周:**

- 给予孕妇静脉注射或肌内注射硫酸镁,预防早产儿脑瘫(**表 S-21**)。

表 S-21　硫酸镁给药剂量

给药途径	初始剂量	维持剂量
4g, >20min	1g/h,维持 24h 或直到分娩	
静脉滴注	● 4g 静脉滴注,>30min 或 ● 首剂 4g,随后 6g,>20~30min	每小时 2g
肌内注射	5g	每 4h 5g,持续 24h 或直至分娩

- 注意监测尿量和硫酸镁过量或中毒症状(呼吸频率 <16 次/min,和/或膝反射消失)。
  - 如出现硫酸镁中毒症状,应立即停用(**框 S-5, S-49 页**)。
  - 仅当硫酸镁过量或中毒症状消失后才可重新使用硫酸镁。

抗生素

- 如果**羊膜完整且无感染临床表现**,不予预防性使用抗生素。如孕妇确诊有 B 族链球菌定植,予以口服阿莫西林 500mg,每 8h 一次,连用 7 天。
- 如**未足月胎膜早破,或有感染的临床表现**,给予抗生素降低母体发生绒毛膜羊膜炎以及新生儿感染的风险(如肺炎,脑部异常):

- 口服红霉素 250mg，每 6h 一次，连用 10 天（或直至分娩）；
- 或者氨苄西林 2g 静脉滴注，每 6h 一次。

注意：对于未足月胎膜早破的孕妇，应避免使用阿莫西林克拉维酸，其增加新生儿坏死性小肠炎风险。

产时处理

- 如产程进展且孕周小于 **37 周**：
  - 使用产程图监测产程进展（**C-71 页**）。

不论头先露或臀先露，不推荐常规行剖宫产以改善早产新生儿结局。避免使用胎吸助产，因早产儿颅内出血发生率高。

- 做好早产儿或低出生体重儿处理准备，及可能需新生儿复苏的准备（**S-141 页**）。

（王俊燕 译 沈 婕 审）

呼吸困难

定义

- 孕妇在孕期、产时、产后发生呼吸急促。

> **治疗需遵循的一些基本原则（见 C-20 页）。**

即刻处理

- **迅速评估**孕妇的一般情况，包括生命体征（脉搏、血压和呼吸）、意识水平、焦虑程度和 / 或意识是否清晰、失血量、皮肤颜色及温度（**C-1 页**）。
- 左侧卧位。
- 面罩或鼻套管吸氧，4～6L/min。
- 根据孕周监测胎心，询问胎动情况。
  - 如**胎心率异常**（<100 次 /min 或 >180 次 /min），考虑胎儿宫内窘迫（**S-93 页**）。
  - 如未闻及胎心，应多人听诊，或使用多普勒胎心仪听诊。
  - **如胎动消失或未闻及胎心，考虑胎死宫内**（**S-132 页**）。
- 开放静脉通路并给予输液治疗（**C-27 页**）。

注意：使用血红蛋白计或其他简单方法估计血红蛋白。

或在静脉输液前采集血样，检查血红蛋白、血细胞比容及血型，并备血。

诊断

表 S-22　呼吸困难的诊断

典型症状及体征	可能伴随的症状和体征	可能的诊断
<ul><li>呼吸困难</li><li>结膜、舌、甲床和 / 或手掌苍白</li><li>血红蛋白≤70g /L</li><li>血细胞比容≤20%</li></ul>	<ul><li>嗜睡和疲劳</li><li>平甲或勺状甲</li></ul>	严重贫血，见 **S-127** 页

续表

典型症状及体征	可能伴随的症状和体征	可能的诊断
• 严重贫血的症状及体征	• 水肿 • 咳嗽 • 啰音 • 下肢肿胀 • 肝大 • 颈静脉搏动	贫血引起的心功能衰竭，见 **S-128 页**
• 呼吸困难 • 舒张期杂音 • 和 / 或严重的收缩期杂音可触及震颤	• 心律不规则 • 心脏增大 • 啰音 • 发绀 • 咳嗽 • 下肢水肿 • 肝大 • 颈静脉搏动	心脏病引起的心功能衰竭，见 **S-128 页**
• 呼吸困难 • 发热 • 咳嗽、咳痰 • 胸痛	• 肺实变征象 • 咽充血 • 呼吸急促 • 干 / 湿性啰音	肺炎，见 **S-129 页**
• 呼吸困难 • 气喘	• 咳嗽、咳痰 • 干 / 湿性啰音	支气管哮喘，见 **S-129 页**
• 呼吸困难 • 高血压 • 蛋白尿	• 啰音 • 泡沫样痰	子痫前期相关的肺水肿 [a]

[a] 停止补液，给予呋塞米 40mg 一次静脉注射（**S-106 页**）。

特殊处理

严重贫血

- 必要时输血（**C-30 页**）：
  - 输注悬浮红细胞。

- 如果**血液无法离心**,悬挂血袋直至红细胞沉积。缓慢输入红细胞并处理剩余的血清。
- 每输入 1U 悬浮红细胞,给予呋塞米 40mg 静脉注射。
- **如怀疑恶性疟原虫疟疾**,按重症疟疾处理(**S-104 页**)。
- 孕期每天口服硫酸亚铁或富马酸亚铁 120mg 以及叶酸 400mg,共 6 个月。持续至产后 3 个月。
- 在**钩虫病流行地区**(患病率≥20%),给予下列任一驱虫治疗:
  - 阿苯达唑 400mg 顿服。
  - 或甲苯咪唑片 500mg 顿服,或 100mg,每天 2 次,连用 3 天。
  - 或左旋咪唑 2.5mg/kg,每天口服 1 次,连用 3 天。
  - 或噻咪啶 10mg/kg,每天口服 1 次,连用 3 天。
- 如在**钩虫病高发地区**(患病率超过 50%),则在第一次服药后的 12 周重复一次驱虫治疗。

心功能衰竭

贫血引起的心功能衰竭

- 贫血引起的心力衰竭常需输血治疗(**C-30 页**):
  - 使用浓缩红细胞治疗严重贫血。
  - 每输注 1U 的浓缩红细胞,给予呋塞米 40mg 静脉注射。

心脏疾病引起的心力衰竭

- 治疗急性心力衰竭。药物包括:
  - 吗啡 10mg 单剂肌内注射。
  - 或呋塞米 40mg 静脉注射,必要时可重复。
  - 或地高辛 0.5mg 单剂肌内注射。
  - 或硝酸甘油 0.3mg 舌下含服,必要时 15min 内可重复使用。
- 如需进一步治疗请参阅相关指南。

临产和分娩时心功能衰竭

- 左侧卧位。
- 限制静脉输液以降低循环超负荷的风险,严格控制液体平衡。
- 确保充分镇痛(**C-43 页**)。

- 如需**缩宫素注射**,可使用较高浓度、较慢滴速以维持液体平衡(例如,如果每分钟滴速降至 50%,那么浓度可增加 1 倍;**表 P-8,P-22 页**)。

注意:不要使用麦角新碱。

- 尽量让产妇避免在第二产程中持续用力。

- 如需**降低产妇心脏负荷**,使用胎吸(**P-28 页**)或产钳(**P-35 页**)助产。

- 积极处理第三产程(**C-79 页**)。

注意:心力衰竭不是剖宫产的指征。

剖宫产过程中发生的心力衰竭

- 使用局部麻醉,保持清醒镇静(**P-6 页**),避免椎管内麻醉。

- 娩出胎儿和胎盘(**P-47 页**)。

肺炎

肺炎的炎症反应影响肺实质,包括支气管和肺泡。孕妇对肺活量减少的耐受性较差。

- 胸部摄片可用以确诊肺炎。

- 给予红霉素 500mg,每 6h 口服一次,持续 7 天。

- 雾化吸入治疗。

在结核病流行地区需考虑肺结核可能。

支气管哮喘

3%~4% 的孕妇可合并支气管哮喘,其中 1/3 患者妊娠时症状加重。

- 如出现**支气管痉挛**,应给予支气管扩张剂(如沙丁胺醇 4mg,每 4h 口服一次,或雾化吸入 250μg,每 15min 一次,共 3 次)。

- 如**支气管扩张剂无效**,可给予皮质激素,如氢化可的松 2mg/kg 静脉注射,每 4h 一次。

- 如有**感染征象**(支气管炎),给予氨苄西林 2g 静脉注射,每 6h 一次。

- 避免使用前列腺素。为预防和治疗产后出血,应给予缩宫素 10U 肌内注射或给予麦角新碱 0.2mg 肌内注射。

- 急性发作期症状控制后，应继续用吸入性支气管扩张剂和吸入皮质类固醇治疗，预防急性发作再次发生。

（魏　凯译　沈　婕审）

胎动消失

定义

妊娠 22 周后或产时无法感知胎动。

即刻处理

> 治疗需遵循的一些基本原则（**C-20 页**）。

- 安抚孕妇情绪，提供情感支持（**C-6 页**）。
- 监测胎心：
  - 如**可闻及胎心但胎心减慢**，且**孕妇曾服用镇静剂**，等待药物作用消退后再次监测。
  - 如**未闻及胎心**，请其他医务人员复听，或在有条件的情况下使用多普勒仪听胎心。

诊断

表 S-23　胎动消失的诊断

典型的症状及体征	可能伴随的症状和体征	可能的诊断
• 胎动减少／消失 • 间歇性或持续性腹痛 • 妊娠 22 周后阴道流血（可能为宫腔内积血）	• 休克 • 子宫张力高／宫体压痛 • 胎儿窘迫或胎心消失	胎盘早剥，见**S-18 页**
• 胎动及胎心消失 • 出血（腹腔内和／或阴道流血） • 严重腹痛（子宫破裂后可能减轻）	• 休克 • 腹胀／腹腔积液 • 子宫轮廓异常 • 腹部压痛 • 胎体易触及 • 母亲心动过速	子宫破裂，见**S-20 页**

续表

典型的症状及体征	可能伴随的症状和体征	可能的诊断
● 胎动减少 / 消失 ● 胎心率异常（<100 次 /min 　或 >180 次 /min）	● 羊水严重粪染	胎儿窘迫，见 **S-93 页**
● 胎动和胎心消失	● 妊娠反应消失 ● 宫高下降 ● 子宫变小	胎儿死亡

特殊处理

胎儿宫内死亡可能是胎儿生长受限、胎儿感染、脐带因素或先天异常等原因所致。在梅毒流行地区，大部分胎儿死亡和此病有关。

- 如行 **X 线摄片**，可确诊胎儿死亡超过 5 天的影像学表现为：胎儿颅骨重叠，脊柱过度屈曲，心脏和大血管内气泡，头皮水肿。
- 或行**超声**证实胎儿死亡，包括以下表现：胎心消失，胎头变形，羊水减少或者消失，胎儿变形。
- 向孕妇及家属告知病情（**C-4 页**），并讨论选择期待或积极处理（引产）：
  - 告知孕妇，在期待过程中 90% 的胎儿会自行娩出，且无并发症发生。
- 如**选择期待**，则在随后 4 周内等待胎儿自然娩出。
- 如**出现血小板减少、4 周内胎儿未自行娩出、纤维蛋白原水平下降或者孕妇要求引产**，可考虑积极干预。
- 如**选择引产**，评估宫颈条件（**表 P-6，P-17 页**）：
  - 如**宫颈条件成熟**（Bishop 评分≥6 分，**表 P-6，P-17 页**），则仅用缩宫素即可成功引产（**P-20 页**）。
  - 如**宫颈条件不成熟**（Bishop 评分≤5 分，**表 P-6，P-17 页**），可使用前列腺素制剂（**P-18 页**）如米索前列醇、Foley 管或球囊导管（**P-19 页**）或缩宫素（**P-20 页**）促宫颈成熟。

注意：避免人工破膜，因可引起感染。

注意: 剥膜可减少引产率, 适用于非紧急的终止妊娠 (**P-17 页**)。

  – 剖宫产是仅作为最后手段。

● 如在 **4 周内未自然流产、血小板减少且宫颈条件不成熟** (Bishop 评分≤5 分)、或者孕妇**要求引产**, 可使用米索前列醇 (**P-18 页**) 促宫颈成熟。

● 如有**感染征象** (发热, 阴道分泌物有异味), 使用抗生素治疗子宫内膜炎 (**S-111 页**)。

● 如**凝血试验显示 7min 仍无法形成血凝块或者血凝块容易分解**, 应怀疑凝血功能障碍 (**S-19 页**)。

(魏 凯 译 沈 婕 审)

胎膜早破

定义

- 妊娠 22 周后阴道流液。

胎膜早破（prelabour rupture of membranes，PROM）是指在临产前胎膜破裂。PROM 可发生在胎儿未成熟、未足月时（即 37 周前），也称为未足月胎膜早破（PPROM），也可在胎儿成熟后（足月）发生。

> 正确评估孕周（理想情况下需在孕早期行超声检查确定孕周）以及确认胎膜破裂非常重要，以避免不必要的激素及抗生素使用。

处理

> 治疗需遵循的一些基本原则（**C-20 页**）。

- 尽可能确认准确孕周。
- 记录阴道流液的时间和过程。
- 监测并记录母亲体温、脉搏、血压、呼吸和氧饱和度。
- 监测胎心并确认胎动存在。
  - 如胎心率异常（< 100 次 /min 或 > 180 次 /min），应怀疑胎儿宫内窘迫（**S-93 页**）。
  - 如未闻及胎心，请其他人复听，或者如条件允许，使用多普勒仪听诊。
  - 如胎动消失或未闻及胎心，应怀疑胎儿死亡。

腹部触诊：注意宫高（是否符合孕周）、胎位、胎先露、子宫压痛 / 张力高及宫缩。

> 如孕妇主诉孕晚期（**22 周后**）阴道流血，避免行阴道指检。

明确诊断

羊水特有的气味可以帮助确诊。

如**破膜时间较长**或**羊水缓慢流出**，确诊可能较困难。

> **应避免阴道指检，其无助于确诊，反而可能增加感染。**

- 外阴置消毒垫并在 1h 后检查消毒垫（颜色、气味）。
- 用消毒或灭菌的阴道扩张器评估阴道流液（量、颜色、气味）并除外尿失禁。
  - 看到液体自宫颈流出或后穹窿积液。
  - 嘱孕妇咳嗽，可能会有较多的液体流出。
  - 判断宫颈扩张程度。
- 有条件则行以下检查：
  - **pH 试纸检查**（阴道分泌物及尿液是酸性的，羊水是碱性的）。止血钳夹 pH 试纸放入窥阴器暴露的羊水池，试纸颜色由黄色变蓝色为碱性，提示为羊水。

  注意：血液及阴道炎症可导致假阳性结果。

  - **羊齿状结晶试验**，将羊水涂抹在玻片上待干，行显微镜检查，可见羊齿状结晶，但假阴性常见。

表 S-24　阴道排液的鉴别诊断

典型的临床症状及体征	可能伴随的症状和体征	可能的诊断
● 水样阴道分泌物	● 突然涌出的或间断的阴道流液 ● 阴道口见液体流出 ● 1h 内无宫缩	胎膜早破（**S-134 页**）
● 寒战 / 发热 ● 母亲心动过速 ● 腹痛 ● 胎儿心动过速	● 阴道流液史 ● 22 周后异味水样分泌物 ● 子宫压痛 ● 少量阴道流血 [a]	羊膜炎（**S-137 页**）

典型的临床症状及体征	可能伴随的症状和体征	可能的诊断
• 阴道分泌物有异味 • 无阴道流液史	• 瘙痒 • 分泌物泡沫 / 凝乳样 • 腹痛 • 排尿困难	阴道炎 / 宫颈炎 b
• 阴道流血	• 腹痛 • 胎动减少 • 大量长时间的阴道流血	产前出血（**S-17 页**）
• 阴道流血 • 间断或持续的腹痛		胎盘早剥（**S-18 页**）
• 带血的黏液样或水样 阴道分泌物（见红）	• 宫颈容受并扩张 • 宫缩	先兆临产，见 **C-60 页** 或先兆早产，见 **S-122 页**

a 少量流血：需要 5min 或更长时间才能浸湿一块干净的垫子或敷料。
b 确定病因并治疗。

特殊处理

- 与孕妇及其希望参与决策的家庭成员告知诊断、治疗方案以及预计住院时间。
- 如**阴道流血伴有间歇性或持续性腹痛**，考虑胎盘早剥（**S-18 页**）。
- 如有**可触及的宫缩和血性分泌物**，考虑早产临产（**S-122 页**）或足月临产（**C-60 页**）。
- 无论孕周大小，如**有感染征象**（发热、阴道分泌物有异味），给予抗生素并按羊膜炎处理（**S-137 页**）。

根据所有信息核实孕周（末次月经时间、早孕期体检、早孕期超声检查、宫底高度）。

- 如无感染征象，孕周 < 37 周（胎肺很可能未成熟），给予抗生素降低母儿感染发病率（**C-39 页**）。

- 如**孕周在 24~34 周且即将发生早产**,给予糖皮质激素(**S-122 页**)促胎肺成熟,提高新生儿存活率。
- 如**孕周<32 周且可能在 24h 内早产**,给予硫酸镁保护脑神经(**S-124 页**)。
- 如已 37 周,给予缩宫素静脉滴注(**P-20 页**)或米索前列醇(**P-18页**)(口服或阴道给药,非瘢痕子宫)引产。
- 如有阴道分娩禁忌,孕 37 周行剖宫产终止妊娠(**P-45 页**)。
- **≥37 周后:**
  - 如 GBS(+),即使孕妇先前已接受过抗生素治疗,仍应预防性给予抗生素以减少新生儿 B 族链球菌感染。
    - 氨苄西林 2g 静脉注射,每 6h 一次,直至分娩。
  - 宫颈评估(**P-17 页**):
    - 如宫颈条件成熟(软、薄、部分扩张),给予缩宫素静脉滴注引产(**P-20 页**)。
  - 如宫颈条件未成熟(硬、厚、未扩张)且并非瘢痕子宫,给予缩宫素静脉滴注(**P-20 页**)或米索前列醇(口服或阴道用药)(**P-18 页**)促宫颈成熟。如子宫有瘢痕,给予缩宫素引产并严密监护。
  - 如有阴道分娩禁忌,则剖宫产(**P-45 页**)。

羊膜炎

- 联合使用抗生素直至分娩(**C-39 页**):
  - 氨苄西林 2g 静脉注射,每 6h 一次;
  - 加庆大霉素 5mg/kg 静脉注射,每 24h 一次。
- 如**阴道分娩**,在感染(如发热、子宫压痛)症状体征消失后继续使用抗生素 24~48h。
- 如**行剖宫产**,术前聚维酮碘消毒阴道。
- 宫颈评估(**P-17 页**):
  - 如**宫颈条件成熟**(软、薄、部分扩张),给予缩宫素静脉滴注引产(**P-20 页**)。
  - **宫颈条件未成熟**(硬、厚、未扩张),给予米索前列醇(口服或阴道促宫颈成熟,如有米索前列醇使用禁则给予缩宫素静脉滴注(**P-20 页**);或行剖宫产(**P-45 页**)。

- 产后如**怀疑有子宫内膜炎**（发热、阴道分泌物有异味），给予抗生素治疗（**S-111 页**）。
- 如**怀疑新生儿败血症**，行血培养，使用抗生素（**S-152 页**）。

（杨绎嘉 译　沈　婕 审）

新生儿疾病或异常表现

注意：本章讲述了出生后 24h 内的新生儿疾病或异常表现的处理。关于 24h 后的新生儿疾病或异常表现的处理，请参考 WHO 新生儿疾病相关文件，包括 WHO, *Pocket Book of Hospital Care for Children*, 2013。

定义

- 需要立即关注的新生儿严重疾病或异常表现：
  - 喘息或没有呼吸。
  - 呼吸困难（呼吸频率 < 30 次 /min 或呼吸频率 > 60 次 /min、"三凹"征、哮鸣音）。
  - 超早早产儿（< 28 周）或早期早产儿（28～32 周）。
  - 极低出生体重儿（< 1 500g）。
  - 中心性发绀（紫绀）。
  - 苍白。
  - 嗜睡、昏睡、昏迷。
  - 仅在刺激时活动或无活动。
  - 体温过低（皮温和 / 或腋温低于 36.5℃）。
  - 体温过高（皮温和 / 或腋温高于 37.5℃）。
  - 喂养困难。
  - 惊厥。
  - 黄疸（出生后 24h 内脸部黄疸，或在任何时候手掌足底黄疸）。
- 新生儿在分娩室或出生后需要立即关注的其他情况或问题：
  - 中期及晚期早产（32～36⁺⁶ 周）。
  - 低出生体重儿（1 500～2 500g）。
  - 有细菌感染风险的正常新生儿（**C-87 页**）；
  - 暴露于 HIV、梅毒、结核病的新生儿（**S-153～154 页**）。

即刻处理

新生儿的很多严重疾病（如细菌感染、畸形、严重窒息以及早产引起的呼吸窘迫综合征）表现相似，包括呼吸困难、嗜睡、喂养困难或无法喂养。不采用诊断方法很难鉴别这些情况。然而，即使具体病因不明确，也必须立即开始治疗。对于有上述任一症状的新生儿都应当考虑到严重疾病可能，并立即转院至合适的新生儿救治机构。

在转诊前，给予首剂氨苄西林及庆大霉素大腿肌内注射，以防出现严重疾病、严重脐部感染或皮肤感染。

- 足月儿：庆大霉素 5mg/kg 肌内注射每天一次；早产儿：庆大霉素 4mg/kg 肌内注射，每天一次；
- 联合氨苄西林 50mg/kg 肌内注射，每 12h 一次。

告知产妇及其家属新生儿目前情况并随时告知病情变化。

特殊处理

注意：在护理及复苏新生儿时，需遵循标准的感染预防和控制原则（**C-88 页**）。

喘息或没有呼吸

- 擦干新生儿并观察呼吸情况。
- 拿走湿毛巾，通过母婴皮肤接触保暖；用干净的干毛巾盖住婴儿，尽量给婴儿戴帽子。
- 如果擦干后，新生儿没有哭或呼吸、肌张力或活力欠佳：
  - 摩擦新生儿背部 2～3 次以刺激呼吸。
  - 清理气道：清除新生儿口、鼻分泌物。仅在羊水粪染或口鼻充满分泌物时，予以吸引清理口鼻。
  - 当无负压吸引设备而新生儿需吸引清理气道时，应使用冲洗球（一次性或易于清洗）。
- 如刺激并清理呼吸道后新生儿仍没有哭或呼吸：
  - **寻求帮助**。
  - 断脐。
  - 将新生儿转至复苏区域（预热好的辐射保暖台上）。

复苏

气道：开放气道

- 摆好体位（**图 S-30**）：
    - 仰卧位。
    - 将头稍稍仰伸以开放气道。
    - 将新生儿脸部及胸部以下部位包好。

图 S-30   通气时调整头摆放位置，注意颈部仰伸程度低于成人复苏时

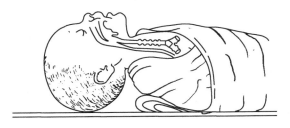

- 如新生儿口、鼻分泌物黏稠或分娩时羊水粪染，在正压通气前吸引口鼻快速清理气道。

注意： 鼻及口咽吸引需在直视下进行。避免吸引咽喉深部，因可导致新生儿心率减慢或呼吸暂停。仅羊水粪染且新生儿窒息情况下，需在正压通气前气道吸引。

- 重新评估新生儿：
    - 如**新生儿开始哭或呼吸**，不需要进一步紧急处理，行新生儿常规观察（见 **C-83 页**）。
    - 如**新生儿仍没有呼吸**，在出生后 1min 内开始辅助通气（见下文）。

注意： 如在清理呼吸道并短时间刺激后，新生儿啼哭或呼吸欠佳，则需要气囊面罩辅助通气。更多的刺激未必有效。如果新生儿情况恶化，长时间的刺激只是在浪费时间。

呼吸：新生儿辅助通气

在出生后 1min 内用气囊面罩辅助正压通气。

- 重新摆正新生儿体位。颈部稍稍仰伸。

- 放置面罩并确认密闭性（**图 S-31**）
  - 站在新生儿头侧。
  - 选择与新生儿口鼻相符的面罩（**图 S-32**）：正常出生体重儿选用 1 号，低出生体重儿（<2.5kg）选用 0 号。
  - 将面罩置于新生儿面部，应遮盖下巴及口鼻。

图 S-31　面罩的正确放置

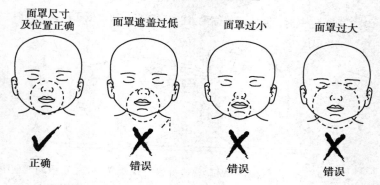

面罩尺寸 及位置正确	面罩遮盖过低	面罩过小	面罩过大
✔	✘	✘	✘
正确	错误	错误	错误

  - 面罩与面部间形成一密闭空间。
  - 根据球囊大小用两个手指或整个手挤压气囊。
  - 通过两次正压通气并观察胸部起伏确认有无漏气。

图 S-32　气囊面罩正压通气

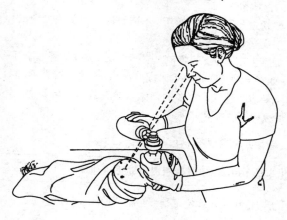

● 确认密闭性和胸部起伏后即行新生儿辅助通气，维持正确的频率
  （约 40 次 /min）和压力（胸部轻微起伏）：

  – 辅助通气过程中大声计数"呼吸 - 二 - 三"（**图 S-33**）。喊"呼吸"
    时挤压气囊，喊"二 - 三"时放松气囊。这样可以有助于你用稳
    定的、新生儿肺可以自然适应的频率辅助通气。

图 S-33 控制辅助通气的频率

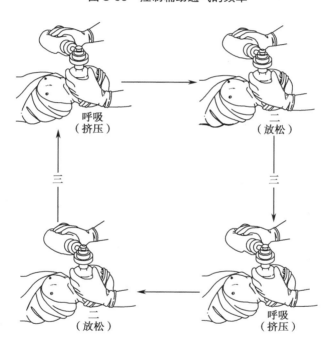

  – 如**新生儿胸部起伏**，辅助通气压力基本合适。

注意：确保每次按压气囊时胸部上抬；对于过小的新生儿，确保胸廓
未过度扩张（有引起气胸的危险）。

● 如**新生儿胸廓未上抬**：

  – 再次经口鼻吸出气道中黏液、血或胎粪。

  – 如有必要，重新摆正新生儿体位（**图 S-30**，**S-141 页**）。

- 如听到面罩漏气声，重新放置面罩，改善面罩和脸部间的密闭性（最常见的漏气发生在鼻子及脸颊之间）。
- 用力挤压以增加通气压力。

框 S-10   复苏时氧气的使用

- 给予刚出生的足月儿或早产儿（>32 周）正压通气时应先用空气通气。
- 对于 32 周前早产的新生儿，正压通气从使用 30% 浓度的氧气开始（而非 100%）。如果没条件，则从使用空气开始辅助通气。
- 在使用空气辅助通气 30s 后，如新生儿心率仍 <60 次 /min，可考虑增加氧浓度。如果没有氧气，继续使用空气辅助通气。
- 尽量多名医务人员参与新生儿复苏，应监测血氧饱和度以判断是否需要增加氧流量及氧浓度。

- 如果产妇分娩前使用过吗啡，在确认生命体征后考虑使用纳洛酮（**框 S-11**）。

框 S-11   拮抗麻醉药物引起的新生儿呼吸抑制

如果产妇使用过吗啡，纳洛酮可以治疗与其相关的新生儿呼吸抑制。

注意： 若怀疑产妇近期滥用麻醉药物时，不要给新生儿使用纳洛酮。

- 如有呼吸抑制的表现，立即开始复苏：
  - 在确认生命体征后，给予纳洛酮 0.1mg/kg 静脉注射。
  - 在复苏成功后，如果新生儿末梢循环好，可以肌内注射纳洛酮。可能需要重复肌内注射纳洛酮预防再次发生呼吸抑制。
- 如果没有呼吸抑制的表现，但产妇在分娩前 4h 内使用过吗啡，应注意观察新生儿有无呼吸抑制表现，如有，治疗同上。

复苏效果评估

- 辅助通气 1min 后，暂停以迅速进行下列事项：
  - 评估新生儿是否建立自主呼吸。
  - 快速测量心率（正常情况下，心率大于 100 次 /min），方法如下：
    - 触摸脐带搏动。

– 使用听诊器听心率。

循环：胸外按压

- 判断是否需要胸外按压：
  - 在有另一位熟练的医务人员在场时，如 1min 正压辅助通气后新生儿心率仍小于 60 次 /min，考虑正压辅助通气同时胸外按压（参考 WHO, *Guidelines on Basic Newborn Resuscitation*, 2012）。

注意：出生后 1min 内仍无呼吸的新生儿，应**优先给予足够的辅助通气，而非胸外按压**。

在肺部未充分通气时，胸外按压作用甚微。

继续或停止复苏

- 如**呼吸正常**（30～60 次 /min）且**观察 1min 无胸部凹陷和呻吟**，则不需要进一步复苏，行新生儿常规观察（**C-83 页**）。
- 如**新生儿没有呼吸或呼吸微弱**，继续正压通气直至建立自主呼吸。
- 如**新生儿开始哭**，停止辅助通气并在**停止哭后观察呼吸 5min**：
  - 如**呼吸正常**（30～60 次 /min），**观察 1min 无胸部凹陷和呻吟**，则不需要进一步复苏，行新生儿常规观察（**C-83 页**）。
  - 如**呼吸频率小于 30 次 /min**，继续辅助通气。
  - 如果**有明显的胸部凹陷**，尽量使用氧气辅助通气（**框 S-13，S-147 页**）。将新生儿转至最合适的新生儿救治机构。
- 如**新生儿在辅助通气 20min 后仍无规律呼吸**：
  - 将新生儿转至最适合的新生救治机构。
  - 如有必要，在转院过程中继续保暖和辅助通气。
- 如**新生儿在辅助通气 20min 后无呻吟或呼吸**，停止正压通气，宣告死产。给产妇及家属提供情感支持（**C-6 页**）。
- 如在有效辅助通气 10min 后未检测到新生儿心率，若无进一步可行的复苏措施，则停止复苏，给产妇及家属提供情感支持（**C-6 页**）。
- 如**辅助通气 20min 后，新生儿无自主呼吸且心率持续小于 60 次 /min**，在没有进一步可行的复苏措施情况下，停止辅助通气。给产妇及家属提供情感支持（**C-6 页**）。

复苏成功后的护理

- 防止散热:
  - 将新生儿以皮肤接触放在母亲胸前,遮盖新生儿的身体及头部。
  - 或将新生儿置于热辐射保暖台上。
- 检查新生儿并记录呼吸频率:
  - 如**新生儿出现青紫**或**呼吸困难**(呼吸频率 <30 次 /min 或呼吸频率 >60 次 /min、胸部凹陷或呻吟),用鼻导管给氧(**框 S-13,S-147 页**)。
- 测量新生儿腋温:
  - 如**腋温≥36.5℃**,继续将新生儿以皮肤接触放于母亲胸前并鼓励母乳喂养。
  - 如**腋温 <36.5℃**,行新生儿复温(**S-150 页**)。
- 鼓励产妇开始母乳喂养。复苏后的新生儿发生低血糖的风险更高:
  - 如**吸吮良好**,说明新生儿恢复好。
  - 如**吸吮不佳**,将新生儿转院至更适合的新生儿救治机构。
- 确保在之后的 24h 内密切监测。如**再次出现呼吸困难**的表现,将新生儿转至最合适的新生儿救治机构。

框 S-12 复苏设备

为避免紧急情况下延误复苏,在分娩前**确认新生儿复苏设备齐全并能正常使用至关重要**:

- 确认面罩型号(正常出生体重儿用 1 号,低出生体重儿用 0 号)。
- **检测辅助通气装置的功能:**
  - 挤压通气球囊并观察挤压时送气阀门是否打开,以检验是否可以向患儿输送空气。
  - 将面罩紧紧按压在手掌并用力挤压以打开送气阀门:
    - 如手上能感受到压力,则气囊可以产生足够的压力。
    - 如挤压时送气阀门打开,那么空气通过减压阀门漏出而无法进入新生儿堵塞的气道。
    - 如松手时气囊再鼓起,则气囊可正常使用。
  - 检查面罩边缘有无破损,确保其能与面部充分贴合。

发绀或呼吸困难

- 如果**新生儿出现发绀或呼吸困难**（呼吸频率 <30 次 /min 或呼吸频率 >60 次 /min、吸凹、呻吟），给氧治疗：
  - 清除口鼻黏液确保气道通畅。
  - 鼻导管给氧, 0.5L/min（**框 S-13**）。
  - 将新生儿转院至更合适的诊疗机构。**部分有严重疾病的新生儿可能仅表现为呼吸增快。**
- 注意新生儿保暖。用柔软、干燥的毛巾包裹新生儿, 用毯子遮盖并确保遮盖新生儿头部以防止散热。
- 如根据临床或影像学标准, 早产儿被诊断有呼吸窘迫综合征：
  - 在有能力提供新生儿生命支持的医疗机构给予持续正压通气（CPAP）。
- 如果通过持续正压通气给氧治疗, 使用低浓度混合氧并根据血氧饱和度调整浓度。如果没有混合氧, 用室内空气。

不推荐使用 100% 纯氧, 因已证实有害（框 S-10）。

  - 在有条件进行插管、辅助通气、血气分析、新生儿护理和监护的医疗机构, 为插管及辅助通气的新生儿提供表面活性剂治疗（WHO, *WHO Pocket Book of Hospital Care for Children*, 2013, and *WHO Recommendations on Interventions to Improve Preterm Birth Outcomes*, 2015）。

框 S-13　氧气的使用

新生儿给氧指征：
- 中心性发绀或喘息
- 每次呼吸均呻吟
- 呼吸窘迫引起的喂养困难
- 严重吸凹
- 点头征（和呼吸同步的点头运动, 提示严重的呼吸抑制）

续

使用氧气时记住:

- 对于新生儿发绀或呼吸困难,只有当血氧饱和度≤90%时才给氧治疗。为避免眼损伤,应调节氧流量维持血氧饱和度>90%且<95%。当使用室内空气时新生儿仍能维持血氧饱和度在90%以上,应立即停止给氧。
- 给氧最好通过鼻导管,氧流量0.5~1L/min,严重呼吸窘迫时可增加至2L/min,维持氧饱和度>90%且<95%。
- 如咽喉部分泌物黏稠阻塞气道且新生儿无力清除,在直视下间断吸引清除黏液。

注意: 早产儿滥用氧气与失明及慢性呼吸系统疾病(支气管肺发育不良)相关。

低出生体重儿或早产儿

出生体重≤2 000g的新生儿应当尽可能地持续给予袋鼠式护理。新生儿情况稳定后,医疗机构应尽早给予袋鼠式护理。早产儿袋鼠式护理的关键是早期、持续、长期的母婴皮肤直接接触,以及纯母乳喂养(理想情况下)或母乳喂养。

情况不稳定的体重≤2 000g的新生儿,或情况稳定的但不能给予袋鼠式护理的体重≤2 000g的新生儿应当置于恒温环境中照顾,包括辐射保暖台或恒温箱。

极低出生体重或早期早产儿

如果新生儿出生体重<1 500g或孕周<32周,有可能发生严重的健康问题,包括呼吸困难、喂养困难、严重的黄疸及感染。如果未给予特殊的保温治疗(例如恒温箱),新生儿易体温过低。

过小的新生儿需要特殊护理。应当尽早被送到适宜的治疗机构。转院前及转院中:

- 注意新生儿保暖。新生儿可在与母亲直接皮肤接触下转院。
- 小心地为新生儿穿上尿布、帽子和袜子(在环境温度22~24℃时已足够),将新生儿绑在母亲身上,垂直放置于母亲乳房之间——胸对胸保持直接皮肤接触,新生儿的头转向一侧。

- 如无法进行母婴直接皮肤接触：
  - 使新生儿在与父亲或其他亲属或医疗工作志愿者直接皮肤接触下转院。
  - 或用柔软、干燥的毛巾包裹新生儿；盖一块毯子并确保新生儿头部被遮盖以避免散热。
- 鼓励母亲开始母乳喂养或人工喂养预防低血糖。
- 如母亲病史提示**细菌感染**可能，给予首剂抗生素：
  - 庆大霉素 3mg/kg 肌内注射。
  - 联合氨苄西林 50mg/kg 肌内注射。
- 如新生儿**发绀或呼吸困难**（呼吸频率 <30 次 /min 或呼吸频率 >60 次 /min、胸部凹陷、呻吟），予以鼻导管给氧。

晚期早产儿或低出生体重儿

晚期早产儿（32～37 周）或低出生体重儿（1 500～2 500g）出生后可能很快出现问题。

- 如果在与母亲、父亲或其他亲属直接皮肤接触下，新生儿**没有呼吸困难**并能**保持适宜体温**：
  - 继续保持接触。
  - 尽可能地鼓励母亲在 1h 内开始母乳喂养。
- 如新生儿**发绀**或**呼吸困难**（呼吸频率 <30 次 /min 或 >60 次 /min、胸部凹陷、呻吟），予以鼻导管给氧并按发绀或呼吸困难处理。
- 如新生儿腋温**降至 36.5℃以下**，行新生儿复温。
- 如新生儿疾病进展，尽快将其转至合适的诊疗机构。新生儿可以在与母亲、父亲或其他亲属直接皮肤接触下转院。

嗜睡

如**新生儿嗜睡**（肌张力低、昏睡、无自主活动或在刺激下无活动），很可能有严重疾病，应尽早将其转至合适的医疗机构。

转院前：

- 开放并维持新生儿气道通畅。如新生儿发绀、严重呼吸抑制、低氧血症（氧饱和度≤90%），予以鼻导管给氧。

- 如新生儿呼吸暂停、喘息、呼吸频率过低(＜20 次 /min),给予气囊面罩辅助通气给氧(或没有氧气时用室内空气)(**S-143 页**)。
- 给予氨苄西林及庆大霉素(**S-140 页**)。
- 如新生儿昏睡或无意识,测血糖,如低血糖则予以相应治疗。如无法快速测血糖,按低血糖处理。
- 给予维生素 K(如之前未用)。
- 密切监测新生儿情况直至送到新生儿专科诊疗机构。

低体温

体温过低可在以下情况下快速发生:新生儿很小、出生后未立即擦干、新生儿复苏后或与母亲分开。这些情况下,新生儿体温会很快降至正常以下,应尽快恢复体温。

重度低体温

- 如新生儿**病重或重度低体温**(腋温低于 32℃):
  - 尽快送到合适的早产儿或新生儿疾病救治机构。
  - 如新生儿**发绀或呼吸困难**(呼吸频率＜30 次 /min 或呼吸频率＞60 次 /min、吸凹、呻吟),按呼吸困难处理(**S-147 页**)。
- 转院前:
  - 如衣物湿冷,换掉并彻底擦干新生儿。给新生儿穿上保暖的衣服和帽子,并用暖和的毛毯遮盖。
  - 用现有条件立即温暖新生儿(如恒温箱、辐射加热台、温暖的房间、暖和的床、温暖的衣服和毯子、直接皮肤接触)。
  - 给予首剂抗生素预防败血症,静脉输液管可通过加热器使输注的液体加温。
  - 测血糖,排除低血糖,如有低血糖则治疗。
  - 如**新生儿有吸吮表现**,可给予母乳喂养。
- 如**新生儿不能母乳喂养**,则挤出母乳后喂养。

中度低体温

- 如**新生儿中度低体温**(体温高于 32℃并低于 36.5℃):
  - 注意新生儿保暖。

- 移除湿冷的衣物。
- 如**母亲在旁**且新生儿无其他异常，嘱母亲通过直接皮肤接触复温新生儿。
- 如**母亲不在旁或无法进行直接皮肤接触**：
  - 用柔软、干燥的毛巾包裹新生儿；盖一块毯子并确保新生儿头部被遮盖以避免散热。
  - 将新生儿置于恒温箱中或辐射台上（在盖住新生儿身体及头部之后）。必要时采用其他复温方法。
- 新生儿准备好后立即鼓励母亲开始哺乳，如果新生儿不能母乳喂养，则挤出母乳后喂养。
  - 测血糖，排除低血糖，如有低血糖则治疗。
  - 如新生儿**呼吸频率 >60 次/min、有吸凹和呻吟**，则治疗呼吸困难（**S-147 页**）。
- 每小时监测新生儿腋温直至正常（或至少持续监测 3h）：
  - 如在 3h 内新生儿**体温每小时至少上升 0.5℃**，则复温成功；之后每 2h 监测新生儿体温。
  - 如新生儿体温未上升或每小时上升不到 0.5℃，寻找败血症征象（如喂养困难、呕吐、呼吸困难），并尽快转至合适的医疗机构。
  - 一旦**新生儿体温恢复正常**，每 3h 测一次体温，持续 12h。
  - 如新生儿体温维持在正常范围内，停止监测。
- 如新生儿喂养顺利且没有其他需要住院观察的情况，可以出院。给予母亲在家中如何行新生儿保暖的建议。

惊厥

出生 1h 内发生的惊厥很少见。惊厥可能由窒息、产伤、低血糖、低钙血症引起，同时也是脑膜炎和神经系统异常的症状（如缺血缺氧性脑病、颅内出血）。

注意：如发作时间超过 3min 或者短暂连续抽搐，临床可用**苯巴比妥**治疗癫痫发作。

- 注意新生儿保暖。用柔软、干燥的毛巾包裹新生儿；盖一块毯子并确保新生儿头部被遮盖以避免散热。
- 尽早将其转至合适的诊疗机构。

惊厥的初步处理包括:

- 测血糖,排除低血糖,如有低血糖,考虑在使用抗癫痫药物前先治疗低血糖。如无法测量血糖,考虑使用葡萄糖经验性治疗。
- 如有败血症或脑膜炎相关的临床症状,行腰椎穿刺排除中枢神经系统感染。如感染存在,用恰当的抗生素治疗。

注意:对于有败血症或脑膜炎相关临床症状的新生儿,如无法行腰椎穿刺,考虑使用氨苄西林和庆大霉素经验性治疗。

- 测血钙(有条件时),如低钙血症则给予治疗。
- 如无低血糖、脑膜炎、低钙血症或其他明显的基础病因(如缺血缺氧性脑病、颅内出血、缺血性脑卒中),在有条件的专科医院可先考虑在抗癫痫药物治疗前先给予维生素 B_6 治疗。
- **如新生儿正在抽搐或在 1h 内有过抽搐,**给予苯巴比妥静脉注射,负荷剂量 20mg/kg,>15min。
  - 如**未建立静脉通道,**可单次肌内注射苯巴比妥 20mg/kg。
  - 如 **30min 内抽搐未停止,**再次静脉注射苯巴比妥 10mg/kg,>5min (如仍未建立静脉通道,给予肌内注射)。必要时 30min 后可再重复 1 次。
  - 对于已使用最大负荷量苯巴比妥(静脉用药达最大 40mg/kg)后仍持续抽搐的新生儿,咪达唑仑或利多卡因作为控制抽搐的二线药物使用。(注意:使用利多卡因时需心电监护。)
- 警惕呼吸暂停。随时准备一套气囊面罩以备辅助通气。
- 如新生儿出现**中央性发绀(口唇青紫)或有其他呼吸困难症状,**应治疗呼吸困难(**S-147 页**)。

> **注意:**抽搐时不要给予地西泮。地西泮与苯巴比妥联用会增加循环衰竭及呼吸衰竭的风险。

暴露于感染的无症状新生儿的初步处理

以下指南推荐可根据实际情况调整:

- 如新生儿有感染风险(如未足月胎膜早破;分娩前胎膜破裂时间超过 18h;母亲产前或产时体温高于 38℃;羊水有异味或脓性;或

母亲有 B 族链球菌定植），即便母亲没有感染的临床表现，也应采取以下措施：

- 让新生儿和母亲在一起并鼓励母亲继续母乳喂养。
- 行新生儿血培养。
- 新生儿预防性使用抗生素：氨苄西林（肌内注射或静脉给药）加庆大霉素，至少 2 天。
- 新生儿转至合适的医疗机构做进一步治疗。

● 如无以上危险因素，不予以抗生素治疗。在出生后 3 天内观察新生儿有无感染征象：

- 让新生儿和母亲在一起并鼓励母亲继续母乳喂养。
- 如**3 天内出现感染征象**，行血培养并给予抗生素治疗。

梅毒垂直传播

孕妇感染梅毒可导致不良结局如流产、死产、新生儿死亡、早产、低出生体重以及新生儿先天性梅毒等。预防垂直传播的措施：

● 应对所有孕妇及其配偶行梅毒筛查，如阳性，在第一次产检时治疗（<16 周最佳），孕晚期再次治疗。

● 如孕期未行梅毒筛查，应在产时或产后立即行梅毒筛查。

● 如母亲在孕期或产时**梅毒血清学检查呈阳性**，无论母亲是否接受全程或部分治疗、母亲和新生儿有无梅毒症状，均应治疗新生儿：

- 给予新生儿单次肌内注射苄星青霉素 37.5mg/kg（50 000U/kg）。

● 如**母亲未接受梅毒治疗或治疗不充分**，或治疗情况不明：

- 给予母亲及其配偶苄星青霉素 1.8g 两侧肌内注射。
- 嘱母亲及其配偶至性病门诊随访。

● 告知母亲治疗对其、其配偶及新生儿的重要性。

● 随访 4 周，检查新生儿生长情况及有无先天性梅毒表现。

● 必要时上报相关机构。

● 如**新生儿出现梅毒表现**（**框 S-14**），给予首剂抗生素并将新生儿转院至合适的诊疗机构（通常建议住院以确保新生儿接受全程治疗）：

- 每天一次深部肌内注射普鲁卡因苄星青霉素 50mg/kg，连用 10 天。

  - 或每 12h 静脉注射苄星青霉素 30mg/kg，连用 7 天；之后每 8h
    静脉注射苄星青霉素 30mg/kg，连用 3 天。
  注意：所有怀疑先天性梅毒者均应行相关检查确诊。

框 S-14 　先天性梅毒的表现

先天性梅毒的表现如下：

- 低出生体重
- 手掌和足底红疹、灰斑、水疱或蜕皮
- "鼻伤风"：高度传染性鼻炎伴有鼻塞
- 肝或脾大导致腹胀
- 黄疸
- 苍白、贫血
- 全身水肿
- 肛门尖锐湿疣
- 肢体瘫痪
- 皮损、体液、脑脊液中发现梅毒螺旋体

部分先天性梅毒的极低出生体重儿可能有严重败血症的表现，包括嗜睡、呼吸抑制、皮肤瘀斑或其他部位出血。

母亲患结核病的新生儿

  如母亲患有活动性肺结核且在分娩前治疗未满 2 个月，或产后诊断为结核病：

- 告知产妇母乳喂养是安全的。
- 出生时不要接种卡介苗。
- 每天预防性口服异烟肼 10mg/kg。
- 确保新生儿在合适的医疗机构随访。

感染 HIV 病毒母亲的新生儿

请参照相关指南。

（杨　绎译　沈　婕审）

第三部分

手 术 操 作

宫旁阻滞麻醉

表 P-1 宫旁阻滞麻醉的适应证及注意事项

适应证	注意事项
● 诊刮术	● 确认无利多卡因等相关麻醉药物的过敏史
● 人工负压吸引术	● 勿将药物注入血管
	● 母体并发症罕见,但可能发生血肿

- 遵循一般处理原则(**C-20 页**)。
- 准备 20mL 0.5% 的不含肾上腺素的利多卡因溶液(**C-44 页**)。
- 使用 3.5cm、22 号或 25 号针头注射利多卡因。
- 窥器暴露宫颈,如使用宫颈钳钳夹宫颈,先将 1mL 0.5% 利多卡因溶液注射入宫颈前唇或后唇。
- **注意**:若为不全流产,首选卵圆钳钳夹宫颈,以防止宫颈钳在牵拉宫颈时造成撕裂,且不需要使用利多卡因提前注射。
- 用宫颈钳或卵圆钳纵向钳夹宫颈(分别钳夹宫颈外口和宫颈表面),轻轻地牵引移动以便暴露宫颈上皮与阴道组织间的区域,该处为宫颈旁的进针点。
- 在上皮下进针。

建议:一些术者建议在进针时可以用以下方法来转移患者的注意力:将针尖置于进针处然后嘱患者咳嗽,这可以使针尖恰好刺入组织。

注意:回抽以确保没有任何血管被穿透。如注射器回抽见血,则应移动针尖。重新仔细确认进针点,然后再试一次。如回抽见血,切勿注射。**如静脉注射利多卡因,患者可能会抽搐,甚至死亡。**

- 在 3、5、7 和 9 点处上皮组织下注射 2mL 利多卡因溶液,深度不超过 3mm(**图 P-1**)。备选注射部位是 2 和 10 点。当进针正确时,注射后可以看到组织膨隆。
- 注射结束后,等 2min 待药物弥散,然后用卵圆钳钳夹宫颈。如患者有疼痛感,则应再等待 2min,随后再尝试。

尽早麻醉以确保有足够时间起效。

图 P-1　宫旁阻滞麻醉注射部位

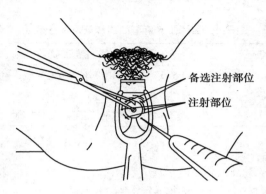

备选注射部位

注射部位

阴部神经阻滞麻醉

表 P-2　阴部神经阻滞麻醉的适应证及注意事项

适应证	注意事项
● 产钳助产或臀位分娩	● 确认无利多卡因等相关麻醉药物的过敏史
● 侧切术及会阴撕裂修补	● 勿将药物注入血管
● 开颅术或颅骨穿刺术	

- 遵循一般处理原则（**C-20 页**）。
- 准备 40mL 0.5% 的不含肾上腺素的利多卡因溶液（**C-44 页**）。

注意：最好将会阴阻滞麻醉的用药量控制在 30mL 以内，这样可以在缝合会阴裂伤的过程中使用剩余 10mL 利多卡因进行局部麻醉。

- 使用 15cm、22 号针头注射利多卡因。
- 其目标是穿过坐骨切迹的阴部神经。有两种途径：
- 经会阴
- 经阴道

经会阴途径无需特殊手术器械。如经阴道，则需要一种特殊的细针引导用于保护术者的手指。

经会阴法

- 用 10mL 利多卡因溶液浸润阴道两侧的会阴皮肤。

注意：回抽以确保没有任何血管被穿透。如注射器回抽见血，则应移动针尖。仔细重新确认进针点，然后再试一次。如回抽见血，切勿注射。如静脉注射利多卡因，患者可能会抽搐，甚至死亡。

- 戴无菌手套，将两个手指放在阴道内，引导针尖穿过会阴组织到达左侧坐骨棘尖（**图 P-2，P-4 页**）。
- 在坐骨棘和坐骨结节之间注入 10mL 利多卡因溶液。
- 将针尖穿过骶棘韧带，再注射 10mL 利多卡因溶液。
- 在对侧会阴区重复这一操作。

图 P-2　经会阴行阴部神经阻滞麻醉

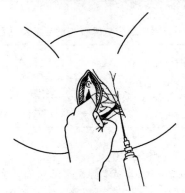

- 如行会阴侧切术，此时应在侧切区域常规进行局部浸润麻醉（**P-68 页**）。
- 注射结束后，等待 2min，然后用手术钳钳夹会阴区域。如患者有疼痛感，则应再等待 2min，随后再尝试。

> **尽早麻醉以确保有足够时间起效。**

经阴道法

- 戴无菌手套，用左手示指经阴道壁扪及左侧坐骨棘区域（**图 P-3**）。

图 P-3　徒手经阴道行阴部神经阻滞麻醉

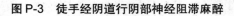

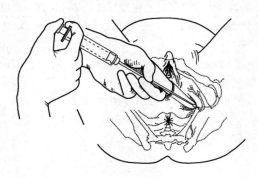

- 用右手朝向左侧坐骨棘方向推进针尖，同时保持左手指尖于引导的细针末端。

> 记住要保证指尖放在针头的末端，不要离开针尖，否则易发生针刺伤。

- 将引导针针尖置于坐骨棘顶点的正下方。
- 推进一个连接有注射器的 15cm 长的 22 号细针。
- 刺入阴道壁黏膜直至针尖穿透骶棘韧带。

注意：回抽以确保没有任何血管被穿透。**如注射器回抽见血**，则应移动针尖。仔细重新确认进针点，然后再试一次。如回抽见血，切勿注射。**如静脉注射利多卡因，患者可能会抽搐，甚至死亡。**

- 注射 10mL 利多卡因溶液。
- 将针头撤回引导针并将引导针重新定位到坐骨棘的正上方。
- 穿透阴道黏膜并再次回抽，以确保没有穿透血管。
- 再注射 5mL 利多卡因溶液。
- 在对侧重复该步骤，用右手示指扪及右侧坐骨棘。用左手推进针尖和引导针，并推注利多卡因溶液。
- 如**行会阴侧切术**，此时应在侧切区域常规进行局部浸润麻醉（**P-68 页**）。
- 注射结束后，等待 2min，然后用手术钳钳夹会阴区域。如**患者有疼痛感**，则应再等待 2min，随后再尝试。

> **尽早麻醉以确保有足够时间起效。**

剖宫产术的局部麻醉

当没有完善的麻醉条件及训练有素的麻醉医师时,局部麻醉是一种安全的替代氯胺酮或椎管内麻醉的方法。

剖宫产的局部麻醉需要术者与产妇保持良好的沟通,并在整个手术过程中给予安慰。术者必须清楚,术中孕妇清醒且高度紧张,因此使用手术器械的和钳夹组织时应该尽可能轻柔。

表 P-3 剖宫产局部麻醉的适应证及注意事项

适应证	注意事项
• 剖宫产(尤其是当孕妇合并心力衰竭时)	• 子痫、伴有严重表现的子痫前期或既往有过经腹手术史者禁用
	• 肥胖、焦虑或对利多卡因及相关药物过敏者禁用
	• 术者无丰富剖宫产的经验时禁用
	• 勿将利多卡因注入血管

遵循一般处理原则(**C-20 页**)并开通静脉通路(**C-27 页**)。

- 制备含 0.5% 利多卡因和 1 : 200 000 肾上腺素的 200mL 溶液(**C-46 页**)。通常在第 1h 内的药物用量小于总量的 50%(约 80mL)。
- 如胎儿存活
  - 待胎儿娩出后,给予孕妇吗啡 0.1mg/kg 肌内注射、异丙嗪 25mg 静脉注射。
  - 或者也可在胎儿娩出前就给孕妇使用吗啡和异丙嗪,但婴儿**娩出后**需静脉注射纳洛酮 0.1mg/kg。
- 如**胎儿死亡**,在对皮肤和皮下组织进行局部浸润麻醉前,给予孕妇吗啡 0.1mg/kg 肌内注射、异丙嗪 25mg 静脉注射。

与患者保持沟通并在操作过程中尽量安抚孕妇。

- 在拟行切口的两侧区域用 10cm 的针浸润麻醉皮肤和皮下组织,麻醉区域的宽度约两指宽(**图 P-4,P-7 页**)。

注意：回抽以确保没有任何血管被穿透。**如注射器回抽见血**，则应移动针尖。仔细重新确认进针点，然后再试一次。如回抽见血，切勿注射。**如静脉注射利多卡因，患者可能会抽搐，甚至死亡。**

图 P-4　剖宫产术中皮肤及皮下组织的局部浸润麻醉

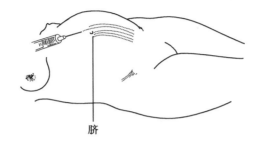

脐

- 自耻骨联合至脐上 5cm，距中线左右两侧 3～4cm 用利多卡因溶液打长条形皮丘。
- 应使利多卡因浸润腹壁全层，针尖应尽量保持与皮肤平行。因足月时腹壁非常薄，应注意不要刺穿腹膜注入子宫。
- 注射结束后，等待 2min，然后用手术钳钳夹会阴区域。如患者有疼痛感，则应再等待 2min，随后再尝试。

> **尽早麻醉以确保有足够时间起效。**

注意：如在局部浸润麻醉下实施剖宫产术，应做一个正中切口，且切口应比全身麻醉时的切口长约 4cm。不应选择横切口，因为进腹时间长且视野暴露差，故需要较多的麻醉用量。

> **麻醉效果预计可持续约 60min。**

进行剖宫产时（**P-44 页**）记住以下几点：

- 不要使用腹腔填充，尽量少用腹部牵引拉勾，并应动作轻柔。
- 在膀胱腹膜反折下方至圆韧带处注射 30mL 利多卡因溶液，之后不再需要更多的麻醉。腹膜对于疼痛的刺激非常敏感，而子宫肌层对疼痛并不敏感。

- 告知孕妇胎儿娩出时会有牵拉不适感，但通常不会比阴道分娩更痛。
- 缝合子宫时勿将子宫移出腹腔。
- 关腹过程中可能需增加麻醉。

（林　琳译　胡　蓉审）

椎管内（蛛网膜下腔）麻醉

表 P-4　椎管内麻醉的适应证及注意事项

适应证	注意事项
● 剖宫产 ● 经腹手术 ● 会阴 III 度和 IV 度撕裂修补术	● 确定患者无利多卡因及相关药物过敏史 ● 在低血容量未纠正、重度贫血、凝血功能障碍、出血、局部感染、伴有严重表现的子痫前期、子痫或因心脏疾病导致心力衰竭的患者禁用

- 遵循一般处理原则（**C-20 页**）并开通静脉通路（**C-27 页**）。
- 麻醉前 30min，静脉补液 500～1 000mL（生理盐水或乳酸林格氏液）扩容以防低血压。
- 制备 1.5mL 局部麻醉剂：将 5% 利多卡因加入 5% 葡萄糖溶液中。如麻醉作用需维持 45min 以上，则另加入 0.25mL 肾上腺素（1∶1 000）。
- 嘱患者侧卧（或坐位），确保腰椎充分弯曲。嘱患者尽量把头俯屈至胸前、拱起背部。
- 必要时定位并标记进针点。髂棘连线与脊柱的交点一般为第 4、第 5 腰椎，选取该区域或其上进行穿刺。

必须严格遵守无菌原则。切勿用手触碰穿刺针针尖及针杆，持针时仅可握住针柄。

- 细针注射 1% 利多卡因对穿刺区皮肤进行局部麻醉。
- 采用最细的针头（22 号或 23 号针头）沿中线推入，垂直于皮肤进针。
注意：细针易弯曲。
- 如**针尖碰到骨头**，则提示可能不在中线。撤回针并重新穿刺，保持针尖微微向上朝向患者的脐部。
- 将针尖向蛛网膜下腔推进，针尖刺穿黄韧带时会感觉到明显的突破感。
- 一旦针头穿过黄韧带，慢慢地将针推入，穿过硬脊膜。当硬脊膜被刺穿时，会再次感觉到突破感。

- 抽出针芯,应有脑脊液针管中流出。
- **如无脑脊液流出**,应重新插入针芯,轻轻地旋转针尖,然后再拔除针芯,看有无脑脊液流出。如尝试两次均失败,应更换一个进针点。
- 注射 1～1.25mL 的局部麻醉药。对于未分娩的孕妇,由于硬膜外静脉充盈导致蛛网膜下腔变小,因此需要的药物剂量较小。
- 帮助患者仰卧,将手术台向左侧倾斜,或在右下背部放置枕头或床垫,以降低仰卧位低血压综合征。
- 重新测量孕妇血压,因可能发生一过性的血压下降。**如有明显的低血压**,应给予患者更多静脉补液(500mL 快速静脉滴注):
  - 如**患者血压未升高**,给予麻黄碱 0.2mg/kg 静脉注射。
  - 如给药 4 次后**血压仍持续下降**,给予麻黄碱 30mg 肌内注射。
- 给予面罩或鼻导管吸氧 6～8L/min。
- 在注射局部麻醉后,等待 2min,然后用钳子钳夹切口部位。**如患者有疼痛感**,则应等待 2min 然后再尝试。

尽早麻醉以确保有足够时间起效。

- 术后嘱患者至少平卧 6h,头下仅垫一个枕头以防腰椎穿刺后头痛,期间患者不可坐起或直立。

（林　琳　译　胡　蓉　审）

氯胺酮麻醉

表 P-5　氯胺酮麻醉的适应证及注意事项

适应证	注意事项
• 手术时间相对较短（不到60min）且无需使用肌松药的手术（如会阴撕裂或宫颈撕裂修补术，人工剥离胎盘术，剖宫产术，乳房脓肿引流术） • 适合在吸入麻醉装置故障或全身麻醉未使用吸入麻醉装置时备用	• 氯胺酮单独使用时会引起幻觉，故有精神病史的女性禁用。为预防幻觉产生，在胎儿娩出后可给予患者地西泮10mg静脉注射 • 氯胺酮本身无肌松效果，故剖宫产切口可能需延长 • 高血压、子痫前期、子痫或心脏病患者禁用

- 遵循一般处理原则（**C-20 页**）并开通静脉通路（**C-27 页**）。
- 氯胺酮可肌内注射、静脉注射或静脉滴注，其剂量不同：
  - 大多数患者氯胺酮用量为 6～10mg/kg。麻醉一般在 10min 内起效，持续长达 30min。
  - 另外，也可缓慢给予氯胺酮 2mg/kg 静脉注射，持续 2min 以上（这种情况下药效只维持 15min）。
  - 剖宫产时氯胺酮的输注法如下。
  - 当需要额外止痛时，给予氯胺酮 1mg/kg 静脉注射。

> **高血压、子痫前期、子痫或心脏病的患者禁用氯胺酮。**

氯胺酮的输注

术前用药

- 术前 30min，予以阿托品 0.6mg 肌内注射。
- 在诱导时给患者静脉注射地西泮 10mg，以防止幻觉产生（剖宫产时，在婴儿娩出后给予地西泮）。
- 以面罩或鼻导管吸氧，每 6～8L/min 流量。

诱导和维持

- 检查患者生命体征（脉搏、血压、呼吸、体温）。
- 放置开口器以防舌头阻塞气道。
- 缓慢静脉注射氯胺酮 2mg/kg 持续 2min 以上，可完成麻醉诱导。对于少于 15min 的手术操作，这样的麻醉量已足够。
- 对于较长时间的手术操作，应在 1L 葡萄糖溶液中注入氯胺酮 200mg，2mg/min 静脉滴注（即 20 滴 /min）。
- 手术前检查麻醉的深度。用钳子钳夹切口部位。**如患者有疼痛感**，则应等待 2min 然后再尝试。
- 在手术过程中每 10min 监测生命体征（脉搏、血压、呼吸、体温）。

术后护理

- 停止氯胺酮输注，并根据手术类型给予合适的术后镇痛药物（**C-51 页**）。
- 持续每 30min 观察一次直到患者完全清醒；氯胺酮的药效消退需 60min。

（林　琳　译　胡　蓉　审）

外倒转术

- 评估外倒转适应证。37 周前或无条件行紧急剖宫产时不要行外倒转术。
- 如有超声仪器，则应进行超声检查以确认臀位、检查羊水指数、胎盘位置、排除先天畸形和脐带绕颈。
- 让患者仰卧，抬高床尾。
- 听胎心并记录胎心率。如**有胎心率异常**（＜ 100 次 /min 或 ＞ 180 次 /min）：
  - 不进行外倒转。
  - 按胎儿宫内窘迫处理（**S-93 页**）。
- 用大量超声耦合剂涂抹腹部，以减少摩擦以及过度用力。
- 腹部触诊以确认胎先露以及胎头、胎臀和胎背的位置。
- 在耻骨联合上方，于盆腔入口处轻轻地抬起胎儿的最低点以松动臀位（**图 P-5A，P-14 页**）。
- 将胎头和胎臀互相靠近以实现向前旋转。当臀部被抬起时，通过引导头部向前转动，慢慢地旋转胎儿（**图 P-5B～C，P-14 页**）。
- 每次尝试转胎位后，应听胎心。如**胎心率异常**：
  - 按胎儿窘迫处理（**S-93 页**）。
  - 同时每 15min 重新评估一次。
- 如**随后 30min 内胎心不稳定**，则行剖宫产术（**P-44 页**）。

如**外倒转术成功**，让患者卧床 15min。如**无胎心异常**，则患者可出院。嘱出现以下情况立即就诊：
  - 出血或疼痛
  - 自觉胎儿回复为臀位
  - 自觉临产
- **如手术不成功，可再次尝试反向倒转（图 P-5D，P-14 页）。**
- **如手术仍不成功，胎心率正常，可使用宫缩抑制剂（S-123 页）增加手术成功的概率。**
- **如手术仍不成功，则在一周后或者待患者以臀位或横位先兆临产时再次尝试。**

图 P-5　臀位外倒转

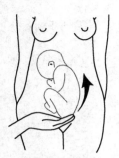 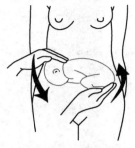 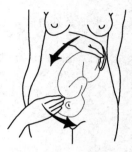

A. 松动臀部 　　B. 用双手操作向前旋转，一只 　　C. 完成向前旋转
　　　　　　　　　　手上推胎臀，另一只手引导胎头

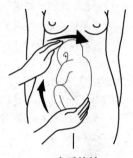

D. 向后旋转

（林　琳译　胡　蓉审）

虽然引产和加速产程是针对不同的适应证,但使用的某些方法是相同的。只有在有明确的医学或产科指征,并且当预期效益超过潜在的危害如子宫过度刺激、子宫破裂和胎儿窘迫时才可以应用。

有条件的话,引产和加速产程应该在可以进行剖官产的医疗机构中开展。

- **引产**:人工促进宫缩进入产程
- **加速产程**:在产程中促进宫缩,增加宫缩频率、持续时间和强度

引产和加速产程过程中必须满足下列条件:
- 医疗机构有条件评估孕妇和胎儿健康。
- 在用药过程中,配有熟悉子宫收缩药物作用的医务人员,并且能够识别和管理母胎并发症。
- 医疗机构应该有能力处理潜在的不良反应,处理阴道试产失败。
- 应持续提供支持性护理(第 **C-67~69 页**)。
- 接受缩宫素、米索前列醇或其他前列腺素类药物的孕妇绝不应无人照管。
- 如果缩宫素用于引产,必须监测缩宫素滴速。
- 在子宫过度刺激情况下应使用 β 受体激动剂。

在引产和加速产程期间的监测

注意:在引产或加速产程之前,请确保配备医务人员和必要的设备,可以充分监测孕妇、胎儿、宫缩和产程进展。

- 每 30min 监测并记录母儿状况。
- 每 30min 监测并记录 10min 内的宫缩次数和持续时间。
- 通过以下方式评估产程进展情况:
  - 在潜伏期检查宫颈容受和宫颈扩张变化(**图 C-4**,**C-63 页**)。

   – 在活跃期检查宫颈扩张和胎先露下降情况，将结果记录在产程图上（**图 C-13，C-75 页**和**图 C-3，C-63 页**）。
   – 在第二产程中进一步评估胎先露下降的情况。

> 在获得孕妇的知情同意和许可后，每 **4h** 进行一次阴道检查，除非有临床迹象表明要进行更频繁的检查。

引产

适应证

- 评估适应证：
   – 孕周明确达到 41 周的孕妇（孕周超过 40^{+7} 周）。
   – 足月胎膜早破的孕妇（孕周超过 36^{+7} 周）。
   – 患有伴有严重表现的子痫前期的孕妇，孕周过早其胎儿无存活能力或者不可能在一至两周内具备存活能力者。
   – 患子痫前期或妊娠期高血压的足月孕妇，或者临床有提前引产指征者（**S-41 页**）。
   – 有阴道流血的足月孕妇，或者临床有提前引产指征者（**S-17 页**）。
   – 患有绒毛膜羊膜炎的足月孕妇，或者临床有提前引产指征者（**S-124 页**）。
   – 胎儿生长受限的足月孕妇，或者临床有提前引产指征者（**S-132 页**）。
   – 死胎或胎儿畸形的孕妇（**S-132 页**）。

   注意：对于无妊娠合并症的孕妇，不建议孕 41 周前引产。如果妊娠期糖尿病是唯一的合并症，即使血糖控制良好，也不建议在妊娠 41 周之前引产。如果**足月胎儿疑似为巨大儿**，不应作为引产指征。

> 如孕妇及其家属有需要，应向其提供有关引产的咨询，以协助他们做出知情选择。在引产之前，每位孕妇的愿望和偏好都应该纳入考虑。

评估宫颈条件

引产是否成功与开始引产时的宫颈条件有关。行宫颈检查并根据**表P-6** 中的标准进行评分以评估宫颈条件。

表 P-6　引产前宫颈条件的评估

因数	评分			
	0	**1**	**2**	**3**
扩张 /cm	未开	1～2	3～4	>5
宫颈长度 /cm	>4	3～4	1～2	<1
质地	硬	中	软	N/A
位置	后	中	前	N/A

- 如宫颈条件**成熟**(评分≥6 分),单独使用缩宫素通常就能引产成功。
- 如宫颈条件**不成熟**(评分≤5 分),需要使用前列腺素类药物(**P-18 页**)如米索前列醇、Foley 导尿管或球囊导管(**P-19 页**)或缩宫素 (**P-19 页**)促宫颈成熟。

引产方法

剥膜

注意:剥膜可以减少正式引产的需要,它适用于没有紧急终止妊娠指征的孕妇。

- 向孕妇解释该操作的目的和步骤,以及可能发生的情况,包括可能导致不适和出血。
- 在操作之前需获得孕妇的口头知情同意。

注意:在 HIV 病毒和 / 或肝炎高度流行的地区,审慎的做法是尽可能长时间保持胎膜的完整性,降低围产期传播。

- 听取并记录胎儿心率。
- 让孕妇平躺,左倾子宫(例如在右侧臀部下卷块毯子),弯曲双腿,双脚并拢,膝盖分开。

- 戴无菌手套,评估宫颈条件,包括宫颈质地、位置、容受以及扩张情况(**表 P-6**, **P-17 页**)。
- 在宫颈内口上方,将一根手指沿宫壁内侧旋转,注意避免捅破胎膜。
- 在剥膜之后,在宫缩期歇间和宫缩之后听胎心率。如**胎心率异常**(<100 次/min 或 >180 次/min),应怀疑胎儿窘迫(**S-93 页**)。
- 如**无胎儿窘迫**,并且该孕妇**未临产**,告知其没有进入产程,可以回家:
  - 建议孕妇注意临产的迹象(**C-60 页**)。
  - 建议孕妇在下列情况下来院评估:
    - 自发胎膜破裂。
    - 阴道流血。
    - 孕 41 周仍未临产。
    - 出现其他问题。
    - 或有其他临床指征。

前列腺素类药物

在引产过程中,前列腺素类药物在促进宫颈成熟方面非常有效。

- 检查并记录孕妇的脉搏、血压、宫缩情况和胎儿心率。
- 评估适应证。
- 在用药之前,获得孕妇的口头知情同意。

使用前列腺素类药物引产的过程中,监测所有孕妇宫缩及胎心率。

- 有许多前列腺素制剂可供使用:
  - 前列腺素 E_2 有几种制剂(3mg 阴道栓剂或 2～3mg 凝胶),将前列腺素制剂置于阴道后穹窿,如需要可在 6h 后重复给药。
  - 米索前列醇是前列腺素 E_1 的合成类似物,它对促进宫颈成熟非常有效。

米索前列醇不应用于前次剖宫产史的孕妇,因其增加子宫破裂风险。

表 P-7　米索前列醇的可能给药途径

给药途径	剂量	如需要可重复给药
口服	25μg（将 200μg 药片溶解在 200mL 水中，每 25mL 为单次给药剂量）	2h
阴道放入后穹窿	25μg（只有在米索前列醇有 25μg 片剂的情况下使用） 不要将 200μg 药片划分成小片，因为剂量不准确	6h

- 监测孕妇、胎儿、宫缩和产程进度（**P-15 页**）。
- 如出现以下情况，停止使用前列腺素并开始输注缩宫素：
  - 胎膜破裂。
  - 宫颈已成熟。
  - 或者前列腺素使用超过 12h。
- 如**宫缩持续时间超过 60s，或在 10min 内有 5 次以上宫缩**，按子宫过度刺激处理（**P-26 页**）。

注意：如引产失败，请向孕妇提供支持和下一步可供选择的方法：进一步尝试引产（时机应取决于临床情况和孕妇的意愿）或者剖宫产。

FOLEY/ 球囊导管

如无前列腺素类药物，或存在药物使用禁忌证，推荐单独使用球囊导管或联合缩宫素引产。与前列腺素类药物相比，使用球囊导管发生子宫过度刺激和子宫破裂的风险较低，因此可作为前次剖宫产史孕妇的首选。但是，患有明显的宫颈炎或阴道炎的患者应该避免使用。

Foley 导管是一个能够有效替代球囊导管用于促宫颈成熟和引产的方法。

> **如有出血、胎膜破裂或明显的阴道感染病史，请勿使用球囊或 Foley 导管。**

- 检查并记录孕妇的脉搏、血压和宫缩情况以及胎心率。
- 评估适应证。

- 在使用前，获得孕妇的口头知情同意。
- 将高级别消毒或无菌的窥器轻轻地插入阴道。
- 用高级别消毒或无菌的止血钳钳夹导管尖端正下方，并轻轻地引入子宫颈。确保导管的可膨胀球囊位于宫颈内口上方。
- 向球囊注入 30～50mL 水，具体取决于球囊的大小。
- 将剩余的导管卷起并放入阴道内。
- 留置导管至少 12h，或直至出现宫缩。
- 监测孕妇、胎儿、宫缩和产程进展（**P-15 页**）。
- 在取出导管之前排空球囊。

注意：可以在球囊导管置入时或取出后开始输注缩宫素。

> 如无前列腺素制剂（包括米索前列醇），或有药物禁忌，推荐使用球囊导管联合缩宫素作为引产的一种替代方法。

缩宫素

> 如无前列腺素类药物，应单独使用缩宫素静脉滴注引产。

使用缩宫素要非常谨慎，因为可能会发生子宫过度刺激和胎儿窘迫，偶尔甚至会发生子宫破裂。经产妇子宫破裂的风险较高。

> 仔细观察缩宫素静脉滴注引产的孕妇，绝不应无人照管。

缩宫素的有效剂量个体差异很大。将缩宫素加入静脉补液（葡萄糖溶液或生理盐水），谨慎地逐步增加输液速度直至出现有效宫缩（10min 内 3 次宫缩，每次宫缩持续 40s 以上）。在宫缩间歇期子宫应该松弛。

- 检查并记录孕妇的脉搏、血压和宫缩情况以及胎心率。
- 评估适应证。

> 必须有明确的引产指征，因为引产失败通常都转为剖宫产。

- 在用药前获得孕妇的口头知情同意。
- 确保孕妇左侧卧位。
- 每 30min 监测并记录下列内容：

- 缩宫素静脉滴注速度（见下文）（**注意：手臂位置变化可能会改变静脉滴注速度**）。
- 宫缩的持续时间和频率：**如 10min 内宫缩超过 5 次，或者宫缩持续时间超过 60s，停止输液并按照子宫过度刺激处理（P-26 页）**。
- 孕妇脉搏：如**孕妇脉搏快**（≥110 次 /min）而弱，需快速评估孕妇的一般情况包括生命体征（脉搏、血压、呼吸、体温）（**C-1 页**）。
- 胎心率：宫缩后立即听胎心率。如**胎心率异常**（低于 100 次 /min 或超过 180 次 /min），停止输液并按照**胎儿窘迫**处理（**S-93 页**）。

● 根据以下方法静脉滴注缩宫素：
- 在 500mL 葡萄糖溶液（或生理盐水）中加入 2.5U 缩宫素，按照 2.5mIU/min（即 0.5mL/min，或如果输液器滴速为 20 滴 /mL），则 10 滴 /min（**表 P-8，P-22 页和表 P-9，P-23 页**）。
- 每隔 30min 增加滴速 2.5mIU/min（即 0.5mL/min，或如果输液器滴速为 20 滴 / mL，则 10 滴 /min），直至出现有效的宫缩（10min 内宫缩 3 次，每次宫缩持续时间超过 40s）。

● 如**宫缩持续时间超过 60s，或者 10min 内宫缩超过 5 次**，停止输液并按照**子宫过度刺激**处理（**P-26 页**）。

● 一旦出现**有效宫缩**（10min 内宫缩 3 次，每次宫缩持续时间超过 40s），维持该滴速；继续监测孕妇的脉搏、血压和宫缩以及胎心率：
- 如胎心率异常（<100 次 /min 或 >180 次 /min），停止输液并按胎儿窘迫处理（**S-93 页**）。
- 如**在 10min 内有 5 次以上的宫缩，或者宫缩持续时间超过 60s**，停止输液并按子宫过度刺激处理（**P-26 页**）。

● 如在 **15mIU/min** 的滴速下未出现有效宫缩（即 3mL/min，或者如果输液器滴速为 20 滴 /mL，则为 60 滴 /min）：
- 增加缩宫素浓度，将 5U 缩宫素加入 500mL 葡萄糖溶液（或生理盐水）（即 10mIU/mL），并调整滴速至 15mIU/min（1.5mL/min 或者如果输液器滴速为 20 滴 /mL，则为 30 滴 /min）。
- 每隔 30min 增加滴速 5mIU/min（即 0.5mL/min，或者如果输液器滴速为 20 滴 / mL，则为 10 滴 /min），直至出现有效宫缩，或者滴速最大达 30mIU/min（即 3mL/min，或者如果输液器滴速为 20 滴 /mL，则为 60 滴 /min）。

表 P-8 引产使用的缩宫素滴速

自引产开始的时间 /h	缩宫素浓度	滴速：滴 /min	近似剂量 /（mIU/min）	滴入液体量 /mL	滴入总液体量 /mL
注意：检查正在使用的输液器的点滴系数（滴 /mL）。如点滴系数大于或小于 20 滴 / mL，需重新计算滴速。					
0.00	2.5U 加入 500mL 葡萄糖溶液或生理盐水（5mIU/mL）	10	3	0	0
0.50	同上	20	5	15	15
1.00	同上	30	8	30	45
1.50	同上	40	10	45	90
2.00	同上	50	13	60	150
2.50	同上	60	15	75	225
3.00	5U 加入 500mL 葡萄糖溶液或生理盐水（10mIU/mL）	30	15	90	315
3.50	同上	40	20	45	360
4.00	同上	50	25	60	420
4.50	同上	60	30	75	495
5.00	10U 加入 500mL 葡萄糖溶液或生理盐水（20mIU/mL）	30	30	90	585
5.50	同上	40	40	45	630
6.00	同上	50	50	60	690
6.50	同上	60	60	75	765
7.00	同上	60	60	90	855

注意：滴速是根据 20 滴 /mL 的点滴系数计算的。

在经产妇和前次剖宫产史的孕妇，禁止在 500mL 补液中加入缩宫素 10U（即 20mIU/mL）。

● 如使用较高浓度缩宫素仍然没有建立有效宫缩：
- **经产妇**和**前次剖宫产史的孕妇**，考虑引产失败行剖宫产术（**P-44 页**）。
- 如为初产妇：
  - 根据**表 P-9** 中的方法，注入更高浓度的缩宫素（10U 加入 500mL）。
  - 如**使用最高浓度缩宫素仍然没有建立有效宫缩**，行剖宫产术（**P-44 页**）。

表 P-9　只能用于初产妇的快速增量法：引产用的缩宫素滴速

自引产开始的时间 /h	缩宫素浓度	滴速：滴 /min	近似剂量 /（mIU/min）	滴入液体量 /mL	滴入总液体量 /mL
注意：检查正在使用的输液器的点滴系数（滴 /mL）。如果点滴系数大于或小于 20 滴 /mL，需重新计算滴速。					
0.00	2.5U 加入 500mL 葡萄糖溶液或生理盐水（5mIU/mL）	15	4	0	0
0.50	同上	30	8	23	23
1.00	同上	45	11	45	68
1.50	同上	60	15	68	135
2.00	5U 加入 500mL 葡萄糖溶液或生理盐水（10mIU/mL）	30	15	90	225
2.50	同上	45	23	45	270
3.00	同上	60	30	68	338

续表

自引产开始的时间 /h	缩宫素浓度	滴速：滴 /min	近似剂量 /（mIU/min）	滴入液体量 /mL	滴入总液体量 /mL
3.50	10U 加入 500mL 葡萄糖溶液或生理盐水（20mIU/mL）	30	30	90	428
4.00	同上	45	45	45	473
4.50	同上	60	60	68	540
5.00	同上	60	60	90	630

注意：滴速是根据 20 滴 /mL 的点滴系数计算的。

加速产程

该方法用于缩短产程，用以防止出现与产程过度延长相关的并发症，同时避免剖宫产。

适应证

- 评估适应证：
  - 产程进展不满意或产程延长（**C-76 页**）。
  - 排除假临产。
  - 无头盆不称或梗阻的迹象。
  - 宫缩不佳是最可能导致产程进展不佳的原因。

> **注意：不推荐在确认产程延长前加速产程。**

- 不推荐下列做法：
  - 为预防产程延长而积极处理产程。
  - 为预防产程延长过早行人工破膜和缩宫素加速产程。
  - 对接受硬膜外镇痛的孕妇过早使用缩宫素预防产程延长。
  - 单独使用人工破膜预防产程延长。

- 使用解痉药预防产程延长。
- 为了预防产程延长和减少加速产程而使用分娩镇痛。
- 使用静脉补液以缩短产程（可能导致母亲体液过量）。
- 使用灌肠以加速产程。

不推荐口服米索前列醇用于加速产程。

使用缩宫素加速产程

- 判断产程所处的阶段（**C-60 页**）。
- 评估适应证。
- 在给药前获得孕妇的口头知情同意。
- 根据引产所述的方法静脉滴注缩宫素（**P-20 页**）。

注意：加速产程时不要使用快速增量法。

- 对于明确的产程延长，考虑行人工破膜术和静脉滴注缩宫素。不要将人工破膜术作为加速产程的唯一干预方法，特别是在 HIV 感染率高的地区。

人工破膜术

- 无论是自然破膜还是人工破膜，胎膜破裂后通常都会出现下列情况：
  - 羊水流出。
  - 子宫体积缩小。
  - 生成前列腺素，促进分娩。
  - 子宫开始收缩（如孕妇未临产）或宫缩变得更强（如已临产）。

不建议人工破膜单独用于引产或者加速产程。

- 评估适应证：
  - 如**胎膜完整**，可考虑采用人工破膜术联合缩宫素静脉滴注加强宫缩。

注意：在艾滋病和 / 或肝炎高度流行的地区，审慎的做法是尽可能长时间保持胎膜的完整性，降低围产期传播风险。

- 在操作之前，获得孕妇的口头知情同意。
- 听取并记录胎心率。
- 让孕妇平躺，左倾子宫（例如在右侧臀部下垫块毯子），弯曲双腿，双脚并拢，膝盖分开。
- 戴无菌手套，用一只手评估宫颈条件，包括宫颈质地、位置、容受以及扩张（**表 P-6**，**P-17 页**）。
- 另一只手向阴道内置入羊膜钩或者 Kocher 钳。
- 沿着阴道内的手指，将钳尖指向胎膜。
- 将两根手指放在胎膜上，用另一只手中的器械轻轻地夹破胎膜，使羊水缓慢地顺手指流出。
- **注意**：在宫缩间歇期破膜，防止羊水飞溅。
- 注意羊水的颜色（清、胎粪着色、血性、绿色、脓性、恶臭），如有**稠厚的胎粪**，应怀疑胎儿窘迫（**S-93 页**）。
- 在人工破膜术后，在宫缩间歇期和宫缩之后听胎心率。如**胎心率异常**（<100 次 /min 或 >180 次 /min），应怀疑胎儿窘迫（**S-93 页**）。

引产和加速产程过程中的子宫过度刺激

如发生**子宫过度刺激**（任何宫缩持续时间超过 60s）或者 **10min 内有 5 次以上的宫缩**：

- 停止输液。
- 观察孕妇，直到宫缩恢复正常。
- 孕妇取左侧卧位。
- 评估胎儿心率：
  - 如胎心率正常（在 100～180 次 /min），观察宫缩是否改善并监测胎心率。
  - 如**胎心率异常**（<100 次 /min 或 >180 次 /min），按胎儿窘迫处理（**S-93 页**），使用 β 受体激动剂松弛子宫：特布他林 250μg 缓慢静脉注射超过 5min 或沙丁胺醇 10mg 加入 1L 静脉补液（生理盐水或乳酸林格氏液），10 滴 /min 静脉滴注。

注意：β受体激动剂不能用于有心脏病的孕妇。如该孕妇患有心脏疾病，或者无β受体激动剂，也可以使用非β受体激动剂（例如，口服 20mg 硝苯地平）。

- 观察宫缩有无改善并监测胎心率：
  - 如在 **20min 内没有恢复正常并且尚未使用β受体激动剂**，则使用β受体激动剂松弛子宫（见上文）。
  - 如**胎儿监护有反应并且宫缩恢复正常**，至少在 30min 后谨慎地重新开始输注缩宫素。

（王　珏　译　胡　蓉　审）

图 P-6 胎吸的基本组成部分。

图 P-6 产科胎吸

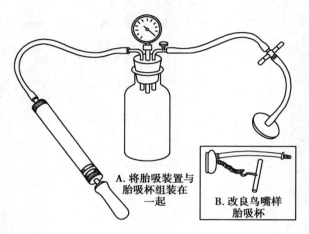

A. 将胎吸装置与
胎吸杯组装在
一起

B. 改良鸟嘴样
胎吸杯

- 在进行胎吸助产前，回顾并应用手术操作的基本原则（**C-20 页**）。
- 评估胎吸的指征：
  - 头先露。
  - 足月胎儿。
  - 宫口开全。
  - 胎头至少在 0 位或耻骨联合上可触及的胎头不超过 2/5。
- 检查所有连接并在戴手套的手上测试真空。

> 不建议胎吸助产的孕妇常规预防使用抗生素。

- 提供情感支持和鼓励。必要时行阴部神经阻滞麻醉（**P-3 页**）。
- 戴无菌手套，通过感觉矢状缝和囟门评估胎头位置。
- 识别后囟（**图 P-7，P-29 页**）。

图 P-7　胎儿颅骨的标志

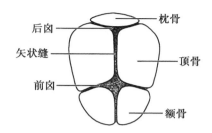

● 定位俯屈点，其位于后囟前 3cm（**图 P-8**，**图 P-9**）。

图 P-8　定位俯屈点（F）

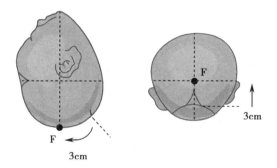

图 P-9　定位俯屈点（F），其位于后囟前 3cm，计算杯子插入的距离

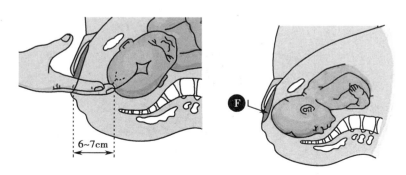

- 使用适合的最大杯子，杯子的中心位于俯屈点上方。杯子的边缘
  应放置在后囟前约 1cm 处，以便在向外牵引时帮助胎儿俯屈、下
  降和自转(**图 P-10**)。
- 如会阴阻挡胎吸用力的方向，考虑行会阴切开术。
- 检查杯子的位置，确保在杯子的边缘内无孕妇软组织(宫颈或
  阴道)。
- 使用泵生成 0.2kg/cm² 负压的真空，并再次检查胎吸位置。
- 将真空提高到 0.8kg/cm² 并检查胎吸位置。

图 P-10　放杯子

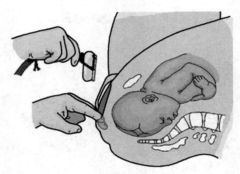

A. 握住杯子，扩张会阴

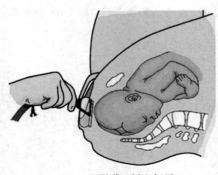

B. 经阴道口插入杯子

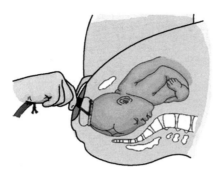

C. 将杯子推向俯屈点

- 在生成最大负压后,沿骨盆轴垂直于杯子开始牵引。如**胎头向一侧倾斜或者俯屈不佳**,应试图通过改变牵引轴方向纠正倾斜或偏转的胎头(即偏向一侧或对侧,不一定在中线)。
- 在每次收缩开始时牵引并在整个宫缩期持续用力。牵引的方向垂直于杯缘平面(**图 P-11**)。一个手指放在杯子旁的头皮上,评估牵引期间潜在的滑动和胎先露下降的情况。

不要在宫缩间歇期牵引。

- 鼓励孕妇运用腹压协助胎头下降。
- 缓慢娩出胎头并保护会阴。

图 P-11　牵引和娩出胎头

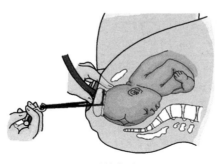

A. 开始牵引

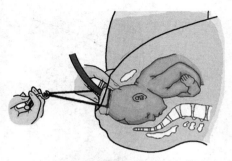

B. 根据骨盆弧度调整牵引轴方向

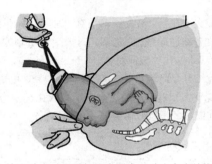

C. 娩出胎头（用手保护会阴直至胎头完全娩出）

- 宫缩间歇期检查：
  - 胎心率。
  - 杯子的位置。
- **取出杯子。** 当胎头着冠或胎头娩出后，释放真空，取下杯子，然后娩出胎儿。

建议

- 切勿使用杯子主动旋转胎头。胎头会随着牵引发生旋转。
- 通过第一次牵拉帮助找到正确的牵引方向。
- 不要在宫缩和腹压的间歇期持续牵引。
- 随着产程进展，在没有胎儿窘迫的情况下，"引导性"牵引最多持续30min。

胎儿娩出后处理

- 积极处理第三产程。
- 确保子宫收缩良好并且失血不多。
- 检查产道裂伤，并修复任何已发生的撕裂或裂伤。
- 缝合会阴侧切伤口。
- 产后 2h 内每隔 15min 监测产妇宫缩、阴道出血、脉搏、体温和血压，第 3h 每隔 30min 一次，然后每小时监测一次，持续 3h。
- 确保新生儿擦干保暖，安全结扎脐带，并尽快将新生儿放在母亲的乳房上。
- 检查新生儿头皮，注意有无损伤。向父母解释"产瘤"的原因，并向他们保证会在几个小时内消退，不会损伤新生儿头部。
- 让产妇和新生儿在舒适地休息，同时继续监测母婴情况。

术后处理

- 取下手套并丢弃在防漏容器中。
- 用肥皂和水彻底清洗手和前臂，然后用干净的干布擦干（或晾干）。
- 按照常规进行消毒和清洁设备。
- 组装设备并检查真空。
- 对设备进行高级别消毒或杀菌。
- 记录以下信息：
  - 胎吸助产的指征。
  - 手术的日期和时间。
  - 手术者和助手的姓名。
  - 手术持续时间和牵引次数。
  - 放置杯子之前的胎头位置（枕前位、枕横位、枕后位）。
  - 出生时胎方位（枕前位或枕后位）。
  - 出生时婴儿的状况：皮肤颜色、呼吸情况、是否需要复苏、"产瘤"的位置以及任何部位的擦伤。
  - 第三产程的详情。

- 使用药物详情。
- 手术后的母亲状况。
- 任何影响母亲或婴儿的并发症。

胎吸助产失败

- 下列情况提示胎吸助产失败：
  - 胎头不会随着每次拉动而下降。
  - 三次牵拉后，胎儿头部没有下降。
  - 在适当的牵拉方向上使用最大负压牵拉，杯子两次从头部滑落。
- 每次牵拉都应该被视为对胎吸的尝试。如三次牵拉后胎头没有下降，不要继续尝试。

并发症

并发症通常是由于没有观察到使用过程中出现的状况，或超出上述时间限制持续牵引。

胎儿并发症

- 位于胎吸杯下方的头皮水肿（产瘤）无害并在几个小时内消失。
- 头部血肿需要观察，通常会在 3～4 周内恢复。
- 可能会发生头皮擦伤（常见且无害）或裂伤。清洁并检查伤口以确定是否需要缝合。坏死极其罕见。
- 颅内出血非常罕见，需要立即收入新生儿重症监护室。

母体并发症

- 可能会发生产道裂伤。仔细检查产道，修补宫颈（**P-76 页**）或阴道（**P-77 页**）裂伤，缝合会阴侧切伤口（**P-70 页**）。

（王　珏 译 胡　蓉 审）

产钳助产分娩

- 回顾并应用一般处理原则（**C-20 页**）。
- 评估条件：
  - 头先露或颏前位的面先露，或臀位阴道分娩时后出头困难（**P-42 页**）。
  - 宫口开全。
  - 胎头位于 +2 或 +3，或在耻骨联合上方未触及胎头。

至少矢状缝应位于中线和垂直方向，确保是枕前或枕后位。

- 提供情感支持和鼓励（**C-6 页**）。必要时行阴部神经阻滞麻醉（**P-3 页**）。
- 手术前组装产钳。确保各部件匹配，扣锁良好。

不建议产钳助产的孕妇常规预防使用抗生素。

- 润滑钳子的叶片。
- 戴无菌手套，将右手两根手指插入阴道内胎头一侧，从胎头和手指之间轻轻地滑动左边钳叶至胎头一侧（**图 P-12**）。

两侧顶骨和脸颊是唯一安全的产钳放置位置。

图 P-12　放置产钳左叶

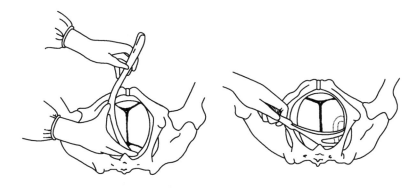

- 在另一侧重复相同的操作,用左手放置产钳右叶(**图 P-13**)。

图 P-13　放置产钳右叶

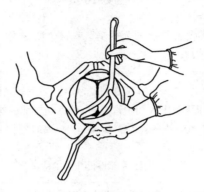

- 夹紧钳柄,扣上锁扣。
- 若上锁困难通常表示放置不正确。在这种情况下,取下钳叶并重新检查胎方位。只有在确认胎方位后才能重新放置。
- 扣上锁扣后,在每次宫缩时向下和向后用力牵引(**图 P-14**)。

图 P-14　上锁和牵引

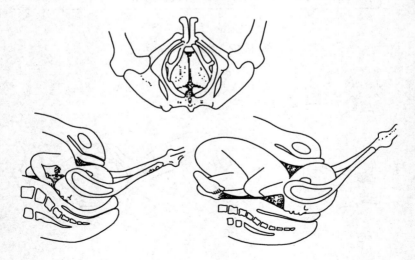

- 在宫缩间歇期检查：
  - 胎心率。
  - 钳叶位置。
- 当胎头着冠时，如有必要行会阴侧切术（**P-68 页**）。
- 在宫缩间歇期慢慢将头部上抬拉出阴道。

胎头应随每次牵拉下降，一般只需要 2～3 次牵拉。

产钳助产失败

- 下列情况提示产钳助产失败：
  - 胎头不随着每次牵拉而下降。
  - 牵拉 3 次后，胎儿头部没有下降。
- 每次牵拉都应视为尝试性使用产钳。如牵拉 3 次后胎头没有下降，不要继续尝试。
- **如产钳失败**，行剖宫产术（**P-44 页**）。

并发症

胎儿并发症

- 面部神经损伤需观察，通常会自愈。
- 可能出现面部和头皮撕裂。清洁并检查伤口以确定是否需要缝合。
- 面部和颅骨骨折需观察。

母体并发症

- 可能会发生生殖道裂伤。仔细检查产道，修补宫颈（**P-76 页**）或阴道（**P-77 页**）裂伤，缝合会阴侧切伤口（**P-70 页**）。
- 可能发生子宫破裂，需立即处理（**P-91 页**）。

（王　珏译　胡　蓉审）

臀位分娩

- 检查适应证,确保满足所有的安全臀位阴道分娩的条件。
- 检查一般护理原则(**C-20 页**)并开通静脉通路(**C-27 页**)。
- 给予情感支持和鼓励,必要时使用阴部神经阻滞麻醉(**P-3 页**)。
- 所有的操作需轻柔,避免不恰当的用力。

完全或单臀先露

图 P-15　臀先露

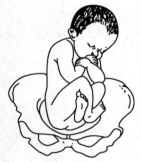 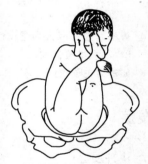

A. 完全臀先露（曲位）　　　　　　B. 单臀先露（直位）

娩出胎儿臀和腿

- 一旦胎儿臀部进入阴道并且宫颈完全扩张,告诉产妇在宫缩时用力屏气。
- 如果存在会阴病变及瘢痕组织,应当给予会阴侧切(**P-68 页**)。
- 使臀部娩出直至看到下背部,随之看见到肩胛骨。
- 用一只手轻轻地托住臀部,但不要牵拉。
- 如果**胎儿双腿没有自然娩出**,则分次娩出双腿:
  - 推膝盖后部使腿弯曲。
  - 抓住脚踝,娩出脚和腿。
  - 重复相同的动作娩出另一条腿。

> **牵拉娩出腿时不要同时牵拉胎儿。**

- 如**图 P-16** 所示握住胎儿的髋部,不要抓住胎儿的两肋下或腹部,因可能导致胎儿肾脏或肝脏损伤。

图 P-16   抓住胎儿的髋部,但是不要牵拉

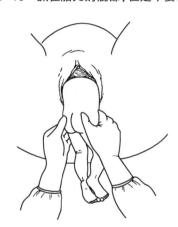

娩出上肢

在胸部水平可触摸到上肢

- 让上肢依次自然娩出,只在必要时协助。
- 当第一个上肢娩出后,向母亲腹部方向上举胎儿臀部,使另一上肢自然娩出。
- 如果**上肢不能自然娩出**,用 1~2 根手指放在胎儿肘部使上肢弯曲,牵引胎手经其面部娩出。

胎儿手臂伸展位于胎头上方或环绕颈部

使用 Lovset 操作方法(**图 P-17**):

- 抓住胎儿髋部旋转半圈,使胎儿背部朝上,同时向下牵引,使胎儿上肢由后方转到前方,经耻骨弓下方娩出。

- 用一个或两个手指钩上臂帮助上肢娩出。当胎儿肘关节弯曲时，手部经胎儿面部滑过，牵引手臂经胸前娩出。
- 将胎儿反向旋转半圈，使胎背朝上，同时向下牵引，用同样的方法将另一上肢从耻骨弓下方娩出。

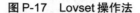

图 P-17   Lovset 操作法

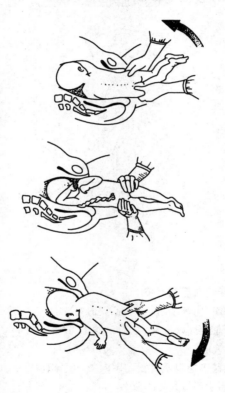

胎体无法旋转时

如果**胎体不能旋转**以先娩出前部的上肢时，可以先协助后肩娩出**（图 P-18）**：

- 抓住胎儿脚踝并上提胎儿。
- 将胎儿的胸部向母亲的大腿内侧方向牵引，可娩出后肩。

- 娩出后臂和手。
- 抓住胎儿脚踝将胎儿向下牵引，可娩出前肩。
- 娩出前臂和手。

图 P-18 娩出后肩

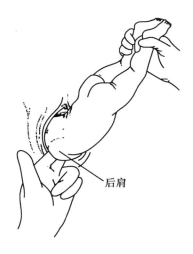

后肩

娩出胎头

使用 Mauriceau-Smellie-Veit 手法（**图 P-19**）娩出胎头：

- 让胎儿面部朝下身体纵轴骑跨在助产者的手和手臂上。
- 将拇指和中指置于胎儿的颧骨，示指置于胎儿口中，向下牵引下颌，使头部俯曲。
- 另一只手抓住婴儿肩部。
- 一只手的示指轻轻地将胎儿头部向胸部方向俯屈，并持续向下牵引胎儿下颌部，使头部下降直至看见胎儿的发际线。
- 轻轻地牵拉使胎头娩出。

注意：当胎头娩出时，让助手在产妇耻骨上下压，有助于胎头保持俯屈。

- 上举婴儿，保持胎儿骑跨于接生者手臂，直到胎儿的嘴和鼻子娩出。

图 P-19　Mauriceau-Smellie-Veit 法操作方法

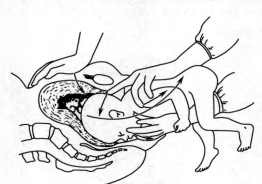

胎头娩出困难

- 导尿。
- 使用后出头产钳或长柄产钳时，由助手握住胎儿。
- 确保宫口开全。
- 用布或毛巾包裹胎儿躯体并将其上提。
- 放置左叶产钳。
- 放置右叶产钳，并扣锁手柄。
- 使用产钳俯屈并娩出胎头。
- 如果**不能使用产钳**，在耻骨上持续加压俯屈胎头，使其通过骨盆。

足先露臀位

- 足先露臀位（**图 P-20**）通常需要剖宫产（**P-44 页**）。
- 足先露阴道分娩仅限于下列情况：
  - 产程进展顺利，宫口已开全。
  - 出生后不可能存活的早产儿。
  - 多胎妊娠分娩第二个（或以上）胎儿。
- 阴道分娩：
  - 用一只手抓住胎儿脚踝。
  - 如果**胎儿单足先露**，另一只手伸入阴道，轻柔地拉出另一个胎足。

- 抓住脚踝轻轻地下拉胎儿。
- 娩出胎儿直至胎背及胎肩可见。
- 继续娩出上肢（**P-39 页**）。

图 P-20　单足臀先露，胎儿一条腿横于臀部和膝关节处

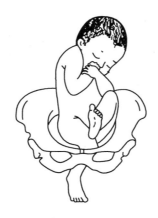

完成分娩

- 在胎儿出生后，给予一次单剂量的预防性抗生素（**C-39 页**）。
  - 氨苄西林 2g，静脉注射。
  - 或者头孢唑林 1g，静脉注射。

产后护理

- 吸净婴儿口鼻黏液。
- 钳夹并剪断脐带。
- 娩出后 1min 内给予宫缩剂（可选择缩宫素 10U 肌内注射），继续积极处理第三产程（**C-79 页**）。
- 仔细检查产妇，修补宫颈（**P-76 页**）或阴道（**P-77 页**）裂伤，缝合会阴切开伤口（**P-70 页**）。

（王　晓译　龚莉莉审）

- 明确剖宫产手术适应证,明确阴道试产禁忌证。
- 听胎心明确宫内胎儿存活,体格检查明确胎先露。
    - 如果**胎儿已死亡**:
        - 行穿颅术(**P-54 页**)。
        - 如果**操作者不擅长穿颅术**,则行剖宫取胎术(**P-38 页**)。
- 遵循一般护理原则(**C-20 页**)和手术护理原则(**C-52 页**),并开通静脉通路(**C-27 页**)。
- 如果在剖宫产术中准备同时放置 IUD 或行输卵管结扎术,则须确保患者存在手术适应证及已签署知情同意书。
- 可使用椎管内麻醉(**P-9 页**)、利多卡因局部浸润麻醉(**P-6 页**)、氯胺酮(**P-11 页**)或全身麻醉:
    - 若无合适的麻醉药品(或熟练的麻醉医师)时,局部麻醉剂可安全替代全身麻醉、氯胺酮或椎管内麻醉。
    - 当剖宫产使用局部麻醉时,须向患者充分告知,并在整个手术过程中给予心理疏导和安慰。因患者手术过程中始终处于清醒和警觉状态,需注意操作器械和牵拉组织时尽可能动作轻柔。

注意:在心力衰竭情况下,应使用局部浸润麻醉并保持意识清醒镇静,避免椎管内麻醉。

- 在皮肤切开前 15～60min 给予单一剂量的预防性抗生素(**C-39 页**):
    - 氨苄西林 2g,静脉注射。
    - 或头孢唑林 1g,静脉注射。
- 确定是否存在需行**子宫体部纵切口**(**P-51 页**)的如下指征:
    - 由于前次剖宫产引起的致密粘连无法暴露子宫下段。
    - 横位(且胎儿背部朝下),子宫下段切口不能安全地操作。
    - 胎儿畸形(如联体双胎)。
    - 子宫下段大肌瘤。
    - 由于前置胎盘引起的子宫下段血管丰富。
    - 子宫颈癌。
- 若梗阻性难产**胎头位置低、深入骨盆**,应做好剖宫产的阴道准备。

– 手术台向左倾斜,或在患者右下背部放置枕头或折叠的布单,
  以减少仰卧位低血压综合征。
– 剖宫产术前用聚维酮碘清洗阴道,预防术后子宫内膜炎。
– 在切开皮肤前用抗菌剂(如氯己定、聚维酮碘)消毒皮肤,以防
  止手术部位感染。

注意:术前抗菌剂的选择及其使用方法,应主要根据临床医师的经
验、有无该抗菌剂及其费用。

进腹

● 在脐下沿中线做一垂直纵切口到阴毛水平,自皮肤逐层切开直至
  筋膜层(**图 P-21**)。

注意:如果**剖宫产是在局部麻醉下进行**,所做中线切口应比全身麻醉
时切口长约 4cm。**不应做 Pfannenstiel 氏切口**,因其耗时长、暴露差,且需
要更多局部麻醉剂。

图 P-21　腹部切口位置

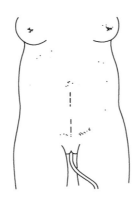

● 在筋膜层做 2～3cm 的直切口。
● 用钳子夹住筋膜边缘,用剪刀向上下延长切口。
● 用手指或剪刀分离腹直肌(腹壁肌层)。

- 用手指在脐附近的腹膜处做一个切口，用剪刀将切口上下延长，以便暴露整个子宫，用剪刀分层剪开腹膜下部，注意避免损伤膀胱。
- 在耻骨上放置膀胱拉钩。
- 用钳子提起子宫前壁下段膀胱腹膜反折，剪刀切开。
- 剪刀延长膀胱腹膜反折切口，向两侧各横行切开约 3cm。
- 手指下推膀胱，重新放置膀胱拉钩于耻骨和膀胱上。

切开子宫

- 用手术刀在子宫下段做一个长 3cm 的横切口，切口位置应在打开的膀胱腹膜反折水平下约 1cm 处。
- 在切口两端各用手指同时向上和两侧轻拉以扩大切口（**图 P-22**）。
- 如果**子宫下段厚而窄**，用剪刀以新月形延长切口，避免损伤子宫血管。

确保子宫切口足够大，以免胎儿头部和身体娩出时切口延裂。

图 P-22　扩大子宫切口

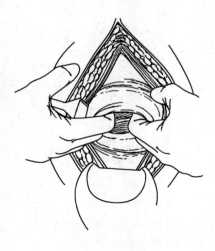

胎儿和胎盘的娩出

- 分娩时，将一只手放入子宫和胎头之间。
- 手指屈曲握住并俯屈胎头。
- 轻轻地抬起胎头托出切口（**图 P-23**），注意不要将切口向下延裂到宫颈。
- 另一只手轻轻地按压在宫底，帮助胎头娩出。
- **若胎头位置在骨盆或阴道深处**，请助手（戴上消毒手套）伸入阴道将胎头上推，术者上抬并娩出胎头（**图 P-24**）。
- 胎头娩出时吸出口鼻黏液。
- 娩出胎肩和胎体。
- 使用宫缩剂：1L 静脉补液（生理盐水或乳酸林格氏液）中加入缩宫素 20U，60 滴 /min，持续 2h。

图 P-23　胎头娩出

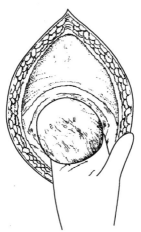

图 P-24　娩出位于骨盆深部的胎头

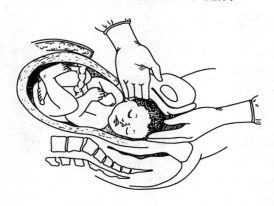

- 断脐。
- 将婴儿交给助手进行初步护理（**C-83 页**）。
- 轻柔地牵拉脐带并在腹部按摩子宫。
- 娩出胎盘和胎膜，使用卵圆钳清除所有胎膜。
- **如果该患者存在适应证，经恰当咨询并选择产后置入宫内节育器，术中可同时放置宫内节育器。**

关闭子宫切口

注意：如果剖宫产术中发现**子宫胎盘卒中**（子宫因血液积聚肿胀和变色），仍以正常方式关闭子宫切口。观察出血情况并评估子宫张力，做好处理凝血功能障碍（**S-19 页**）或子宫收缩乏力（**S-26 页**）的准备。

- 钳夹子宫切口两侧角。
- 钳夹切口边缘，确保子宫与膀胱分离。
- 仔细检查子宫切口有无延裂。
- 用 0 号铬肠线（或聚乙醇缝线）连续锁边缝合切口和修复所有延裂（**图 P-25**）。
- 如果切口部位有进一步出血，以 8 字缝合止血。子宫切口不需要常规缝合第二层。

图 P-25 关闭子宫切口

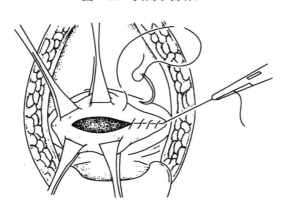

关腹

- 在关腹之前仔细检查子宫切口。确保没有出血且子宫收缩良好，可使用海绵清除腹腔内的血块。
- 仔细检查是否存在膀胱损伤并予以修复（**P-93 页**）。
- 用 0 号铬制肠线（或聚乙醇线）连续缝合筋膜层。

注意：无需关闭膀胱腹膜或腹腔腹膜。

- 如**有感染迹象，**用纱布覆盖皮下组织，并用 0 号肠线（或聚乙醇线）松散缝合。延迟缝合皮肤直至感染清除。
- 如**无感染迹象，**用 3-0 尼龙线（或丝线）垂直褥式缝合皮肤并覆盖无菌敷料。
- 在腹部轻压宫底以排出子宫和阴道内血块。

手术中的问题

难以控制的出血

- 按摩子宫。
- 如果**子宫收缩乏力，**可持续输注缩宫素，有条件时给予麦角新碱

0.2mg 和前列腺素肌内注射,这些药物可以同时使用或依次使用（**表 S-11**,**S-26 页**）。

- 必要时输血（**C-30 页**）。
- 助手用手指按压腹主动脉以减少出血,直到发现出血来源并止血。
- 如果**出血无法控制**,行子宫和子宫卵巢动脉结扎术（**P-95 页**）或子宫切除术（**P-97 页**）。

臀位

- 如为**臀位**,抓住并娩出胎足。
- 以阴道臀位分娩的方式娩出胎儿（**P-38 页**）:
  - 娩出腿和身体直至肩膀,然后娩出手臂。
  - 使用 Mauriceau-Smellie-Veit 法俯曲胎头（**P-42 页**）。

横位

胎背向上

- 如果**胎背向上**（靠近子宫底部）,在子宫内找到胎儿脚踝。
- 握住脚踝轻轻地牵拉出切口并娩出双腿,按臀位分娩方式（**P-38 页**）完成分娩。

胎背在下

- 如果**胎背向下**,子宫体部纵切口更为适宜（**P-51 页**）。
- 切开子宫后找到胎儿双脚并牵拉出子宫切口,按臀位分娩方式（**P-38 页**）完成分娩。
- 多层缝合修复子宫纵切口（**P-51 页**）。

前置胎盘

- **若胎盘覆盖前壁下段**,经过胎盘做切口并娩出婴儿。
- 胎儿娩出后,如果**胎盘无法人工剥离**,则诊断为胎盘植入。胎盘植入往往在前次剖宫产瘢痕部位,必要时需行子宫切除术（**P-97 页**）。
- 前置胎盘患者产后出血风险高。如果有**胎盘部位出血**,则用铬制肠线（或聚乙醇线）缝合出血部位。
- 产后观察阴道流血情况并做相应处理（**S-23 页**）。

术后护理

- 遵循常规术后护理原则（**C-57 页**）。
- 如果**发生出血**：
  - 按摩子宫以排出血和血块。血块会抑制子宫有效收缩。
  - 使用宫缩剂：1L 静脉补液（生理盐水或乳酸林格氏液）中加入缩宫素 20U，60 滴/min，肌内注射麦角新碱 0.2mg 和前列腺素（**表 S-11**，**S-26 页**）。同时或依次使用。
- 如果有**感染迹象**，或产妇目前有发热，给予联合抗生素治疗直至临床症状和体征（发热、子宫压痛、脓性恶露、白细胞增多）完全缓解后 24～48h（**C-39 页**）：
  - 克林霉素磷酸酯 600mg 静脉滴注，每 8h 一次。
  - 联合庆大霉素 5mg/kg 静脉滴注，每天一次。
- 给予适当的镇痛药物（**C-51 页**）。

子宫体部纵（"古典式"）切口

- 在腹中线避开脐孔进腹，切口约 1/3 位于脐上，2/3 位于脐下。
- 切开子宫：
  - 检查圆韧带的位置，并确保切口在正中线（子宫可能向一边偏转）。
  - 在宫底的中线处做一个切口。
  - 切口长度 12～15cm，下端不应延伸至子宫膀胱腹膜反折。
- 助手在切口边缘压迫以控制出血。
- 向下切开肌层直至羊膜，然后用剪刀延长切口。
- 破膜后，抓住胎儿的脚娩出胎儿。
- 娩出胎盘和胎膜。
- 用 Allis 钳或 Green Armytage 钳钳夹切口边缘。
- 关闭切口时至少缝合三层：
  - 第一层：避开蜕膜，用 0 号铬制肠线（或聚乙醇线）连续缝合关闭最靠近宫腔的子宫肌层。
  - 第二层：用 1 号铬制肠线（或聚乙醇线）间断缝合子宫肌层。

- 第三层：用无损伤缝合针和 0 号铬制肠线（或聚乙醇线）连续缝合浅表肌层和浆膜层。
- 关腹：同子宫下段剖宫产（**P-49 页**）。

产妇再次妊娠不应经阴道分娩。

剖宫产术中输卵管结扎术

如果产妇在分娩前（在产前访视中）要求输卵管结扎，可在剖宫产后立即行输卵管结扎术。

自愿绝育应在**术前**充分告知并征求同意。

- 检查患者知情同意书。
- 用 Babcock 钳或 Allis 钳钳夹血管最少的输卵管中段。
- 提起 2.5cm 长的输卵管形成环状（**图 P-26A**）。
- 用血管钳夹住环的底部，并用 0 号普通肠线结扎（**图 P-26B**）。
- 在夹住区域之间切除输卵管（长度为 1cm）（**图 P-26C～D**）。
- 在另一侧重复以上步骤。

图 P-26 输卵管结扎

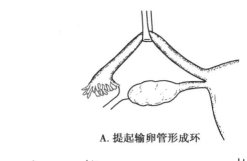

A. 提起输卵管形成环

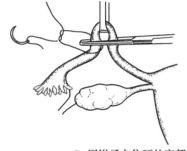
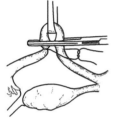

B. 用钳子夹住环的底部，结扎输卵管

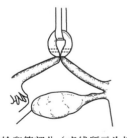
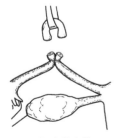

C. 结扎的输卵管部分（虚线所示为切除线） D. 切除输卵管环

（王静茹 译 龚莉莉 审）

颅骨切开术及颅骨穿刺术

死胎分娩时如发生梗阻性难产,通过颅骨切开术缩小胎头,可增加阴道试产成功的可能,并避免剖宫产的相关风险。颅骨穿刺术可用以减少脑积水胎儿的头部体积以利于分娩。

- 提供情感支持和鼓励,必要时可予地西泮缓慢静脉注射或使用阴部神经阻滞麻醉(**P-3 页**)。

颅骨切开术(颅骨穿孔)

- 明确手术适应证,核实胎儿已死亡:如果**听不到胎心**,让其他人再次尝试听胎心,或有条件时使用多普勒仪听胎心。
- 遵循一般护理原则(**C-20 页**),抗菌溶液消毒阴道(**C-28 页**)。
- 在术前、术中、术后向产妇提供情感及心理的支持(**C-6 页**)。
- 必要时行会阴切开术(**P-68 页**)。

胎头先露

- 在胎头头皮做十字形切口(**图 P-27**)。
- 在胎儿颅骨最低点的中心位置,利用开颅器(或大号的尖头剪刀或大手术刀)打开颅骨,若胎儿为面先露,则刺穿眼眶。

图 P-27　胎儿头部做十字形切口

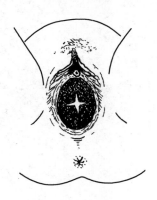

- 将开颅器伸入胎儿颅脑内捣碎胎儿脑内容物。
- 用数把带齿的手术钳（例如 Kocher 钳）钳夹颅骨边缘，顺着产道轴牵引（**图 P-28**）。

图 P-28　牵引头皮

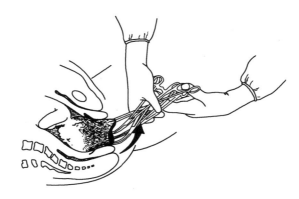

- 随着胎头下降，来自骨盆的压力会引起颅骨塌陷，减小胎头直径。
- **若胎头未能顺利娩出**，则考虑行剖宫产（**P-44 页**）。

臀先露胎头嵌顿

- 在胎儿颈部切开皮肤。
- 将开颅器（或大号的尖头剪刀或大手术刀）通过切口穿入，穿过皮下到达枕骨。
- 开颅器贯穿枕骨并尽量扩大穿刺孔。
- 牵引神经干，颅骨随着胎头下降而塌陷。

术后处理

- 胎儿娩出后，仔细检查产妇并缝合宫颈、阴道的裂伤（**P-76 页，P-77 页**），或缝合会阴切口（**P-70 页**）。
- 保留导尿管，直到确认无膀胱损伤。

- 确保足够的入液量及尿量。
- 提供情感及心理支持（**C-6 页**）。

颅骨穿刺术（穿颅术）

- 明确手术适应证，证实胎儿死亡已发生：若**听不到胎心**，让其他人再次确认，有条件时使用多普勒听胎心。
- 遵循一般护理原则（**C-20 页**），抗菌溶液消毒阴道（**C-28 页**）。
- 在穿颅术前、术中、术后向孕产妇提供情感及心理支持（**C-6 页**）。
- 必要时行会阴切开（**P-68 页**）。

宫口开全

- 将大号骨髓穿刺针穿入胎儿颅骨矢状缝或囟门（**图 P-29**）。
- 吸出脑脊髓液直至胎儿颅骨塌陷，并能经阴道分娩。

图 P-29   宫口扩张时的颅骨穿刺术

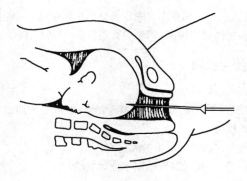

宫颈未扩张

- 触诊胎头的位置。
- 消毒耻骨上皮肤（**C-28 页**）。
- 将大号骨髓穿刺针通过腹壁及子宫壁穿入脑积水胎儿颅骨。

● 吸出胎儿脑脊髓液导致颅骨塌陷，直到能够经阴道分娩。

臀位分娩中后出胎头

● 胎儿除胎头外的其他部位娩出后，将大号骨髓穿刺针通过已扩张的宫颈刺入枕骨大孔（**图 P-30**）。

● 吸出胎儿脑脊髓液并继续娩出尚未娩出的胎儿头部（**P-41 页**）。

图 P-30　臀位分娩中的颅骨穿刺术

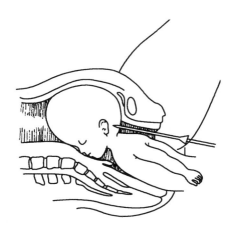

剖宫取胎时

● 切开子宫后，将大号骨髓穿刺针刺入脑积水胎儿颅骨。

● 吸出胎儿脑脊髓液直至颅骨塌陷。

● 按照剖宫产常规娩出胎儿及胎盘（**P-47 页**）。

术后处理

● 胎儿娩出后，仔细检查软产道，修复宫颈、阴道撕裂伤（**P-76 ~ 77 页**），或缝合会阴切开伤口（**P-70 页**）。

● 保留导尿管，直至确认无膀胱损伤。

- 确保足够的入液量及尿量。
- 提供情感及心理的支持（**C-6 页**）。

（孙洺洺 译   龚莉莉 审）

扩张宫颈和诊刮术

清宫的首选方法是手动负压吸引（**P-62 页**）。扩张宫颈和诊刮术应仅适用手动真空抽吸不可用的时候。

- 明确手术适应证（**P-62 页**）。
- 遵循一般护理原则（**C-20 页**）。
- 提供情感支持和鼓励。在手术前给予吗啡肌内注射或静脉注射或使用宫颈旁阻滞麻醉（**P-1 页**）。
- 手术开始前给予缩宫素 10U 或麦角新碱 0.2mg 肌内注射，加强子宫平滑肌收缩，降低穿孔风险。
- 双合诊评估子宫的大小、位置和阴道穹窿的情况。
- 置入阴道窥器或拉钩。
- 使用消毒液消毒宫颈和阴道（特别是宫颈口）（**C-28 页**）。
- 检查宫颈有无撕裂或有妊娠物，如果**妊娠物在阴道或宫颈口**，可用卵圆钳或海绵钳将其取出。

注意：在处理不全流产时，使用卵圆钳或海绵钳较宫颈钳更不容易撕裂宫颈，因此更适合钳夹宫颈，也不需要使用利多卡因。

- 用双爪钳或单齿钳轻轻地钳夹宫颈前唇或后唇（**图 P-31**）。
- 如果使用**宫颈钳钳夹宫颈**，用窥器暴露宫颈后，可在宫颈前唇或后唇注射 1mL 0.5% 利多卡因。
- 扩张宫颈仅适用于妊娠物未完全排除或滞留宫腔数天者：
  - 轻轻地将大号吸引管或刮匙伸入子宫。
  - 如果吸引管或刮匙无法通过宫颈时，使用扩宫棒，从最小号的开始，扩张至最大号，以确保宫颈足够扩张（通常 10～12mm）（**图 P-32**）。
  - 注意不要撕裂子宫宫颈或造成假的扩张。

图 P-31　插入阴道窥器上提宫颈前唇

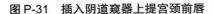
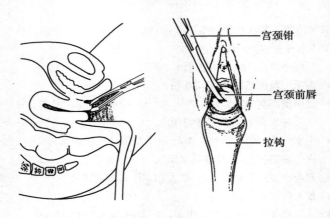

宫颈钳

宫颈前唇

拉钩

图 P-32　扩张宫颈

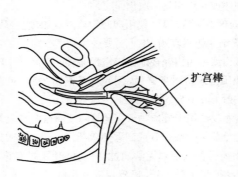

扩宫棒

- 经宫颈轻轻地置入探针来评估宫腔深度和方向。

妊娠期子宫非常软，在手术过程中易损伤。

- 用卵圆钳或大刮匙清除子宫内容物（**图 P-33**）。轻轻地搔刮子宫壁直到感觉到宫壁毛糙。
- 取出窥器或牵引器，进行双合诊，检查子宫大小和硬度。
- 检查刮出的组织（**P-64 页**），必要时送组织病理学检查。

图 P-33 刮宫

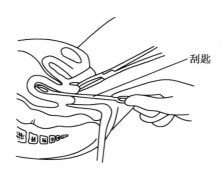

刮匙

术后护理

- 按需给予对乙酰氨基酚 500mg 口服。
- 鼓励患者进食、饮水及下床活动。
- 有条件时提供其他卫生服务，包括破伤风预防、咨询和计划生育方法（**S-12 页**）。
- 1～2h 内无并发症者可以出院。
- 建议患者出现以下症状和体征时来院复查：
  - 持续腹痛（超过几天）。
  - 持续出血（两周以上）。
  - 出血超过正常月经量。
  - 严重腹痛或腹痛加剧。
  - 发热、寒战或全身乏力。
  - 昏厥。

（孙洺洺 译　龚莉莉 审）

- 明确手术适应证（16 周前的难免流产，不全流产，葡萄胎，胎盘残留导致的晚期产后出血）。
- 遵循一般护理原则（**C-20 页**）。
- 提供情感支持和鼓励，操作开始前 30min 给予对乙酰氨基酚。必要时使用宫颈旁阻滞麻醉（**P-1 页**）。
- 准备手动负压吸引器：
  - 组装吸引瓶。
  - 关闭压力阀门。
  - 向后拉活塞锁住活塞臂。

注意：葡萄胎可能有大量的子宫内容物，准备好 3 个吸引瓶备用。

- 即使阴道流血少，在开始操作前也应给予 10U 缩宫素或麦角新碱 0.2mg 肌内注射促进子宫收缩，以减少子宫穿孔风险。
- 双合诊评估子宫的位置和大小以及阴道穹窿的情况。
- 向阴道内置入窥器或阴道拉钩。
- 使用消毒液消毒阴道和宫颈（尤其是宫颈口）（**C-28 页**）。
- 检查宫颈有无撕裂或有妊娠物嵌顿。如**可见妊娠物**，以海绵钳或卵圆钳清除。

注意：在处理不完全流产时，使用海绵钳或卵圆钳较宫颈钳更不容易撕裂宫颈，因此更适合钳夹宫颈，也不需要使用利多卡因。

- 用双爪钳或宫颈钳钳夹宫颈前唇或后唇。
- 如果**用宫颈钳钳夹宫颈**，窥器暴露宫颈后，在宫颈前或后唇注射 0.5% 利多卡因溶液 1mL。
- 扩张宫颈仅适用于妊娠物未完全排出或滞留宫腔数天者。
  - 轻轻地将大号吸头或刮匙伸入子宫。
  - 如果吸头无法通过宫颈，使用扩宫棒，从最小号开始，直至最大号，以确保宫颈充分扩张（通常扩张到 10～12mm）（**图 P-32，P-60 页**）。
  - 注意不要撕裂宫颈或造成宫颈假性扩张。
- 轻轻地牵拉宫颈，将吸头经宫颈伸入宫腔（**图 P-34**）（边轻轻地用力边旋转吸头，可有助于吸头通过宫颈管）。

图 P-34 插入吸头

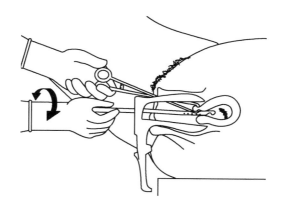

- 缓慢将吸头推入宫腔直到触及宫底,但深度不要超过 10cm。通过吸头上的刻度测量子宫深度,然后慢慢后撤吸头。
- 握住窥器(或持钩),一只手握住吸头末端,另一只手握住吸引管。将事先准备好的手动负压吸引管与吸头连接。
- 放松吸引管上的压力阀门,经吸头使宫腔呈负压。
- 通过缓慢旋转吸引器(10 点至 12 点方向)排空残存宫内物,然后在宫腔内缓慢轻柔前后移动吸头(**图 P-35**)。

注意:为保持负压状态,吸头不要退出宫颈内口。如果**负压状态解除或吸引管内容物超过 1/2 时**,需排空后重新使用负压。

注意:避免在负压状态下抓住吸引管的活塞臂。如果活塞臂解锁,活塞有可能意外地滑入吸引管,将内容物推回子宫。

- 检查手术完成的标志:
  - 在吸引管内再无组织物,仅有红色或粉红色泡沫样物。
  - 吸头经过排空的子宫表面时有毛糙感。
  - 子宫收缩,包绕(抓持)吸头。
- 撤回吸头。拆开吸引器,将吸头放入消毒液中。
- 打开阀门,推动活塞,将手动负压吸引器的内容物倒入过滤器。

注意:将排空的吸引器放置于高级别消毒或无菌的托盘或容器,直至确定手术已完成。

图 P-35　排空宫腔内容物

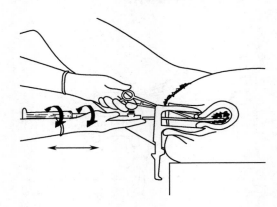

- 撤出窥器或牵引器,再次行双合诊检查子宫的大小及硬度。
- 检查宫腔吸出物:
  - 检查妊娠组织物的量。
  - 确保完全吸空。
  - 排除葡萄胎妊娠(罕见)。
- 必要时,过滤并漂洗去多余的血块,将组织物放置于盛有清洁的水、盐水或弱酸性液体的容器里检查。如有必要,组织标本可送组织病理学检查。
- **如未见妊娠物:**
  - 可能在手术前,所有的妊娠物已经排出(完全流产)。
  - 可能发生漏吸,需要再次吸宫。
  - 其他原因导致的阴道出血(例如,使用激素类避孕药或存在子宫肌瘤时有时会发生突破性出血)。
  - 子宫畸形可能(吸头可能伸入双子宫中未妊娠的子宫)。

　　注意:有怀孕症状却未见妊娠物的女性,高度怀疑其异位妊娠可能(**S-13 页**)。
- 轻轻地置入阴道窥器,检查有无出血。如果**子宫质软且未缩小,或有持续、活跃的出血**,重新手术。

术后护理

- 必要时给予口服对乙酰氨基酚 500mg。
- 鼓励患者进食、饮水和下床活动。
- 有条件时，提供其他健康服务，包括破伤风预防、咨询以及避孕方法等（**S-12 页**）。
- 如果 1～2h 内患者无并发症，可让其离院。
- 告知患者如有以下症状和体征需立即引起重视：
  - 腹痛时间长（超过几天）。
  - 流血时间延长（超过 2 周）。
  - 出血超过月经量。
  - 腹部剧痛或腹痛加剧。
  - 发热、寒战或全身乏力。
  - 晕厥。

（王 晓 译 龚莉莉 审）

后穹窿穿刺术和阴道切开术

后穹窿穿刺术

- 明确手术适应证。
- 遵循一般护理原则（**C-20 页**），消毒阴道（尤其后穹窿）（**C-28 页**）。
- 提供情感支持及鼓励，必要时使用利多卡因局部阻滞麻醉（**C-44 页**）。
- 使用宫颈钳轻轻地夹住宫颈后唇并轻轻地牵拉上提宫颈，充分暴露阴道后壁。
- 将长针头（例如骨髓穿刺针）安装于注射器上，靠近宫颈后唇下方经阴道后壁穿入（**图 P-36**）。

图 P-36　诊断性直肠子宫陷凹穿刺

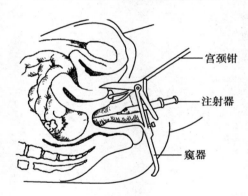

宫颈钳

注射器

窥器

- 回抽注射器，吸出直肠子宫陷凹（子宫后方的间隙）的液体：
  - 若抽出**不凝血**，考虑异位妊娠（**S-13 页**）。
  - 若抽出血液**可凝固**，可能来源于动、静脉。此时可移动针头，再次穿刺抽吸。
  - 若抽出**清亮黄色液体**，表明腹膜腔内无积血，但仍不能排除尚未破裂的异位妊娠，需要进一步的观察和监测（**S-14 页**）。
  - 若**没有液体**抽出，移动针头再次穿刺抽吸，若仍无液体抽出，可能存在尚未破裂的异位妊娠（**S-13 页**）。

    – 若**抽出脓液**,保持针头在原位不动,进一步行阴道切开术(见下文)。

阴道切开术

若阴道后穹窿穿刺**抽出脓液**,保持针头原位不动,在穿刺部位做切口:
- 移开针头,沿着切口插入钝头手术钳或手指,分离脓腔分隔(**图P-37**)。

图 P-37   盆腔脓肿阴道切开术

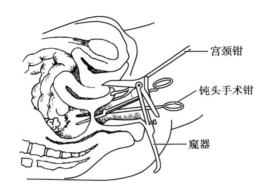

宫颈钳

钝头手术钳

窥器

- 引流脓液
- 置入无菌橡胶引流条,通过切口引流脓液。

注意:引流条可由无菌检查手套剪下的指套制成。

- 必要时,将引流条缝合固定于阴道内。
- 当再无脓液引流出时,取出引流条。
- 如果**无脓液引出**,脓肿位置可能高于道格拉斯窝,此时需行腹腔镜下腹膜灌洗。

(孙洺洺 译   龚莉莉 审)

会阴切开术

不应常规行会阴切开术。

在会阴病变或瘢痕组织引起的产道阻塞情况下,可行会阴切开术。

- 明确手术适应证
- 遵循一般护理原则(**C-20 页**),消毒会阴区域(**C-28 页**)。
- 提供情感支持及鼓励。
- 确保孕产妇既往对利多卡因及相关药物无过敏史。采用利多卡因局部浸润(**C-44 页**)或阴部神经阻滞麻醉(**P-3 页**)。
- 使用约 10mL 0.5% 利多卡因溶液(**C-44 页**)在阴道黏膜下、会阴皮肤下及会阴肌层深部浸润麻醉(**图 P-38**)。

注意:回抽注射器确保未穿入血管;若回抽见血,移动针头,仔细检查进针部位并再次尝试;若回抽见血应停止注射,如利多卡因进入血循环,孕产妇可发生抽搐及死亡。

- 注射结束时,等待 2min,然后用手术钳夹住会阴切开部位了解麻醉效果,若**产妇仍有痛感**,可等待 2min 后再次尝试。

尽早麻醉以便有足够时间使麻醉生效。

图 P-38 会阴组织局部浸润麻醉

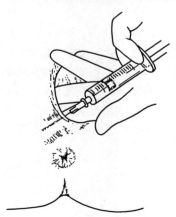

- 会阴切开时机：
  - 会阴部变薄。
  - 在宫缩时可见胎头拨露 3～4cm。

会阴切开术会引起出血，所以不应过早进行。

- 戴无菌手套，将两指置于胎头和会阴之间。
- 用剪刀侧切会阴组织 3～4cm（**图 P-39**）。
- 用剪刀沿阴道后部中线剪开 2～3cm。
- 控制胎头及胎肩娩出，确保胎肩转至中线位置以预防会阴切口延裂。
- 仔细检查会阴切口有无延裂或其他撕裂，并予以修补（**P-70 页**）。

图 P-39   会阴侧切时插入两个手指保护胎头

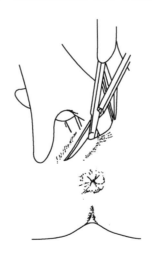

注意：利用可吸收线缝合切口非常重要。由于抗张力大，不含过敏物质，感染并发症和会阴切口裂开机会小，聚乙醇缝合线比含铬肠线更受欢迎。含铬肠线可作为替代使用，但并不是最佳选择。

会阴切开术的缝合

- 消毒会阴切口及其周围区域（**C-28 页**）。
- 若**会阴切口延伸**至肛门括约肌或直肠黏膜，是Ⅲ度或Ⅳ度会阴撕裂（**P-82 页**），需要给予预防性抗生素治疗。
- 用 2-0 缝线连续缝合阴道黏膜（**图 P-40A**）：
  - 在会阴切口顶端（最高点）上方 1cm 处进针，连续缝合至阴道口。
  - 于阴道口处将阴道两侧切缘对合。
  - 于阴道口处缝合打结。
- 用 2-0 缝线间断缝合会阴部肌肉（**图 P-40B**）。
- 用 2-0 缝线间断缝合（或皮内缝合）会阴部皮肤。（**图 P-40C**）。

图 P-40　会阴切开缝合术

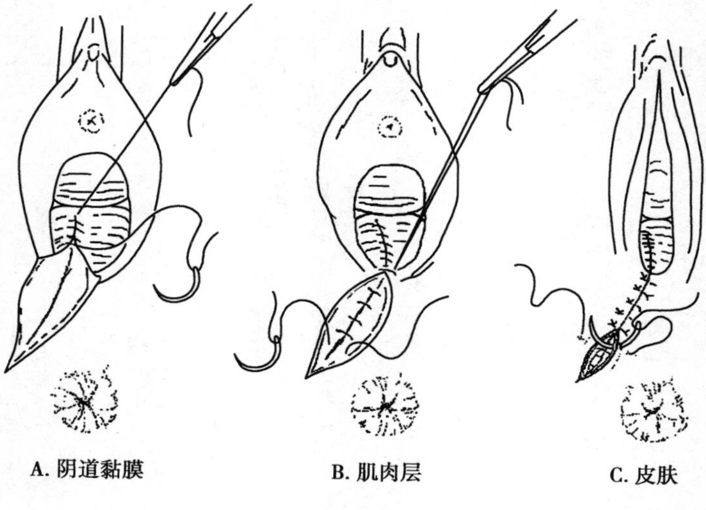

A. 阴道黏膜　　　　　B. 肌肉层　　　　　C. 皮肤

并发症

- 若**发生血肿**，切开血肿并引流。若**无感染征象**且**出血停止**，再次缝合会阴切口。

- 若会阴伤口有**感染征象**,打开伤口并充分引流,拆除感染的缝线并行清创:
  - 若为**轻微感染**,不需要使用抗生素。
  - 若**感染严重但未累及深部组织**,给予联合抗生素(**C-39 页**):
    - 氨苄西林 2g,每 6h 静脉注射。
    - 联合庆大霉素 5mg/kg,每 24h 静脉注射。
  - 若**感染累及深部组织,包括累及肌肉并引起坏死**(坏死性筋膜炎)需联合使用抗生素直到坏死组织完全移除,同时产妇 48h 无发热(**C-39 页**):
    - 氨苄西林 2g,每 6h 静脉注射。
    - 联合庆大霉素 5mg/kg,每 24h 静脉注射。

注意:坏死性筋膜炎需要广泛的外科清创。可于 2～4 周后行二期缝合(取决于感染的顽固程度)。

(孙洺洺 译 龚莉莉 审)

人工剥离胎盘术

- 明确适应证：
  - 如果**胎儿娩出 30min 后胎盘仍未娩出**，尤其有大量阴道流血时，建议人工剥离胎盘。
  - 如无出血，可观察 30min 再进行人工剥离胎盘。
  - 推荐保守治疗。然而，如果**出现大量出血**，应立即尝试人工剥离胎盘。
- 遵循一般护理原则（**C-20 页**）并开放静脉通路（**C-27 页**）。
- 条件允许时，由产妇选择家属来进行术中陪护。
- 向产妇提供情感支持和鼓励（**C-6 页**）。用简单的术语解释手术操作，取得她的口头同意。
- 术前缓慢给予吗啡和地西泮（不要混入同一个注射器）或使用氯胺酮镇静（**P-11 页**）。
- 出血性休克时，应避免使用可能改变产妇精神状态药物（如麻醉镇痛药和镇静剂）。
- 给予单剂量预防性抗生素（**C-39 页**）：
  - 氨苄西林 2g，静脉注射
  - 或头孢唑林 1g，静脉注射。
- 给予导尿或确保膀胱排空。
- 术前洗手并擦干，戴无菌手套（有条件时戴长手套）。
- 用血管钳钳夹脐带，一只手轻轻地牵拉脐带使其保持水平位。
- 另一只手通过阴道伸入子宫（**图 P-41**）。
- 松开脐带，手移至腹部固定压宫，在取胎盘时反向用力，防止子宫内翻（**图 P-42**）。

注意：如果**发生子宫内翻**，应即刻行子宫复位（**P-87 页**）。

- 手指在宫腔内横向移动到胎盘的边缘。
- 如果脐带已经脱落，一只手伸入宫腔，探查整个宫腔，在胎盘和子宫壁之间找到一条裂缝。
- 手指并拢，用手侧缘逐渐分离出胎盘和宫壁间的间隙，将胎盘从着床部位剥离。

图 P-41   沿脐带将一只手伸入阴道内

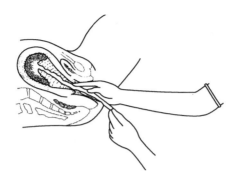

图 P-42   分离胎盘时固定宫底

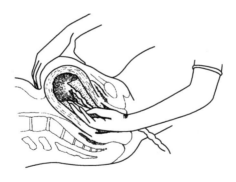

- 胎盘床周围需缓慢剥离，直到整个胎盘从子宫壁剥离。
- 当胎盘完全剥离时：
  - 探查宫腔，以确保所有胎盘组织被剥离。
  - 缓慢取出胎盘。
  - 同时继续在腹部反向用力按压宫底（**图 P-43**）。
- 如果手指在裂隙处轻轻地侧移**不能将胎盘与子宫壁分离**，则取出部分胎盘（**S-37 页**）。如果组织**非常粘连**，怀疑胎盘植入，停止剥离，并进行剖腹探查和可能的次全子宫切除术（**P-97 页**）。

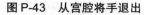

图 P-43　从宫腔将手退出

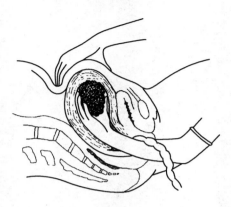

- 给予缩宫素 20U 加入 1L 液体（生理盐水或复方氯化钠注射液）中静脉滴注，60 滴 /min。
- 让助手按摩宫底，以促进子宫收缩。
- 如果**仍有大量出血**，应给予麦角新碱 0.2mg 肌内注射或前列腺素（**表 S-11，S-26 页**）。
- 检查胎盘母面，以确定胎盘完整。如果有**胎盘或胎膜组织缺损**，探查宫腔，清除残留组织。
- 仔细检查宫颈、阴道和会阴，缝合宫颈（**P-76 页**）、阴道和会阴（**P-77 页**），缝合会阴侧切口（**P-70 页**）。

问题

- 如果**由于子宫缩复环而导致胎盘滞留**，或者**产妇已分娩数小时或数天**，不可能把整个手伸进子宫。可用两个手指、卵圆钳或宽刮匙（**S-36 页**）将胎盘取出。

术后处理

- 密切观察病情，直到镇静药效果完全消退。

- 每 15min 监测生命体征（脉搏、血压、呼吸），持续 2h，然后每 30min 监测一次，持续 6h，直到稳定。
- 按摩宫底，以确保子宫收缩。
- 警惕恶露过多。
- 继续静脉输液。
- 必要时输血（**C-30 页**）。
- 记录手术过程和术后处理，包括所有使用的药物。
- 与产妇进行解释和咨询，确保她了解手术过程以及手术指征。
- 分娩后至少 24h 内提供产后护理。

（顾玲珠 译　龚莉莉 审）

宫颈裂伤修补术

- 遵循一般护理原则（**C-20 页**），消毒阴道和宫颈（**C-28 页**）。
- 提供情感支持和鼓励。大多数宫颈裂伤修补不需要麻醉。裂伤较深或较大时，给予吗啡和地西泮缓慢静脉注射（不能混在同一个注射器里）或使用氯胺酮（**P-11 页**）。
- 让助手持续轻柔地按压宫底，帮助下推暴露宫颈。
- 必要时使用阴道拉钩暴露宫颈。
- 用海绵钳或卵圆钳轻柔地钳夹宫颈。钳夹裂伤的两侧，向不同方向轻拉查看整个宫颈。避免遗漏裂伤。
- 用 0 号铬肠线（或聚乙醇线）从顶端（裂伤上缘）开始连续缝合宫颈裂伤，顶端常常是出血的主要来源（**图 P-44**）。
- 如果**裂伤部位较长**，用 0 号铬肠线（或聚乙醇线）从裂伤下缘连续缝合。
- 如果**顶端难以结扎**，用血管钳或卵圆钳钳夹 4h。不要持续试图结扎出血点，会增加出血风险。然后：
  - 4h 后，先部分松开钳子，但不要完全放开。
  - 再过 4h，完全松开并取走钳子。

注意：如果宫颈裂伤已经超过了阴道穹窿，则需要剖腹手术修补。

图 P-44　宫颈裂伤修补

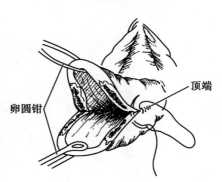

卵圆钳

顶端

阴道和会阴裂伤修补术

所有患者都存在软产道裂伤的风险,应在阴道分娩后对阴道、会阴和宫颈进行常规检查。裂伤不处理会导致出血、贫血、脓肿形成、伤口破裂、肛门失禁和直肠阴道瘘。未修复或修复不良的裂伤会对患者造成身体和心理上的创伤。

裂伤的检查和分类

- 向患者解释即将要做的操作,并获得口头同意。
- 确保良好的照明。
- 确保患者处于合适的体位,以便能够看清整个软产道。
- 评估会阴裂伤的程度:包括解剖结构、伤口顶端和任何出血。
- 使用器械或纱布来扩大术野,以便可以看到裂伤或伤口顶端。

> **注意:没有会阴裂伤的情况下,也可能存在严重的阴道裂伤。**

- 如果**会阴裂伤长而深**,探查明确有无Ⅲ度或Ⅳ度裂伤:
  - 戴好手套,手指插入肛门。
  - 轻轻地抬起手指,判断括约肌有无撕裂。
  - 检查括约肌的张力或紧绷感。
  - 检查直肠表面,注意如手指突出于阴道内,则提示裂伤。
  - 更换手套,仔细洗手并擦干,重新戴上无菌手套修补裂伤。
- 如果**有阴道出血且怀疑有宫颈撕裂**,让助手用力按压宫底,将宫颈压至阴道内下方以便检查。
- 确定裂伤的类型:阴道分娩时的会阴裂伤分为四度:
  - **Ⅰ度裂伤(图 P-45)** 阴道黏膜和结缔组织损伤。
  - **Ⅱ度裂伤(图 P-46)** 阴道黏膜、结缔组织和肌肉的裂伤。
  - **Ⅲ度裂伤(图 P-47)** 肛门括约肌全层裂伤。
  - **Ⅳ度裂伤** 直肠黏膜损伤。

**图 P-45   Ⅰ度裂伤（只有小阴唇系带、阴道和会阴的
皮肤撕裂，肌肉完好无损）**

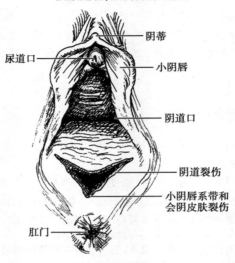

阴蒂

尿道口

小阴唇

阴道口

阴道裂伤

小阴唇系带和
会阴皮肤裂伤

肛门

**图 P-46   Ⅱ度裂伤（包括小阴唇系带和浅表的会阴肌层裂伤；
阴道撕裂通常向两侧延伸）**

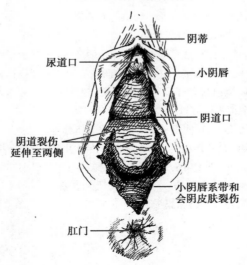

阴蒂

尿道口

小阴唇

阴道口

阴道裂伤
延伸至两侧

小阴唇系带和
会阴皮肤裂伤

肛门

图 P-47   Ⅲ度裂伤(包括小阴唇系带和浅表的会阴肌层以及
肛门括约肌裂伤)

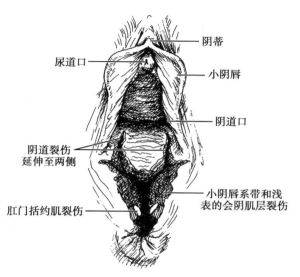

阴蒂

尿道口

小阴唇

阴道口

阴道裂伤
延伸至两侧

小阴唇系带和浅
表的会阴肌层裂伤

肛门括约肌裂伤

> **注意**：利用可吸收线缝合伤口非常重要。由于抗张力大，不含过
> 敏物质，感染并发症概率小，聚乙醇缝合线比含铬肠线更受欢迎。含
> 铬肠线可作为替代使用，但并不是最佳选择。

Ⅰ度和Ⅱ度裂伤修复

Ⅰ度裂伤多数可自然愈合，无需缝合。

- 遵循一般护理原则（**C-20 页**）。
- 给予情感支持和鼓励。确保无利多卡因或相关药物过敏史。使用利
  多卡因局部麻醉（**C-44 页**）。必要时使用阴部神经阻滞麻醉（**P-3 页**）。
- 让助手每 15min 按压一次子宫并确保收缩良好。
- 确保良好的照明。
- 确保患者处于合适的体位，以便看到整个软产道。
- 暴露裂伤部位（**图 P-48**）。

图 P-48　暴露会阴裂伤

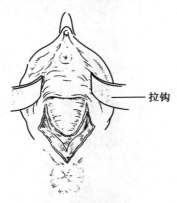

拉钩

- 消毒裂伤周围区域（**C-28 页**）。

注意：如需要用**超过 40mL 的利多卡因溶液**，需要在溶液中加入肾上腺素（**C-45 页**）。

- 将 10mL 0.5% 的利多卡因溶液注入阴道黏膜下（**图 P-49**）、会阴皮肤下并深入会阴肌肉中（**C-45 页**）。

图 P-49　修复裂伤前局部浸润麻醉技术

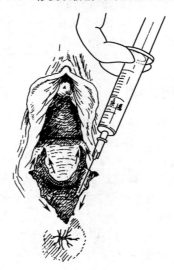

注意：回抽以确保未注入血管。**如注射器里吸出血液则需要取出针。**仔细检查这个位置，再试一次。如回抽出血液则不能注射。**如果静脉注射利多卡因，会造成患者抽搐，甚至死亡。**

- 注射后等待 2min，用镊子钳夹该区域。如果患者有**疼痛感**，再等待 2min，然后再进行尝试。

尽早麻醉以便有足够时间使麻醉生效。

- 用 2-0 缝线连续缝合修复阴道黏膜（**图 P-50**）：
  - 在阴道撕裂的顶端（顶部）上方 1cm 处开始，缝合至阴道口水平。
  - 在阴道口处，缝合切缘。
  - 在阴道口下方出针，缝合并打结。

图 P-50　修复阴道黏膜

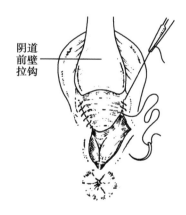

阴道
前壁
拉钩

- 用 2-0 缝线间断缝合修复会阴肌肉（**图 P-51**）。如果**撕裂较深**，需再加固缝合一层以关闭死腔。
- 用 2-0 缝线从阴道口开始间断（或皮下）缝合修复会阴皮肤（**图 P-52**）。
- 如果撕裂较深，需行直肠检查，确保直肠内没有缝线；如果直肠内有缝线，需拆除重新缝合，注意避免穿过直肠壁。

图 P-51　修补会阴肌肉

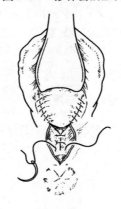

图 P-52　修补会阴肌肉

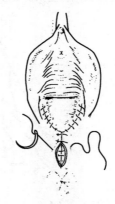

> Ⅰ度和Ⅱ度裂伤没有必要使用预防性抗生素。

Ⅲ、Ⅳ度撕裂的修复

　　注意：如果肛门括约肌撕裂未正确修复，则患者可能无法控制排气排便。如果**直肠内的裂口没有修复**，则会发生感染和直肠阴道瘘（粪便经阴道排出）。

修复裂伤需在手术室进行：

- 遵循一般护理原则（**C-20 页**）。
- 修复前，使用单剂量预防性抗生素（**C-39 页**）：
  - 氨苄西林 500mg 口服。
- 给予情感支持和鼓励。使用窥阴器（**P-3 页**）、氯胺酮（**P-11 页**）或椎管内麻醉（**P-9 页**）。罕见情况下。如果裂伤所有边缘都可看清，可以使用利多卡因局部浸润（**图 P-49，P-80 页**）、吗啡和地西泮静脉注射（不要在同一个注射器里混合），以完成修复。确保无利多卡因或相关药物过敏史。
- 让助手每 15min 按压一次子宫，确保其收缩良好。
- 保证良好的照明。
- 让患者处于合适的体位，以便看到整个软产道。
- 消毒撕裂伤口，清除所有排泄物（**C-28 页**）。
- 注射器将 10mL 0.5% 利多卡因溶液注射于阴道黏膜、会阴皮肤下并深入会阴部肌肉（**图 P-49，P-80 页**）。

注意：回抽确保未注入血管。如**注射器里吸出血液则需要取出针**。仔细检查后再试一次。如回抽出血液则不能注射。**如静脉注射利多卡因，会造成患者抽搐，甚至死亡**。

- 注射后等待 2min，用镊子钳夹该区域。如果患者有**疼痛感**，再等待 2min，然后再进行尝试。

尽早麻醉以便有足够时间使麻醉生效。

- 用 3-0 或 4-0 缝线间断缝合将黏膜断端对合，修复直肠（**图 P-53**）。

记住：缝线只需穿过肌肉组织（不穿过黏膜）：
  - 间断缝合结缔组织，使其覆盖肌层。
  - 该区域需多次消毒。

- 如果肛门括约肌断裂：
  - Allis 钳钳夹括约肌断端（括约肌撕裂时会收缩）。括约肌周围的筋膜鞘很结实，用钳子牵拉时不会撕裂（**图 P-54**）。
  - 2-0 缝线间断缝合括约肌 2～3 针。

图 P-53　缝合直肠肌层

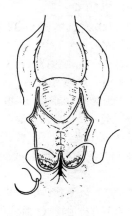

图 P-54　缝合肛门括约肌

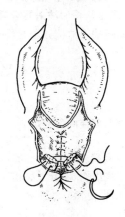

- 再次消毒该区域
- 戴手套,手指检查肛门确保正确修复直肠和肛门括约肌。如果**直肠内有缝线**,拆除缝线,避免缝入直肠。
- 在直肠检查后脱下手套,仔细洗手并擦干,换无菌手套,继续缝合。
- 缝合阴道黏膜、会阴肌肉和皮肤(**P-81 页**,**P-82 页**)。

术后护理

- 告知产妇用清水清洁会阴及阴道,包括缝合处,每天两次及每次排便后。
- 告知患者如有异常不适,何时、何地寻求治疗。
- 密切随访伤口有无感染迹象(如炎症、过度肿胀、化脓)。
- 避免在两周内进行灌肠或直肠检查。
- 尽可能口服粪便软化剂 1 周。避免应用大量泻药以引起伤口裂伤。
- 无需限制饮食。

特殊情况的处理

　　会阴裂伤容易受到粪便的污染。如果**延迟缝合超过 12h**,很可能会感染。在这种情况下可选择延迟缝合。

- 对于**Ⅰ度和Ⅱ度裂伤**,让患者在六天内复查,若无感染迹象,可行延迟缝合。
- 对于**Ⅲ度和Ⅳ度裂伤**:
  - 缝合 2～3 针关闭直肠黏膜、结缔组织和肛门括约肌筋膜。
  - **6 天后**缝合肌肉、阴道黏膜和会阴皮肤。

并发症

- 如果**发现血肿**,行切开并引流。若**无感染迹象且出血停止**,伤口可能自然愈合。
- 如果**有感染迹象**,打开伤口并清创。拆除感染的缝线并清创:
  - 如果**感染程度轻**,不需要用抗生素。
  - 如果**感染严重,但未累及深层组织**,需联合应用抗生素(**C-39 页**):
    - 口服氨苄西林 500mg,每 6h 一次。
    - 加用庆大霉素 5mg/kg,静脉注射,每 24h 一次。
  - 如果**出现深部感染累及肌肉并导致坏死**(坏死性筋膜炎),给予联合抗生素治疗,直到坏死组织清除且患者体温平稳 48h 后(**C-39 页**):

- 氨苄西林 2g，静脉注射，每 6h 一次。
- 加用庆大霉素 5mg/kg，静脉注射，每 24h 一次。

注意： 坏死性筋膜炎需要扩大清创范围。2～4 周内完成延迟缝合（取决于感染控制的时间）。

- 大便失禁可能由肛门括约肌全层断裂所致。许多患者可通过其他的会阴肌肌肉来维持对大便的控制。持续大便失禁时，修补手术必须在分娩后 3 个月或以上再进行。
- 直肠阴道瘘需要由专业医师进行修补手术并对患者进行评估和随访。

（李东海 译 龚莉莉 审）

子宫内翻复位

- 明确适应证。
- 遵循一般护理原则（**C-20 页**）并开通静脉通路（**C-27 页**）。
- 给予吗啡和地西泮缓慢静脉注射（不要混合在同一个注射器中）。必要时可用全身麻醉。
- 彻底消毒内翻的子宫。
- 用无菌温盐水巾压迫内翻的子宫直至准备好手术。

徒手复位

- 戴无菌手套，一只手握住内翻的子宫并将其向脐部方向经宫颈推至其正常解剖位置，另一只手固定子宫（**图 P-55**）。如果**胎盘未剥离**，则在**复位后**人工剥离胎盘。

重点是子宫最后翻出部分（最靠近宫颈部分）最先推进。

图 P-55　徒手复位内翻的子宫

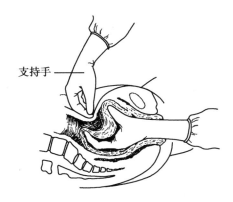

支持手

- 如果未成功复位，则行水压复位。

子宫内翻水压复位

- 将患者置于头低臀高位（头低于会阴水平约 0.5m）。
- 准备一个经严格消毒或灭菌的带有大口径、长吸引管（2m）和温水储罐（3～5L）的冲洗装置。

注意：也可使用温生理盐水和普通静脉输液管。

- 确定后穹窿位置。当内翻的子宫仍然位于阴道内时，后穹窿容易辨认。否则，可通过寻找阴道皱襞变为光滑阴道黏膜的地方来辨认阴道后穹窿。
- 将冲洗的管口放入后穹窿。
- 同时，手术者另一只手将阴唇覆盖于管口并用前臂固定管口。
- 助手以最大压力冲洗（将水箱升高至少 2m）。水会逐渐扩张阴道后穹窿使其伸展。这个操作可以使阴道口扩张、收缩的宫颈放松并且使子宫内翻复位。

全身麻醉下进行徒手复位

- 如果**水压复位失败**，可尝试氟烷全身麻醉下徒手复位。推荐使用氟烷，因为它可以放松子宫。
- 握住内翻的子宫并将其向脐部方向经宫颈上推至正常解剖位置，另一只手固定子宫（**图 P-55**）。如果**胎盘未剥离**，则在复位后行人工剥离胎盘。

腹部阴道联合复位

如果上述措施失败，可在全身麻醉下行腹部 - 阴道联合复位。

- 明确适应证。
- 遵循手术原则（**C-52 页**）。
- 开腹：
  - 在脐与阴毛间做一个中线垂直切口，切开皮肤达筋膜层。
  - 在筋膜上做 2～3cm 的垂直切口。

- 镊子夹住筋膜边缘,用剪刀上下延长切口。
- 用手指或剪刀分离腹直肌(腹壁肌肉)。
- 用手指或剪刀在脐附近的腹膜上做一个切口。用剪刀上下延长切口。剪刀逐层分离腹膜组织,打开下方腹膜,注意避免损伤膀胱。
- 在耻骨上方放置膀胱牵开器和自锁式腹部牵开器。

● 用手指扩张收缩的宫颈环。

● 经宫颈环放置拉钩,握住内翻的子宫。

● 向宫底部持续牵引,同时助手尝试徒手经阴道复位。

● 如果**牵引失败**:
- 垂直、向后切开宫颈收缩环(不易损伤膀胱或子宫血管)。
- 重复以上扩张宫颈、放置阴道拉钩和牵引子宫的步骤。
- 缝合收缩环。

● 如果**复位成功**,关闭腹部:
- 确保没有出血。使用纱布清除腹腔内血块。
- 0 号铬制肠线(或聚乙醇线)连续缝合关闭筋膜。

注意:不需要关闭膀胱腹膜或腹壁腹膜。
- 如果**有感染征象**,用纱布包裹皮下组织并用 0 号铬制肠线(或聚乙醇线)缝合。感染清除后,再延迟缝合皮肤。
- 如果**没有感染征象**,用 3-0 尼龙线(或丝线)垂直褥式缝合皮肤,覆盖无菌敷料。

术后护理

● 一旦子宫内翻复位,给予缩宫素 20U 加入生理盐水或平衡液 500mL 静脉滴注,10 滴 /min:
- 如果**怀疑出血**,将滴注速度调快至 60 滴 /min。
- 如果**使用缩宫素后子宫未收缩**,给予麦角新碱 0.2mg 或前列腺素(**表 S-11**,**S-26 页**)。

● 复位子宫内翻后给予单剂量预防性抗生素(**C-39 页**):
- 氨苄西林 2g,静脉注射。
- 或头孢唑林 1g,静脉注射。

- 如果**腹部阴道联合复位**，请参阅术后护理原则（**C-57 页**）。
- 如果有**感染迹象**或**该患者目前发热**，应给予抗生素联合治疗，直到她体温正常后 48h（**C-39 页**）：
  - 克林霉素 600mg，每 8h 静脉滴注一次。
  - 加用庆大霉素 5mg/kg，每 24h 静脉滴注一次。
- 给予适当的止痛药（**C-51 页**）。

（刘　欣 译　龚莉莉 审）

子宫破裂修补术

- 明确适应证。
- 遵循一般护理原则（**C-20 页**）和手术护理原则（**C-52 页**），开通静脉通路（**C-27 页**）。
- 给予单剂量预防性抗生素（**C-40 页**）：
  - 氨苄西林 2g，静脉滴注。
  - 或头孢唑林 1g，静脉滴注。
- 开腹：
  - 在下腹部正中做一个竖切口，切开皮肤达筋膜层。
  - 在筋膜上做 2～3cm 的垂直切口。
  - 镊子夹住筋膜边缘用剪刀将切口上下延长。
  - 用手指或剪刀分离腹直肌（腹壁肌肉）。
  - 用手指或剪刀在脐附近的腹膜上做一个切口。用剪刀上下延长切口，暴露子宫。剪刀逐层分离腹膜组织，打开下方腹膜，注意避免损伤膀胱。
  - 在耻骨上方放置膀胱牵开器和自锁式腹部牵开器。
- 娩出胎儿和胎盘。
- 缩宫素 20U 加入生理盐水或平衡液 500mL 以 60 滴 /min 的滴速静脉滴注，直至子宫收缩，然后降至 20 滴 /min。
- 将子宫托出盆腔以便观察损伤程度。
- 检查子宫前后壁。
- 用 GreenArmytage 钳（或卵圆钳）夹住出血的子宫裂口。
- 钝性或锐性分离膀胱与子宫下段。如果**膀胱与子宫间有瘢痕**，用精细剪刀仔细分离。

延及宫颈或者阴道的破裂

- 如果**子宫裂口延及宫颈和阴道**，分离膀胱至少达裂口下方2cm。
- 有条件时，在宫颈撕裂下端上方 2cm 处缝合一针，修补时持续牵引缝线以暴露撕裂下端。

横向裂伤损伤子宫动脉

- 如果裂口横向延伸损伤**一侧或两侧子宫动脉**，则结扎损伤的动脉。
- 在结扎子宫血管前确认子宫动脉和输尿管位置（**图 P-56，P-96 页**）。

破裂合并阔韧带血肿

- 如果**破裂导致阔韧带血肿**（**图 S-2，S-20 页**），钳夹、切断并结扎圆韧带。
- 打开阔韧带前叶。
- 如有必要，徒手清除血肿。
- 仔细检查该区域有无子宫动脉或其分支损伤。结扎出血血管。

子宫裂伤修复

- 用 0 号铬制肠线（或聚乙醇线）连续锁扣缝合修复裂口。如果**出血未止**或**破裂发生在先前的古典式或垂直切口**，则行双层缝合。

确保辨认并暴露输尿管，以避免其被缝合。

- 如果**破裂范围过广无法修复**，则行子宫切除术（**P-97 页**）。
- 用长血管钳钳夹控制出血并结扎。如出血点较深，则行 8 字缝合。
- 如果**患者要求输卵管结扎**，可同时进行（**P-52 页**）。
- **放置腹腔引流管**（**C-56 页**）。
- 关腹：
  - 确保没有出血。使用海绵清除血块。
  - 检查膀胱是否损伤。如果**发现膀胱损伤**则需修补（见下文）。
  - 用 0 号铬制肠线（或聚乙醇线）连续缝合关闭筋膜。

注意：不需要关闭膀胱腹膜或腹壁腹膜。

  - 如果**有感染征象**，用纱布包裹皮下组织并以 0 号肠线（或聚乙二醇缝合线）缝合。感染清除后，延迟缝合皮肤。

– 如果**没有感染迹象**，则用 3-0 尼龙线（或丝线）垂直褥式缝合皮肤并覆盖无菌敷料。

膀胱损伤修补

- 钳夹破裂口各边缘并轻轻地牵拉以查看损伤的程度。明确损伤是否接近膀胱三角（输尿管和尿道）。
- 用精细剪刀或用纱布包裹组织钳分离膀胱与子宫下段。
- 在裂口周围游离至少 2cm 的膀胱组织。
- 用 3-0 铬制肠线（或聚乙醇线）连续缝合：
  – 缝合膀胱黏膜（较薄的内层组织）和膀胱肌层（外层）。
  – 将外层组织覆盖在第一层缝合上，再缝合一层。
  – 确保缝线未进入膀胱三角区。
- 检查修补是否漏尿：
  – 用无菌生理盐水或水通过导尿管充盈膀胱。
  – 如果存在尿漏，拆除缝线，再次修复并检查。
- 如果**不能确定修补是否避开输尿管和尿道**，在完成修复后将该患者转诊至上一级医院进行静脉肾盂造影。
- 保留导尿管至少 7 天，直至尿色清。持续静脉输液以确保冲洗膀胱，并鼓励患者多饮水。

术后护理

- 遵循术后护理原则（**C-57 页**）。
- 如果有**感染迹象**或患者目前**发热**，联合使用抗生素，直到体温恢复正常 48h 后（**C-39 页**）：
  – 克林霉素 600mg，每 8h 静脉滴注一次。
  – 加用庆大霉素 5mg/kg，每天静脉滴注一次。
- 给予适当的止痛药（**C-51 页**）。
- 如果无感染迹象，在 48h 后拔除腹腔引流管。
- 有条件时提供其他医疗服务（**S-12 页**）。

- 如果**未行输卵管结扎**，提供计划生育建议（**表 S-6，S-13 页**）。如果患者**有生育要求**，建议她下次妊娠选择剖宫产。

> 由于再次妊娠子宫破裂风险增加，在病情平稳后，需要与患者讨论是否选择绝育。未经患者的同意，不能进行绝育手术。

（刘　欣译　龚莉莉审）

子宫和子宫卵巢动脉结扎术

结扎术

- 明确适应证。
- 遵循一般护理原则（**C-20 页**）和手术护理原则（**C-52 页**），开放静脉通路（**C-27 页**）。
- 给予单剂量药物预防性抗生素（**C-39 页**）。
  - 氨苄西林 2g，静脉注射。
  - 或头孢唑林 1g，静脉注射。
- 开腹
  - 在下腹部正中做一个竖切口，切开皮肤至筋膜层。
  - 在筋膜上做 2～3cm 的垂直切口。
  - 镊子夹住筋膜边缘用剪刀将切口上下延长。
  - 用手指或剪刀分离腹直肌（腹壁肌肉）。
  - 用手指或剪刀在脐附近的腹膜上做一个切口。用剪刀上下延长切口，暴露子宫。剪刀逐层分离腹膜组织，打开下方腹膜，注意避免损伤膀胱。
  - 在耻骨上方放置膀胱牵开器和自锁式腹部牵开器。
- 牵拉子宫暴露阔韧带下部。
- 在宫体和宫颈交界处可扪及子宫动脉搏动
- 用 0 号肠线（或聚乙醇线）及大针，于子宫下段横切口水平处，越过子宫动脉，并穿过子宫肌层 2～3cm，拉紧缝线并打结。
- 缝合线应尽量靠近子宫，因为输尿管通常在子宫动脉外侧仅 1cm 处。
  - 同法处理对侧。
  - 如果**子宫动脉被撕裂**，钳夹并缝扎断端止血。
  - 在卵巢悬韧带行走于子宫部位的下方结扎子宫卵巢动脉（**图 P-56**）。
  - 同法处理对侧。
  - 观察有无持续出血或血肿形成。
- 关腹
  - 确保没有出血。用纱布除去血凝块。
  - 仔细检查有无膀胱损伤并修补（**P-93 页**）。

- 用 0 号肠线（或聚乙醇线）连续缝合筋膜。

注意：无需关闭膀胱腹膜或腹腔腹膜。

- 如果**有感染迹象**，用纱布包裹皮下组织并以 0 号铬制肠线（或聚乙醇线）缝合。感染清除后，延迟缝合皮肤。
- 如果**没有感染迹象**，则用 3-0 尼龙线（或丝线）垂直褥式缝合皮肤并覆盖无菌敷料。

图 P-56　结扎子宫动脉和子宫卵巢动脉的部位

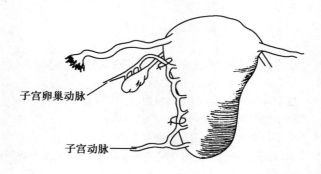

子宫卵巢动脉 ————

子宫动脉 ————

术后护理

- 遵循术后护理原则（**C-57 页**）和一般护理原则（**C-20 页**）
- 监测尿量，如果**尿液中有血液**，或患者有腰痛（肋骨下方与骨盆之间的疼痛，和 / 或背部下方的疼痛），将患者转运至三级医院处理输尿管梗阻。
- 如果**有感染迹象**，如体温升高，则给予抗生素治疗，直到体温正常48h（**C-39 页**）。
  - 克林霉素磷酸盐 600mg，每 8h 静脉滴注一次。
  - 加用庆大霉素 5mg/kg，每天静脉滴注一次。
- 给予适当的止痛药（**C-51 页**）。
- 如无感染迹象，48h 后拔除腹腔引流管。
- 有条件时提供其他医疗服务（**S-12 页**）。

（陈　莉 译　龚莉莉 审）

产后子宫切除术

除非伤及宫颈和子宫下段，否则可行次全（**宫颈上方**）子宫切除术。对延及宫颈的子宫下段撕裂或前置胎盘出血需行全子宫切除术。

- 明确适应证。
- 遵循一般护理原则（**C-20 页**）和手术原则（**C-52 页**），并开通静脉（**C-27 页**）。
- 给予一联预防性抗生素（**C-39 页**）：
  - 氨苄西林 2g，静脉注射。
  - 或头孢唑林 1g，静脉注射。
- 如果**阴道分娩后出血无法控制**，切记，尽快开腹：
  - 从脐下至阴毛上方，在皮肤和筋膜水平做一个垂直正中切口。
  - 在筋膜上做 2～3cm 的垂直切口。
  - 用镊子夹住筋膜边缘并将切口拉长并用剪刀剪下。
  - 用手指或剪刀分开腹直肌（腹壁肌肉）。
  - 用手指在肚脐附近的腹膜处做一个切口。剪刀延长切口，以便暴露整个子宫。注意，为了防止膀胱损伤，用剪刀分层并打开腹膜下部。
  - 将膀胱牵开器放在耻骨上并放置自锁式腹部牵开器。
- 如行**剖宫产分娩**，将子宫切口的出血部位夹紧：
  - 如果**出现大量出血**，让助手用手指压在下腹部主动脉上以减少腹腔内出血。
  - 根据需要延长皮肤切口。

次全（宫颈上方）子宫切除术

- 将子宫从腹腔提起并轻轻地牵拉以保持张力。
- 双重钳夹圆韧带并切断（**图 P-57**）。可先结扎子宫动脉以节省时间。
- 从切开的圆韧带的边缘，打开阔韧带前叶，切开至：
  - 膀胱腹膜反折到子宫下段相连接处的中点。
  - 本次或前次剖宫产的腹膜切口处。

图 P-57   分离圆韧带

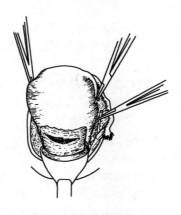

- 用两个手指将阔韧带后叶向前推至输卵管和卵巢下方，靠近子宫边缘。用剪刀在阔韧带上方做一个手指大小的切口。将双侧输卵管，卵巢韧带和阔韧带双重夹住并切开阔韧带切口（**图 P-58**）。

输尿管靠近子宫动脉。必须识别并暴露输尿管以避免在手术中损伤或将其包裹在内。

图 P-58   分离输卵管和卵巢韧带

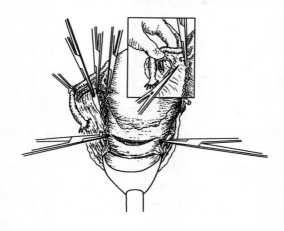

- 使用剪刀将阔韧带后叶向下剪开至子宫骶韧带。
- 用镊子或小夹钳固定膀胱边缘。用手指或剪刀分离膀胱并下推至子宫下段。直接向内下方按压宫颈和子宫下段。
- 重新放置膀胱牵开器至膀胱下方。
- 找到子宫两侧的子宫动脉和静脉。找出宫体和子宫颈的连接处。
- 在宫颈两侧以 90° 角双重夹住子宫血管，切开并用 0 号铬制肠线（或聚乙醇酸缝线）双重结扎（**图 P-59**）。

图 P-59 分离子宫血管

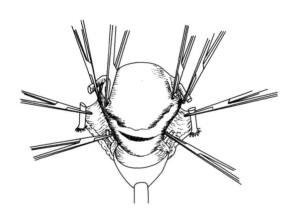

- 仔细观察有无进一步出血。如果**子宫动脉正确结扎**，则出血停止，子宫颜色苍白。
- 返回到圆韧带和输卵管 - 卵巢韧带的夹紧的蒂部，并用 0 号铬制肠线（或聚乙醇线）将其结扎。
- 剪刀在子宫动脉结扎水平以上切除子宫（**图 P-60**）。
- 用 2-0 或 3-0 铬制肠线（或聚乙醇线）间断缝合封闭宫颈残端。
- 仔细检查宫颈残端，阔韧带叶和其他盆底结构是否出血。
- 如果**持续有少量出血或怀疑凝血功能异常**，放置腹腔引流管（**C-56 页**）。不要经宫颈残端放置引流管，以免发生术后感染。

图 P-60 切除子宫的水平

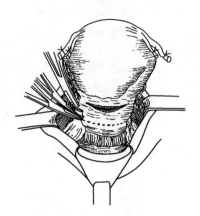

- 关腹:
  - 确保没有出血。使用纱布清除积血块。
  - 所有病例均需检查膀胱是否损伤。如果**发现膀胱损伤**,则及时修补(**P-93 页**)。
  - 用 0 号铬制肠线(或聚乙醇线)连续缝合关闭筋膜。
- **注意:** 不需要关闭膀胱腹膜或腹膜。
  - 如果有感染迹象,用纱布包裹皮下组织并用 0 号肠线(或聚乙醇线)缝合。感染清除后,延迟缝合关闭皮肤。
  - 如果没有感染,用 3-0 尼龙线(或丝线)垂直褥式缝合皮肤并覆盖无菌敷料。

全子宫切除术

全子宫切除术还需要以下步骤:
- 下推膀胱以游离阴道顶部 2cm。
- 打开阔韧带后叶。
- 钳夹、切断并结扎宫骶韧带。
- 钳夹、切断并结扎内含子宫动脉下行支的主韧带。这是该手术的关键步骤:

- – 用大齿钳（如 Kocher 钳）垂直钳夹主韧带。宫颈外侧 5mm 处钳夹并切断宫颈旁韧带，以确保安全。
- – 如果**宫颈较长**，根据需要重复上述步骤 2～3 次。
- – 分离阴道上部 2cm 旁的组织。
- 尽可能地靠近宫颈钳夹并横切，钳夹出血点。
- 进行止血缝合，包括圆韧带、主韧带和宫骶韧带。
- 连续缝合阴道残端以防止出血。
- 在阴道残端附近的腹膜外（**C-56 页**）放置引流管后关腹（如上所述）。

术后护理

- 遵循术后护理原则（**C-57 页**）。
- 监测尿量。如果**尿液中有血液或患者觉腰部疼痛**（肋骨下缘和盆腔之间的侧面和 / 或下背部疼痛），将该患者转至三级医院处理输尿管梗阻。
- 如果有**感染征象或患者目前有发热**，应给予抗生素联合治疗，直到体温平稳 48h（**C-39 页**）：
  - – 克林霉素磷酸盐 600mg，静脉滴注，每 8h 一次；
  - – 加用庆大霉素 5mg/kg，静脉滴注，每天一次。
- 给予适当的止痛药（**C-51 页**）。
- 如果**没有感染迹象**，48h 后拔除腹腔引流管。
- 尽可能提供其他保健服务（**S-12 页**）。

（刘　欣译　龚莉莉审）

输卵管切除术治疗异位妊娠

- 明确适应证。
- 遵循一般护理原则（**C-20 页**）和手术护理原则（**C-52 页**）。
- 给予单剂量的预防性抗生素（**C-39 页**）。
  - 氨苄西林 2g, 静脉滴注。
  - 头孢唑林 1g, 静脉滴注。
- 手术步骤：
  - 在下腹部正中做一个竖切口, 切开皮肤达筋膜层。
  - 在筋膜上做 2~3cm 的垂直切口。
  - 镊子夹住筋膜边缘用剪刀将切口上下延长。
  - 用手指或剪刀分离腹直肌（腹壁肌肉）。
  - 用手指或剪刀在脐附近的腹膜上做一个切口。用剪刀上下延长切口, 暴露子宫。剪刀逐层分离腹膜组织, 打开下方腹膜, 注意避免损伤膀胱。
  - 在耻骨上方放置膀胱牵开器和自锁式腹部牵开器。
- 探查输卵管异位妊娠及卵巢。
- 用拉钩暴露并钳夹输卵管系膜以止血。
- 清除腹腔积血及血块。
- 用温盐水纱布排垫肠管和大网膜。
- 分数把钳夹分离输卵管系膜（**图 P-61A** 和 **B**）。靠近输卵管钳夹以保留卵巢血供。
- 用 2-0 肠线（或聚乙醇线）缝合输卵管系膜。
- 在输卵管峡部近端缝合, 切除输卵管（**图 P-61C**）。
- 关腹
  - 确保没有出血, 用纱布除去血凝块。
  - 用 0 号铬制肠线连续缝合筋膜。
  - 如果**有感染征象**, 用纱布包裹皮下组织并以 0 号肠线（或聚乙二醇缝合线）缝合。感染清除后, 延迟缝合皮肤。
  - 如果**没有感染征象**, 则用 3-0 尼龙线（或丝线）垂直褥式缝合皮肤并覆盖无菌敷料。

图 P-61 钳夹分离切断输卵管系膜

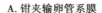

A. 钳夹输卵管系膜

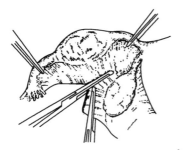

B. 分离输卵管系膜

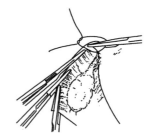

C. 输卵管近端行缝合

输卵管切开取胚术

罕见情况下,当输卵管几乎没有损伤时,可以取出妊娠囊并保留输卵管。仅用于保留生育能力对患者非常重要的情况,因其有再次异位妊娠的风险。

- 打开腹部暴露卵巢和输卵管。
- 用卵圆钳提取探查未破裂的输卵管妊娠。
- 在输卵管系膜对侧沿输卵管走形纵向切开浆膜,但不切到妊娠囊。
- 用手术刀柄将妊娠囊从管中刮出。
- 结扎出血点。

- 将卵巢和输卵管放回盆腔。
- 关腹(**P-102 页**)。

术后护理

- 遵循术后护理原则(**C-57 页**)。
- 如果有感染迹象,或患者出现体温升高,则给予抗生素联合治疗直至体温正常 48h(**C-39 页**)。
    - 克林霉素磷酸酯 600mg,每 8h 静脉滴注一次。
    - 庆大霉素 5mg/kg,每天静脉滴注一次。
- 给予适当的镇痛药(**C-51 页**)。
- 有条件时提供其他健康服务(**S-12 页**)。
- 如果行输卵管造口术,告知患者再次异位妊娠的风险,并提供计划生育服务(**表 S-6,S-13 页**)。